Grafische Darstellung der Selbstbehandlungen

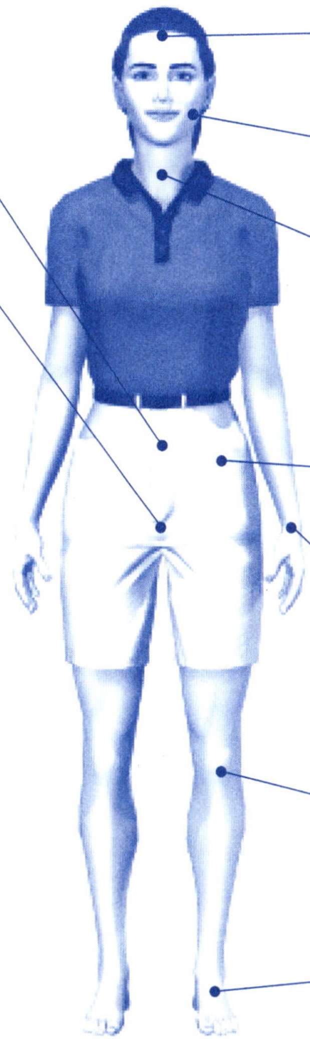

Neue Hoffnung

Zilgrei

Hans Greissing/Charlotte Rogers

Neue Hoffnung Zilgrei

Schmerzfrei durch eine
kombinierte
Haltungs- und Atemtherapie
Verblüffend schnell wirksam, leicht erlernbar

Mosaik

Redaktion: Annette Baldszuhn
Layout, Gestaltung und Zeichnungen: Andreas Behrendt, Kaarst
Einbandgestaltung: Heinz Kraxenberger
Einbandfoto: Bildarchiv Kraxenberger

Neu überarbeitete Ausgabe

Satz: Andreas Behrendt, Kaarst
Druck und Bindung: Bercker Graph. Betrieb, Kevelaer
Printed in Germany
ISBN 3-576-11109-3

Inhaltsverzeichnis

Das Prinzip Zilgrei

Inhaltsverzeichnis

Liebe Leserinnen, lieber Leser,

sind Sie immer noch auf der Suche nach einer anhaltend wirksamen Methode, um Ihre Rücken- oder Gelenkschmerzen in den Griff zu bekommen? Dabei sind Sie sicher fachkundig, wenn es um Behandlungsmethoden geht, denn wir nehmen an, bevor Ihnen dieses Buch in die Hände gefallen ist, haben Sie schon einiges ausprobiert, oder sollen wir lieber sagen, durchgemacht. Wir wissen schließlich meistens über das am besten Bescheid, was uns ganz besonders plagt. Genauso, wie Menschen mit Gewichtsproblemen besser als alle anderen über Diäten und Abnahmekuren Bescheid wissen, kennen sich Schmerzgeplagte äußerst gut bei den vielen Angeboten herkömmlicher und Außenseitertherapien aus. Wir kennen das, denn den meisten unserer Patienten geht es nicht anders.

Mit dem Kauf dieses Buches haben Sie beschlossen, sich selbst zu helfen. Das ist ein wichtiger Schritt und die beste Voraussetzung für Ihre anhaltende Genesung. Wir werden Sie in dieser guten Entscheidung begleiten und nach bestem Vermögen unterstützen.

Damit Sie den größtmöglichen Vorteil aus diesem Buch ziehen können, möchten wir kurz erläutern, wie man es am besten liest. Das Buch besteht aus zwei Hauptteilen: Der erste theoretische Teil (Seite 9 ff.) enthält allgemeine Informationen über Zilgrei, wie die Methode entwickelt wurde und worauf sie beruht. Der zweite Teil (Seite 61ff.) befasst sich größtenteils mit der Praxis der Methode. Darin lernen Sie, wie man die Zilgrei-Selbstuntersuchung und -Selbstbehandlungen ausführt. Dieser zweite Teil interessiert sicherlich besonders jene von Ihnen, die Beschwerden haben. Es wäre aber ein Fehler, gleich mit diesem Teil zu beginnen, ohne zuerst die Grundlagen verstanden und gelernt zu haben.

Zilgrei ist sehr wirksam und hat schon in vielen, auch als hoffnungslos bezeichneten Fällen erstaunlich gute Ergebnisse erzielt. Das ist aber nur bei korrekter und konsequenter Anwendung möglich. Nehmen Sie sich daher die Zeit, um zunächst den ersten Teil des Buches zu lesen und zu verstehen, bevor Sie sich mit dem Praxisteil befassen.

Sie finden in diesem Buch auch einige nützliche Informationen, wie Sie in Zukunft, wenn Sie wieder gesund sind, Schmerzursachen vermeiden können. Damit Sie nicht Ihr Leben lang therapieren müssen, sollten Sie einige wenige Angewohnheiten, die Ihnen sicherlich nicht als Beschwerdeursachen bekannt waren, aber eben solche sind, vermeiden.

Jede Selbstbehandlung in diesem Buch ist mit einem Vogelnamen gekennzeichnet, damit man sie sich besser einprägen kann. Diese Wahl lag nahe, weil wir immer wieder von Patienten hörten, nachdem sie Zilgrei angewendet hatten, „jetzt fühle ich mich so frei und leicht wie ein Vogel!"

Manche Menschen kommen gut mit einem Buch als Lernvorlage zurecht, andere ziehen Hilfe und Beratung vor, um ganz sicher zu sein, dass sie auch alles richtig machen. Oder vielleicht finden Sie in diesem Buch nicht Ihre ideale Selbstbehandlung, was durchaus möglich ist, denn es enthält nur 30 der über 20.000 möglichen Anwendungen. Wenden Sie sich dann an die Zilgrei-Zentrale in der Schweiz, deren Anschrift Sie am Ende des Buches finden. Sie schickt Ihnen gerne eine Liste der anerkannten Zilgrei-LehrerInnen und -Therapeuten in Ihrem Land. Damit Sie die richtige Betreuung erhalten, können wir Ihnen bedenkenlos nur diese Personen empfehlen, denn sie haben die vorgeschriebene Ausbildung absolviert und sich kontinuierlich in Zilgrei weitergebildet. Eine medizinische oder paramedizinische Ausbildung allein ist keine Gewähr dafür, dass Zilgrei korrekt vermittelt wird. Gewissenhafte Therapeuten werden im Interesse ihrer Patienten eine Methode von Grund auf erlernen wollen, damit sie den jeweiligen individuellen Anforderungen gerecht werden können. Die beste Gewähr dafür, dass Sie sich einer in Zilgrei ausgebildeten Person anvertrauen, ist, wenn deren Name in unseren offiziellen Listen steht.

Wir wünschen Ihnen viel Erfolg und baldige Genesung und sind überzeugt, dass Zilgrei auch Ihnen helfen wird, wieder gesund zu werden und es weiterhin zu bleiben.

Hans Greissing und Charlotte Rogers

Das Prinzip Zilgrei

Der eigene Weg zur Gesundheit, der frei macht

Bewegung ist Leben und Leben ist Bewegung.

Je weniger Bewegung, desto weniger Leben.

Hört Bewegung auf, endet das Leben.

Leben und Bewegung sind ein und dasselbe.

Die Chiropraxis hat nicht nur mir nach einer schweren Kriegsverletzung wieder aus dem Rollstuhl geholfen, sondern ich konnte in meiner über 40-jährigen Laufbahn als Chiropraktiker oft ähnliche Wunder auch an meinen Patienten erleben. Allerdings stellte ich immer wieder fest, dass ich insbesondere in jenen Fällen die eindrücklichsten Ergebnisse erzielen konnte, in denen die Patienten selbst aktiv an ihrem Genesungsprozess beteiligt waren. So lehrte mich die Erfahrung im Verlaufe der Zeit, dass nicht ich, der Therapeut, die Heilung vollbrachte, sondern dass nur das Zusammenspiel verschiedener Faktoren und Voraussetzungen vermag, den Patienten wieder gesund zu machen.

Am Palmer College of Chiropractic in Iowa, USA, wo ich meine Ausbildung zum Doktor der Chiropraktik absolvierte, lernten wir über „innate intelligence", d.h. die körpereigene Intelligenz, die nicht mit unserem Intellekt zu verwechseln ist, sondern die, unabhängig vom Verstand, unsere Lebensprozesse erhält. Ich konnte beobachten, dass Heilung nur dann wirklich stattfindet, wenn der Therapeut im richtigen Moment mit der richtigen Maßnahme die Voraussetzungen zur *Selbstheilung* schafft. Der Körper nimmt eine Therapie entweder an oder er lehnt sie ab. Entspricht die Heilmaßnahme den körpereigenen Gesetzmäßigkeiten und arbeitet der Patient selbst aktiv mit, anstatt sich in der Hoffnung, jemand anders wird ihn gesund machen, behandeln zu lassen, sind die Chancen zur Gesundung ungleich besser.

Die Zilgrei-Methode ist das Resultat dieser Überlegungen, ähnliche Gedanken führten Ende der siebziger Jahre Frau Zillo als Patientin in meine Praxis in Mailand. Sie war es leid, mehr oder weniger erfolglos gegen ihre jahrelangen Schmerzen behandelt zu werden; sie wollte selbst etwas für ihre Genesung tun. Es stellte sich schnell heraus, dass ihre interessanten Beobachtungen an sich selbst in Bezug auf Atmung und Bewegung der Wirbelsäule durchaus auf logischen anatomischen und physiologischen Zusammenhängen beruhten. Wir beschlossen, zusammenzuarbeiten – mit dem Ziel, den Menschen ein natürliches, wirksames, kostengünstiges und nebenwirkungsfreies Werkzeug an die Hand zu geben, mit dem sie sich selbst helfen konnten.

Zilgrei ist für jeden Menschen bestimmt, der davon Gebrauch machen möchte. Kennt man die Methode und das System, die Zilgrei zugrunde liegen, sind die Selbstbehandlungen leicht anzuwenden. Die Zilgrei-Mechanismen haben sich aber auch als eine wertvolle Unterstützung bzw. Ergänzung der verschiedensten Behandlungsmethoden erwiesen. Somit ist es ein sehr nützliches Werkzeug auch für Ärzte, Heilpraktiker und andere Therapeuten.

Unabhängigkeit macht frei! Freiheit von Schmerzen und Gebrechen ist das verbürgte Recht eines jeden Menschen. Es ist auch des Menschen Recht, frei zu wählen, welche Maßnahmen er für die Erhaltung und Wiederherstellung seiner Gesundheit ergreifen möchte. Seien Sie sich dieser Freiheit und dieses Rechtes bewusst und machen Sie davon freien Gebrauch!

In diesem Sinne wünsche ich Ihnen, mutig den ersten Schritt auf Ihrem eigenen Weg zur Gesundheit und zur Freiheit zu tun.

Dr. Hans Greissing (D.C. USA)

Schmerzursachen

„Ich habe mich nur nach einem Teller im Küchenschrank ausgestreckt, da war's passiert, schon hatte ich meinen Ischias wieder weg!" Oder: „Ich bin nur 100 Kilometer gefahren, und als ich ankam, konnte ich vor Schmerzen nicht mehr aus dem Auto aussteigen." Solche oder ähnliche Geschichten der Verzweiflung hören wir tagtäglich. Überlegen wir aber doch einmal logisch: Sollte ein normaler Körper nicht imstande sein, eine einfache Streckbewegung auszuführen, ohne einen Ischiasanfall davon zu bekommen; oder sollte es nicht möglich sein, eine relativ kurze Strecke im Auto zu fahren, ohne vor Schmerzen blockiert zu sein? Natürlich ist es möglich, denn Sie haben es ja schon abertausendmal getan. Warum also geht es plötzlich nicht mehr?

Wenn ein Tropfen das Gefäß zum Überlaufen bringt, so läuft immer mehr heraus als dieser Tropfen.

Georg Simmel

Sie kennen doch den Krug, der zum Brunnen geht, bis er bricht, oder den Tropfen, der das Fass zum Überlaufen bringt. Die Streckbewegung bzw. die Autofahrt sind so ein Tropfen; sie waren zwar die Auslöser der Beschwerden, aber kaum deren Ursache. In den wenigsten Fällen ist eine einzige Ursache für Beschwerden verantwortlich. Vielmehr bauen sich die Ursachen von Erkrankungen meist über lange Zeit auf und sind oft eine Ansammlung von vielen Faktoren, die den Menschen be- und schlussendlich überbelasten. Der Körper verfügt über eine unermessliche Fähigkeit zur Anpassung und zum Ausgleich. Deshalb spüren wir oft jahrelang nichts, außer vielleicht ein leichtes Ziehen hier und ein wenig Steifheit da. Meist beachten wir diese Signale nicht weiter, denn beides verschwindet wieder in kurzer Zeit von selbst. Der Körper gleicht aus, er bringt sich selbst wieder ins Lot. Wir unternehmen erst etwas, wenn Schmerzen unerträglich werden oder anhaltend bleiben.

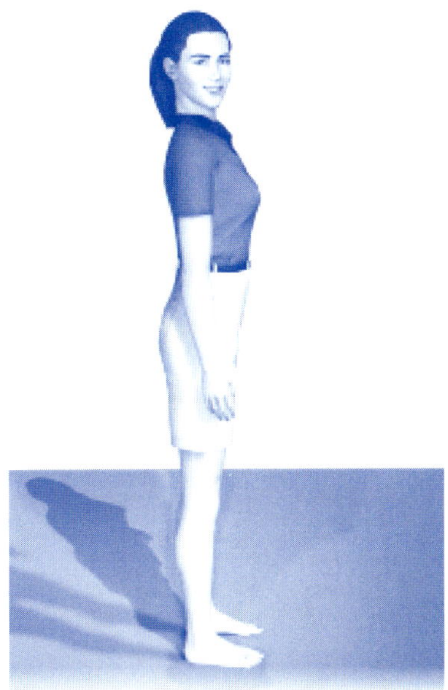

Zivilisationskrankheit ist der Sammelbegriff, in den auch Beschwerden im Bewegungsapparat eingereiht werden. Verstehen soll man unter diesem Sammelbegriff „Krankheiten, die infolge der Zivilisation und der daraus folgenden geringeren Widerstandsfähigkeit stärker hervortreten"; soweit das Lexikon. Einfacher könnte man sagen: Zivilisationskrankheit ist die mangelhafte Anpassung an veränderte Lebensbedingungen.

Eines muss uns klar sein: Die Ursachen für unsere Beschwerden liegen immer nahe bei uns, so nahe, dass sie Teil unseres Alltags, ja unseres Selbstverständnisses und unserer Lebensweise sind. So steckt sowohl der Schlüssel für unsere Erkrankung als auch für unsere Genesung in uns selbst. Das ist in der Tat eine frohe Botschaft, denn wenn wir Krankheitsursachen erkennen, können wir sie vermeiden. Wenn wir aber schon krank sind, können wir in uns nach dem Schlüssel zu unserer Genesung forschen. Ausgebildete Zilgrei-Lehrer und -Lehrerinnen sind besonders darin geschult, dabei ganz gezielt zu helfen.

Der Mensch ist nicht nur, was er isst, sondern auch, was er verdauen kann; wie seine körperliche und geistige Haltung ist; was er denkt und wie er das tut, was er tut; wie er schläft und wie er seine Freizeit gestaltet; kurzum, von Anbeginn seines Seins ist der Mensch auf allen Ebenen die Summe und der Ausdruck seines Ganzen.

Kommen wir also zurück zum Alltag auf der Suche nach Beschwerdeursachen. Etwa acht von zehn Menschen in industrialisierten Ländern leiden im Verlaufe ihres Lebens an Rücken-, Nacken-, Kreuz-, Gelenk- oder Muskelschmerzen. In vielen Fällen treten diese Schmerzen immer wieder in kurzen oder langen Abständen auf und fordern auf diese Weise einen großen Tribut an persönlichem Leiden, immense Behandlungskosten und große finanzielle Verluste durch verlorene Arbeitszeit. Fragen wir uns, warum so viele Menschen an

Einseitige Körperbelastung führt zu Verspannungen. Durch ausgleichende Bewegung lösen sich diese Verspannungen.

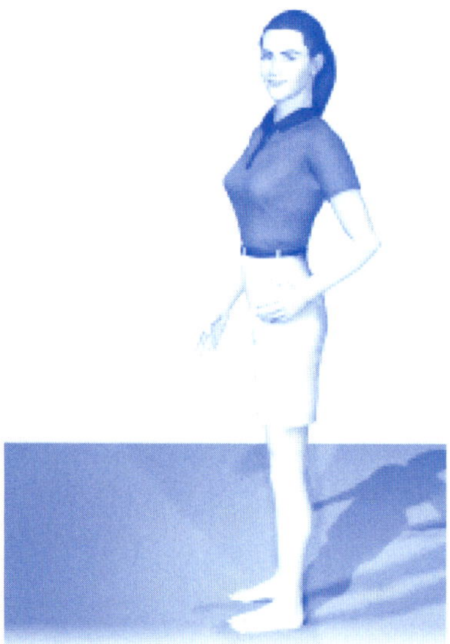

diesen Beschwerden leiden, liegt die Überlegung nahe, dass die Ursache dafür auf Gegebenheiten beruhen muss, die in mehr oder weniger gleichem Maß die gesamte Menschheit der modernen Welt betreffen.

Wir wissen, dass jede Krankheit sowohl durch physische als auch psychische Faktoren ausgelöst wird. Welche dieser Faktoren, welche Lebensumstände haben wir miteinander gemeinsam?

Einer davon ist der so genannte *Monolateralismus,* d.h. die einseitige Körperbelastung, die durch die Rechtshändigkeit entsteht; sie ist begleitet von anderen belastenden, zivilisationsbedingten Umständen. Unsere jahrzehntelangen Beobachtungen lassen keinen Zweifel darüber, dass die einseitige Körperbelastung und dazu der Mangel an ausgleichender Bewegung im Laufe der Zeit muskuläre Dysbalancen verursachen. Darunter verstehen wir paarig angelegte Muskeln, die sich durch die Art, wie wir leben und uns bewegen (oder nicht bewegen), in unterschiedlichem Spannungszustand befinden. Ohne ausgleichende Betätigung ist der Körper mit der Zeit nicht mehr imstande, diese Verspannungen auszugleichen.

Nun müssen wir uns natürlich fragen, warum unsere Vorfahren weitaus weniger von den heute weit verbreiteten Beschwerden im Bewegungsapparat belastet waren. Sie hatten zwar andere Beschwerden, die von großer körperlicher Anstrengung herreichten, aber nicht die Probleme, die wir heute haben, denn als Transportmittel benutzten sie hauptsächlich ihre Beine und nicht Räder. Durch die Überkreuzbewegung beim Gehen wird im Körper das muskuläre und strukturelle Gleichgewicht erhalten und gefördert. Schon deshalb empfehlen wir Patienten mit Rückenschmerzen immer wieder, möglichst oft zu laufen.

Die Tatsache, dass die einseitige Körperbelastung eine der, wenn nicht sogar *die* Hauptursache von Beschwerden im Bewegungsapparat ist, lässt sich überdies durch zwei statistisch und klinisch nachweisbare Faktoren belegen:

Zum einen leiden Linkshänder eindeutig weniger häufig an Rückenschmerzen als Rechtshänder. Sie leben nämlich in einer Welt, die für Rechtshänder angelegt ist, d.h., Türklinken und Griffe, Werkzeuge und Maschinen usw. sind für Rechtshänder gemacht. Dadurch sind Linkshänder gezwungen, beide Körperseiten einzusetzen.

Zum anderen weisen bis zu 80% der Rechtshänder, die an Beschwerden im Bewegungsapparat leiden, und das ist die große Mehrheit der Menschen, ein ziemlich typisches Bild der muskulären Dysbalancen und deren Auswirkungen auf. Zu diesem typischen Bild gehört insbesondere das so genannte „scheinbar kürzere rechte Bein", das durch Verlagerungen im Becken zustande kommt. Diese Verlagerungen sind für einen großen Teil der weit verbreiteten Kreuz- und Lendenschmerzen verantwortlich.

Zur einseitigen Körperbelastung gesellen sich aber noch andere Belastungsfaktoren, z.B. alle Arten von Stress. Dazu gehören psychischer Stress durch Leistungs-, Überlebens- und emotionale Ängste; chemischer Stress durch unnatürliche Ernährung; Belastung von Pestiziden, Düngungs-, Konservierungs- und Färbemittel in der Nahrung; körperlicher Stress durch schlechte Haltung, zu wenig oder falsche Bewegung, Über- oder Untergewicht; Umweltstress durch Luft- und Wasserverschmutzung, durch über- oder unterheizte bzw. klimatisierte Räume und Lärmbelastung; sowie meteorologischer

Stress in Form von starken Temperaturschwankungen, Wetterfühligkeit und Saisonwechsel.

Im osteo-neuro-muskulären Bereich, d.h. im Bereich unserer Knochen, Nerven und Muskeln, äußert sich die Summe dieser Faktoren, d.h. einseitige Körperbelastung und Stress, im Anfangsstadium meist in Form von Verkrampfungen, danach als degenerative Erscheinungen wie Ischias, Kreuz-/Becken-/Nackenbeschwerden, Schulter-/Armsyndrom, Kopfschmerzen, Migräne, Bandscheibenleiden, Hüftgelenk- und Kniebeschwerden usw.

Die Erkenntnis, dass die einseitige Körperbelastung eine der Hauptursachen für Beschwerden im Bewegungsapparat ist, hat es uns ermöglicht, entsprechende Selbstbehandlungen zu entwickeln, die vor allem Normalisierung durch gezielten Ausgleich herbeiführen.

Kennen Sie Arthrose?

Oft muss als Schmerzursache der meist missbrauchte Ausdruck „Arthrose“ herhalten. Vielleicht gehören Sie zu jenen, die bei diesem Wort instinktiv ihren schmerzhaften Nacken oder ihr Kreuz reiben. Möglicherweise klingen Ihnen auch noch die ominösen Worte in den Ohren: „Sie haben Arthrose, und am besten gewöhnen Sie sich daran, damit zu leben, denn Ihre Schmerzen und Beschwerden werden Sie nie los, weil sie zum natürlichen Alterungsprozess gehören!“ Das stimmt natürlich schon; Arthrose ist tatsächlich nichts anderes als der ganz natürliche Alterungsprozess der Knochen, begleitet von der Bewegungseinschränkung der Gelenke. Aber träfe es zu, dass dies unbedingt Schmerzen mit sich bringt, dann müssten logischerweise alle Menschen beim Altern, genauer gesagt ab 30 Jahren, wenn der Arthroseprozess beginnt, von Schmerzen befallen werden. Und das trifft keineswegs zu. Arthrose ist häufig der Sammelbegriff, der für eine Unmenge unspezifischer Schmerzen und Beschwerden herhalten muss, die klinisch nicht klar definierbar sind. Arthrose kann von Unregelmäßigkeiten der Oberfläche der Gelenkknochen, Entkalkung oder Kalkaufbau der Wirbel- und anderer Knochen und auch von Schmerzen begleitet sein. Das muss aber nicht unbedingt der Fall sein. Da Arthrose, wie gesagt, ein natürlicher Alterungsprozess ist, gibt es dafür logischerweise keine Heilung. Andererseits können die Schmerzen, die so häufig – unseres Erachtens fälschlicherweise – der Arthrose zugeschrieben werden, sehr oft beseitigt werden. Ein Großteil unserer Patienten, bei denen Arthrose klinisch diagnostiziert war, wurde durch Zilgrei-Selbstbehandlungen von ihren Schmerzen und Beschwerden befreit. Wir würden daraus keineswegs folgern, dass sie von der Arthrose geheilt wurden, sondern dass die Schmerzursachen beseitigt wurden, die von Anfang an nichts mit Arthrose zu tun hatten.

Selbsthilfe, was ist das?

Die einzige auf Dauer wirksame Form von Hilfe zur Lösung von Problemen, gleich welcher Art, ist die *Selbsthilfe*. Im Bereich der Krankheitsbehandlung sind Pillen, Spritzen, Korsetts, Körpertherapien oder gar Chirurgie drastische, manchmal unumgängliche Maßnahmen, die zwar Symptome zum Verschwinden bringen können, aber leider selten anhaltend wirksame Heilverfahren sind. Meist bringen sie negative Nebenwirkungen mit sich und sollten des-

Wenn wir uns und unser Gesundheitswesen sanieren wollen, müssen wir lernen, jene Probleme, die wir ohne fremde Hilfe bewältigen können, selbst zu lösen.

halb nur als letzter Ausweg eingesetzt werden. Es geht darum, Ursachen anzugehen und nicht Symptome zum Verschwinden zu bringen, auch wenn sich damit, leider, die meisten Menschen zufrieden geben. Nach dem Motto: „Spür ich nichts, bin ich gesund!“ Die Erkrankungen dieses Jahrhunderts belehren uns leider eines anderen!

Gesundheit und Heilung auf körperlicher wie auch auf seelischer Ebene ist ein *im* Menschen stattfindender, naturgegebener Prozess. Zur Gesunderhaltung und Heilung benötigt der Mensch deshalb auch Methoden und Techniken, die die Selbstheilungsmechanismen derart ankurbeln und unterstützen, dass sie ihre Arbeit bestmöglich verrichten können. Je effizienter, harmonischer und natürlicher eine Heilmethode mit den biokybernetischen Funktionen (bios = Leben, kybernetike = Steuermannskunst) in Einklang arbeitet, desto größer ist die normalisierende Wirkung, d.h. Gesundung. Zilgrei gehört zu diesen Therapieformen.

Es ist gar nicht selbstverständlich, dass der Kranke gesund werden will. Etwas im Kranken steht im heimlichen Komplott mit seiner Krankheit.

Wilhelm Stählin

Selbsthilfe ist aber Einstellungssache, ja man könnte fast sagen eine Art Lebensphilosophie und Lebenshaltung.

Wie halten Sie es mit dem Gesundwerden? Sind Sie ganz sicher, dass Sie das auch wirklich wollen? Diese Fragen scheinen eine Zumutung für Leidende zu sein, denn schließlich sind sie auf der Suche, sonst wäre ihnen dieses Buch bestimmt nicht in die Hände gefallen. Und doch ist es wichtig – vor allem wenn man durch Selbsthilfe gesund werden will –, dass man sich selbst gegenüber absolut offen ist und sich Klarheit darüber verschafft, ob man wirklich gesund werden will. Denn genau wie das Krankwerden kann das Gesundwerden – besonders wenn die Erkrankung langwierig und chronisch ist – eine große Veränderung im Leben und im Umfeld eines Menschen mit sich bringen.

Krankheit ist oft eine Form der Überlebensstrategie oder zumindest eine bewusste oder unbewusste Strategie, um das zu bekommen, was man dringend braucht, z. B. Aufmerksamkeit oder Zuwendung, oder um Situationen oder Verantwortungen aus dem Wege zu gehen, mit denen man nicht konfrontiert werden möchte. Das klassischste Beispiel, das wir alle kennen, ist das Kind, das nicht in die Schule gehen kann, weil es ihm plötzlich fürchterlich schlecht ist. Nachher stellt sich heraus, dass es an diesem Tag eine Klassenarbeit schreiben sollte, der es aus dem Wege gehen wollte.

Die Entscheidung, gesund zu werden und sich dabei der Selbsthilfe zu bedienen, bringt notgedrungen die Entscheidung mit sich, aus dem heimlichen Komplott mit der Krankheit auszusteigen und die geschilderten Mechanismen und Strategien hinter sich zu lassen.

In den meisten Fällen, wenn Rücken- oder Gelenkbeschwerden sich bemerkbar machen oder überhaupt Krankheit auftritt, ist der erste Gedanke generell: „Wer kann mir helfen, wo gehe ich hin?“ Die wenigsten Leute würden sich in diesem Stadium die Frage stellen: „Was kann ich tun?“ Ein befreundeter Arzt erzählte in einem Vortrag über das Thema Selbsthilfe, „die Leute kommen zu mir und fragen, >Herr Doktor, mir geht es nicht gut, was habe ich?<. Das ist eine falsche Frage“, meinte er, „denn im Prinzip ist es völlig egal, was jemand hat; wichtig ist, wie er das wieder loswird, was er hat. Die Frage müsste also lauten: >Herr Doktor, was kann ich gegen das tun, was ich habe?<“

Die wenigsten Menschen, die sich Zilgrei oder auch anderen Methoden zuwenden, tun dies zur Vorbeugung gegen Beschwerden. Die Flut von Informationen in den Medien, ganz zu schweigen von den Möglichkeiten, die das Internet bietet, machen es zwar relativ einfach, für sich Methoden zur Prophylaxe auszuwählen, jedoch einerseits verwirrt das riesige Angebot, andererseits, wer tut schon etwas für sich, wenn es ihm gut geht?

Deshalb haben „Zilgrei-Patienten" fast alle einen oder mehrere Aspekte gemeinsam:

- Sie haben bereits seit längerer Zeit immer wieder auftretende Beschwerden und haben schon alles versucht.
- Sie haben bisher von anderen schulmedizinischen oder auch alternativen Methoden nicht die erhoffte Befreiung von ihren Beschwerden erfahren und glauben nicht mehr an sie.
- Sie wollen nach vielen Jahren Leiden nur noch wissen, was sie selbst für sich tun können, und wollen nicht mehr von anderen abhängig sein.
- Sie vertragen keine Medikamente und müssen auf natürliche Therapieformen zurückgreifen.
- Es wurde ihnen eine Operation empfohlen oder angedroht, und sie haben Angst, sich „unters Messer zu legen" (dies ist die Formulierung unserer Patienten!).

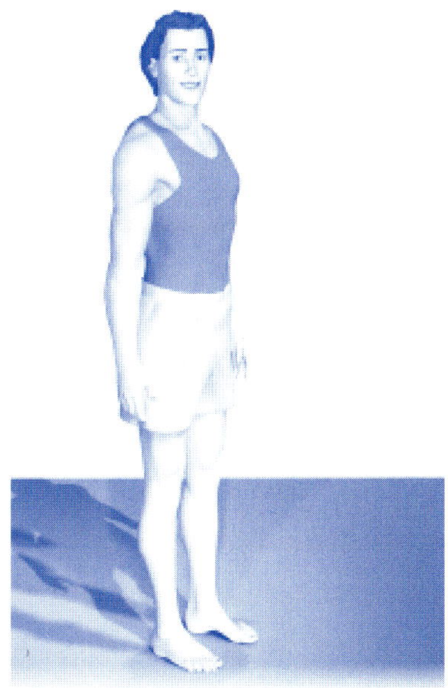

Es ist in der Tat ein eigenartiges Phänomen, dass der Mensch erst, wenn der Leidensdruck groß genug ist, bereit ist, etwas für sich selbst zu tun.

Aus eigener Erfahrung, nicht nur mit unseren Patienten, sondern auch an uns selbst, können wir Ihnen versichern, dass Selbsthilfe und deren konsequenter Einsatz zu einem großen positiven Wandel im Leben eines Menschen führen kann. Selbsthilfe steigert nicht nur das Selbstwertgefühl, sondern stärkt gar die Lebenskraft selbst. Selbsthilfe hilft uns, die häufig unbewusst eingenommene Opferhaltung, mit der wir oft unser Leben betrachten und durch die wir manchmal versuchen, unsere Probleme zu lösen, abzulegen. Durch Selbsthilfe werden wir mündig, wir nehmen das Steuer unseres eigenen Schiffes in die Hand und verstehen, dass wir wirklich unseres eigenen Glückes Schmied sind. Der Mensch wurde frei geboren und mit immensen physischen, psychischen, mentalen und kreativen Fähigkeiten ausgestattet. Nutzen wir sie, für uns als Individuen und für eine bessere Gesellschaft!

Was ist Zilgrei?

Nichts führt zum Guten, was nicht natürlich.

Friedrich von Schiller

Zilgrei ist eine natürliche *Selbstbehandlungsmethode*, die ungefährlich, wirtschaftlich, einfach anzuwenden und äußerst wirksam ist. Als kombinierte Atmungs-, Haltungs- und Bewegungs-Selbsttherapie wurde Zilgrei vor ca. 20 Jahren in Italien von Dr. Hans Greissing, einem deutschgebürtigen Amerikaner, in Zusammenarbeit mit seiner Patientin Adriana Zillo entwickelt. Das Kunstwort Zilgrei setzt sich aus den Anfangsbuchstaben der Nachnamen dieser beiden Menschen zusammen.

Zilgrei kann praktisch uneingeschränkt von Menschen jeden Alters angewendet werden, zur Vorbeugung, Linderung und Beseitigung von Beschwerden, die häufig als Arthrose oder Arthritis bezeichnet werden oder dem so genannten „rheumatischen Formenkreis" oder dem Sammelbegriff „Stress" zugeschrieben werden oder die auf einer ganzen Reihe von anderen bekannten oder unbekannten Ursachen beruhen. Die Voraussetzung für den Erfolg der Methode ist ihre korrekte und konsequente Anwendung. Sie ist daher besonders für jene Menschen geeignet, die Selbstverantwortung und Unabhängigkeit schätzen und selbst etwas für ihre Genesung bzw. für die Vorsorge tun möchten.

Die Methode selbst ist abgeleitet von der klassischen Chiropraxis nach D.D. Palmer, dem amerikanischen Begründer dieser manuellen Therapie. Die Chiropraxis ist ein rein natürliches Verfahren, das weder Medikamente noch Apparate einsetzt, um den Patienten zu heilen. Vielmehr erfolgt die Normalisierung durch die manipulative Korrektur, die der Chiropraktiker in Einklang mit den körpereigenen Korrektivkräften des Patienten vornimmt. Die Chiropraxis hat zum Ziel, verlagerte oder blockierte Knochenstrukturen in der Wirbelsäule und in den Gelenken durch geeignete Handgriffe wieder einzurichten, verkrampfte Muskeln zu lösen, Nervenbahnen zu entlasten und den Organismus ganz allgemein wieder zu normalisieren und funktionsfähig zu machen. Dabei lautet das oberste Gesetz, zuerst die Wirbelsäule ins Lot zu bringen, denn sie beherbergt das Rückenmark und die Spinalnerven, über die sämtliche Körperteile mit dem Gehirn verbunden sind. Fehlstellungen der Wirbelsäulensegmente können in der Tat zu funktionellen organischen Störungen führen, wie aus der abgebildeten Grafik ersichtlich ist.

Tatsächlich äußern sich Fehlfunktionen der Organe wie z.B. Magengeschwüre oder Leber- und Gallenbeschwerden, Darmerkrankungen oder Herzbeschwerden oft auch als Rückenschmerzen.

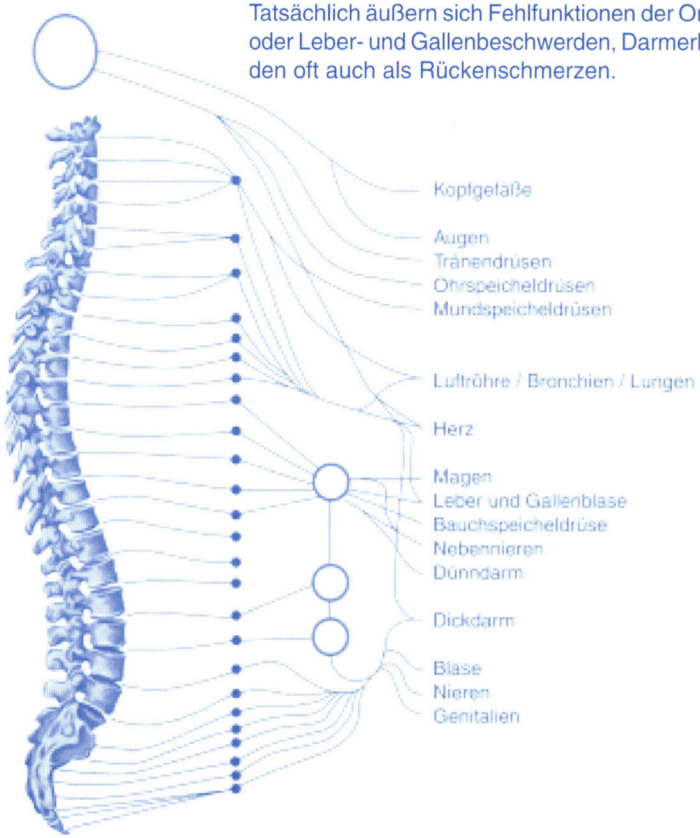

Zilgrei verfolgt die gleichen Ziele wie die Chiropraxis, mit dem Unterschied, dass die Normalisierung nicht durch Fremdeinwirkung herbeigeführt wird, sondern durch den Menschen selbst. Das hat insofern Vorteile, als der Mensch einerseits aktiv an seiner eigenen Genesung beteiligt ist, andererseits der Körper schrittweise zu seiner Normalisierung zurückgeführt wird, sodass die positive Wirkung auf Dauer anhält.

Krankheit ist kein Zustand, sondern ein Prozess. Das Gleiche gilt für das Gesundwerden und Gesundbleiben.

Aufgrund der engen Verwandtschaft mit der Chiropraxis besteht Zilgrei aus Anwendungen, die auf natürlichen, anatomisch und physiologisch fundierten Vorgängen und Techniken beruhen. Sie werden gezielt eingesetzt, um bei Fehlfunktionen den Körper zu normalisieren oder um die normale Tätigkeit des Organismus, der meist durch Belastungen unterschiedlichster Art ge- oder überfordert wird, zu erhalten.

Im Gegensatz zu scheinbar ähnlichen, aus dem Orient überlieferten Praktiken oder Therapien erfordert Zilgrei nicht die Anlehnung an eine gewisse Philosophie oder Lebenseinstellung. Deshalb haben die eingesetzten Mechanismen nichts mit Glauben, sondern mit der konsequenten und korrekten Anwendung zu tun. Andererseits stellt sich unserer Erfahrung nach durch das regelmäßige Ausüben von Zilgrei automatisch ein erweitertes Bewusstsein der eigenen physischen und psychischen Zustände ein, was auf jeden Fall den Gesamtzustand günstig beeinflusst.

Durch die gezielte Körperarbeit mit Zilgrei lernen Sie, Ihre körperliche und seelische Verfassung aus sich selbst heraus gezielt zu beeinflussen.

Das Hauptziel von Zilgrei ist es, durch Entspannung oder gezielte Stärkung Ausgleich und Normalisierung herbeizuführen und nicht, wie z.B. bei Gymnastik, Muskeln durch Kraftaufwendung zu entwickeln. Sie kommen also bei der Ausübung von Zilgrei weder ins Schwitzen, noch ermüden Sie dabei. Zilgrei hat deshalb nichts mit Turnen, Körperübungen oder Fitness-Training zu tun, und Sie benötigen auch keine besondere Kleidung oder teuren Geräte und Vorrichtungen, um es ausüben zu können. Vielmehr besteht Zilgrei aus Selbstanwendungen mit therapeutischer Wirkung, die Sie überall und zu jeder Zeit ausführen können, ob zu Hause, am Arbeitsplatz, in den Ferien, im Auto oder Flugzeug. Deshalb sprechen wir bei Zilgrei von *Selbstbehandlungen* – in den Anleitungen in diesem Buch kurz SBH genannt – und nicht von Übungen.

Zilgrei geht voll und ganz auf Sie als Individuum ein, auf Ihre körperlichen Fähigkeiten und Grenzen, auf Ihr Alter und Ihren Zustand. Ausgehend von Ihrem Ist-Zustand werden Sie in der Lage sein, Schmerzursachen und deren Auswirkungen, die sich meist als muskuläre, strukturelle und funktionelle Störungen äußern, anzugehen und aufzulösen. In diesem Buch lernen Sie, diesen Ist-Zustand, d.h. Ihren Zustand in diesem Moment (nicht jenen vor 6 Monaten, als vielleicht Ihre letzten Röntgenaufnahmen gemacht wurden), durch einfache, äußerst schlüssige Bewegungstests, die ein grundlegender Bestandteil der Methode sind, zu ermitteln und auszuwerten. In Anlehnung an das jeweilige Testergebnis, das nicht mit einer Diagnose zu verwechseln ist, sondern Aufschluss über die Bewegungsfähigkeit und über die bestehende Schmerzsymptomatik gibt, schaffen Sie durch gezielte Selbstbehandlungen den Ausgleich.

Jede Selbstbehandlung besteht aus zwei Grundelementen: 1. der dynamogenen Zilgrei-Atmung, einer Kraft erzeugenden Atmung, kombiniert mit 2. gezielten Stellungen und Bewegungen des Körpers. Jedes dieser beiden Elemente ist von grundlegender Wichtigkeit, jedoch nur ihre Kombination, in der für Zilgrei typischen Weise, erzielt die Wirkung, die von vielen als erstaunlich bezeichnet wird.

Dabei überschreiten die erforderlichen Stellungen und Bewegungen nie das, was anatomisch und physiologisch natürlich und normal ist. Gerade daraus ergibt sich die Einfachheit und Sanftheit der Methode.

Eine erfreuliche Besonderheit von Zilgrei ist, dass die Anwendungen nicht nur sanft, sondern auch schmerzlos sind, weil sie grundsätzlich in der Entlastungsrichtung oder Entlastungsstellung ausgeführt werden. Somit werden Blockaden und Störungen aufgelöst, anstatt zu versuchen, sie durch Training zu überwinden.

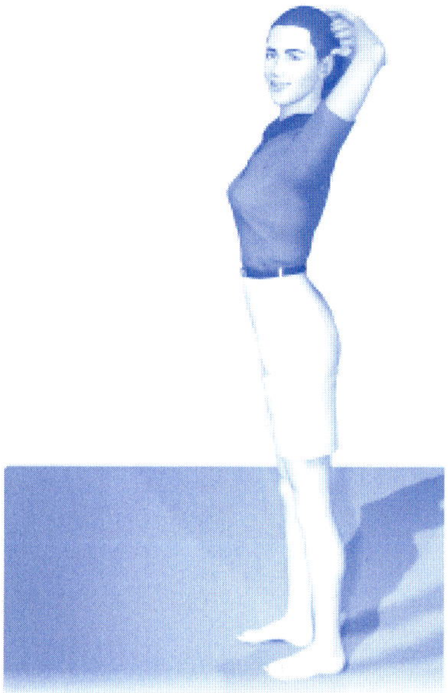

Im Gegensatz zu vielen anderen Therapien, die oft längere Zeit benötigen, bevor Erfolge sichtbar werden, stellt sich eine gewisse Wirkung bei Zilgrei fast unmittelbar ein, sei es in Form einer Lockerung und Entspannung, sei es als Schmerzlinderung oder der gesteigerten Bewegungsfähigkeit. Paradoxerweise macht dieses verblüffende Phänomen Leute oft skeptisch gegenüber der Zilgrei-Methode, anstatt sie von deren Wirksamkeit zu überzeugen.

Alle großen Dinge, alle echten Wahrheiten sind einfach. Dass sich dahinter oft komplizierte Zusammenhänge verbergen, stört die Einfachheit der Sache selbst nicht. Das trifft auch auf Zilgrei zu. Die Entwicklung von Zilgrei war von Anfang an von dem Wunsch beseelt, es als Selbsthilfe so vielen Menschen wie möglich zugänglich zu machen. Dazu musste es einfach sein. Wäre es zu kompliziert, könnte es nicht von allen angewendet werden. In der Tat ist Zilgrei in der Anwendung so einfach wie das Gehen und Atmen, jedoch in seinen Abläufen und in seiner Wirkungsweise so komplex wie die Vorgänge in unserem Körper, die das Gehen und das Atmen ermöglichen und steuern.

Diese Einfachheit ist erstaunlicherweise aber auch oft die Ursache, warum Zilgrei abgelehnt wird. „Sie wollen mir doch nicht erzählen, dass wenn ich meinen Kopf drehe und mit der Hand festhalte und dann dazu ein bisschen atme, meine jahrelangen Nackenschmerzen verschwinden?!“, hören wir immer wieder von ungläubigen, ja fast entrüsteten Menschen. Noch erstaunlicher ist aber, dass dann, wenn die Nackenschmerzen dadurch tatsächlich verschwinden – was bei Zilgrei meist der Fall ist –, die gleiche Skepsis vorherrscht: „Ja, ich spüre schon, dass meine Schmerzen nachgelassen haben und ich mich wieder leichter bewegen kann, aber das kann's ja wohl nicht gewesen sein; das ist doch zu einfach!“

Machen Sie sich von der Vorstellung frei, je komplizierter etwas ist, desto wertvoller und wirksamer muss es sein. Sie verschließen sich dadurch einer wunderbaren Chance, Ihre Beschwerden selbst auf einfache Weise in den Griff zu bekommen. Die körpereigene Intelligenz, die unseren Organismus und seine Funktionen steuert, reagiert am besten und schnellsten auf einfache, klare, körpergerechte Reize und Hilfsmittel. Aufgrund seiner Zusammensetzung verfügt Zilgrei über eben diese Eigenschaften: einfach, klar, körpergerecht.

Je nachdem, wie man es betrachten will, kann man sagen, dass die Nachteile von Zilgrei gleichzeitig seine Vorteile sind:

Es ist zu einfach, und leider muss man es tun, damit es wirkt, … aber … es ist wunderbar einfach, und seine Anwendung steht überall und jederzeit zur Verfügung!

Es liegt an Ihnen zu wählen, welche Anschauung Sie sich zu eigen machen möchten. Mit der zweiten kommen Sie jedenfalls sicherer und schneller an Ihr Ziel.

Im Grunde genommen brauchen Sie nur den Willen zur Genesung, die Bereitschaft, sich selbst etwas Gutes zu tun, und je nach akutem oder weniger akutem Zustand ein- bis dreimal höchstens 10 Minuten für sich selbst pro Tag!

Wirksamkeit – Einsatzbereiche

Seit Jahren kommen zu uns Patienten mit den verschiedensten ärztlich gestellten Diagnosen. Dabei hat Zilgrei ein erstaunlich breites Wirkungsspektrum bewiesen, das sich teils in Form von Beschwerdelinderung, teils durch komplette Genesung äußerte. Dazu zählten

- Wirbelsäulen-, Gelenkbeschwerden, Arthrose, Beckenschiefstand, Ischias, Lumbago
- Bandscheibenbeschwerden, Hüftbeschwerden, Rheumatischer Formenkreis, Skoliose, Hyper-, Hypolordose/Kyphose, muskuläre Dysbalance
- Kopfschmerzen, Migräne, Nackensteife, schiefer Hals
- Asthma, Atembeschwerden und Schwäche des Atmungsapparates
- Nervosität, Schlaflosigkeit, Stress
- Menstruationsbeschwerden
- Obstipation, Spasmen, Stauungen
- Durchblutungsstörungen, Neuralgien
- Beeinträchtigung der Augen- und Ohrenfunktion
- Motorische Störungen und Koordinationsschwierigkeiten
- Morbus Bechterew, Multiple Sklerose
- Morbus Menière, Tinnitus
- Schlaganfall-Paralyse

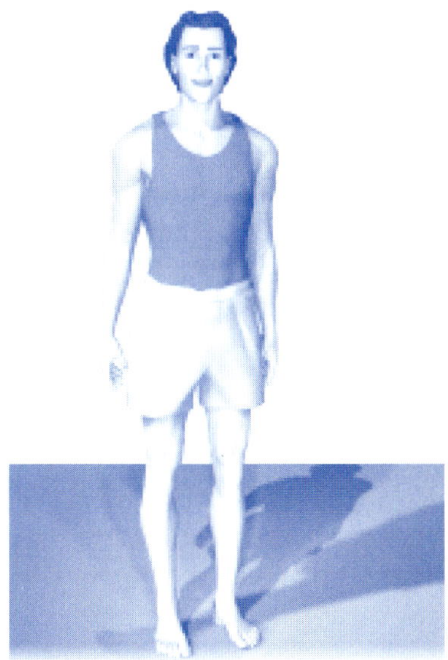

Wohlgemerkt, diese Diagnosen wurden nicht von uns gestellt, sondern von Ärzten, bzw. sie wurden uns von den Patienten mitgeteilt. Im Kapitel über die Selbstuntersuchung kommen wir nochmals auf dieses Thema zurück.

Gesunde Menschen setzen Zilgrei ein

- als Vorbeugung gegen die schädlichen Auswirkungen der einseitigen Körperbelastung und gegen allgemeine Erkrankung
- zur Verbesserung des Allgemeinbefindens
- zur Steigerung der sportlichen Leistungen
- als Schwangerschaftsbegleitung und Geburtsvorbereitung (dazu gibt es ein eigenes Buch in diesem Verlag)

Klinische Untersuchungen haben gezeigt, dass die Zilgrei-Anwendungen normalisierend, anregend und unterstützend auf die Selbstregulierungs- und Selbstheilungsmechanismen des Körpers wirken. Zwei Studien an den orthopädischen Kliniken der Universitäten in Pisa und Bologna haben zu sehr signifikanten Ergebnissen geführt, die die Wirksamkeit von Zilgrei bestätigen.

Das heißt aber noch lange nicht, dass Zilgrei ein Allheilmittel ist, und schon gar nicht, dass es Wunder wirken kann! Nur das, was die Selbstheilungskräfte des Körpers vollbringen können, ist mit Zilgrei möglich: manchmal nur die Linderung von Schmerzen, öfter die Beseitigung von deren Ursachen und die Wiederherstellung der normalen Beweglichkeit der Gelenke. Kurz: Zilgrei schafft Ausgleich und bewirkt Normalisierung des Organismus, aber nur so weit, wie es die körpereigenen Selbstheilungskräfte möglich machen. Zilgrei regt diese Kräfte an und bringt sie zu ihrer optimalen Entfaltung.

Erwarten Sie aber nicht, dass Ihnen Zilgrei bei Krankheitszuständen Hilfe oder Heilung bringt, die die Grenzen und Möglichkeiten der Selbstheilungskräfte des Körpers übersteigen. Zilgrei kann weder einen anatomisch kürzeren Knochen zum Wachsen bringen, noch kann es bleibende Schäden einer Erkrankung, einer Vergiftung oder einer Sucht beheben. Es kann zwar helfen, deren Auswirkungen zu lindern, aber die Schäden selbst kann es nicht rückgängig machen. Bei alternden Menschen ist Zilgrei zwar nicht imstande, das Rad der Zeit zurückzudrehen, aber es kann die allgemeine Befindlichkeit und damit die Lebensqualität steigern. Mit Zilgrei ist es nicht möglich, schlechte Lebensgewohnheiten zu verändern oder schwere pathologische Erscheinungen rückgängig zu machen. Zilgrei hat seine Grenzen, wie alles andere auf der Welt auch.

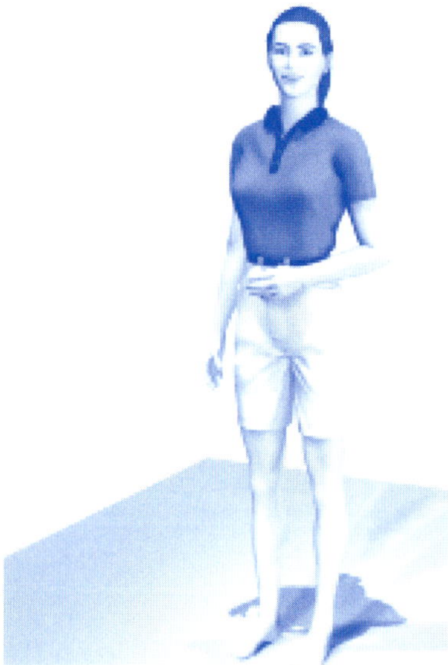

Unterschätzen Sie jedoch nie das gewaltige Selbstheilungspotenzial Ihres Körpers, das umso effizienter und aktiver arbeitet, wenn es die richtige Unterstützung erhält. Es lohnt sich daher immer, den Versuch zu machen, durch natürliche, unschädliche Maßnahmen dieses Potenzial voll auszuschöpfen.

Immer öfter hören wir über Patienten oder Zilgrei-LehrerInnen und -Therapeuten von erstaunlichen Wirkungen, die sie mit Zilgrei bei Erkrankungen erzielen, die nicht unmittelbar mit dem Bewegungsapparat zu tun haben. So hörten wir kürzlich von einer hartnäckigen Schuppenflechte, die nach regelmäßiger Anwendung von Zilgrei verschwand, und von einer Frau, die einen operativen Eingriff bei einer Zwerchfellhernie umgehen konnte. Wir können uns diese Wirkungen nur dadurch erklären, dass mit Zilgrei nicht eine Erkrankung, sondern der ganze Mensch Heilung erfährt, wie das bei anderen ganzheitlichen Therapieformen, wie z.B. Homöopathie, auch der Fall ist.

Wenn aber ein operativer Eingriff unumgänglich ist, empfehlen wir Ihnen, sich mit Zilgrei darauf vorzubereiten, indem Sie schon einige Tage vor der Operation – je früher Sie damit anfangen, desto besser ist es – wenigstens die Basis-Selbstbehandlungen machen. Das Gleiche gilt nach der Operation; wenden Sie Zilgrei sobald wie möglich danach wieder an und atmen Sie nach Zilgrei, sobald Sie aufwachen. Sie werden von der Wirkung überrascht sein.

Kontraindikationen: Wann Sie Zilgrei nicht machen sollen

Zilgrei ist nur in sehr wenigen Fällen kontraindiziert, und zwar deshalb, weil die Selbstbehandlungen durchweg nur von ganz natürlichen, anatomisch und physiologisch normalen Abläufen Gebrauch machen, die im Rahmen der normalen Körperfunktionen und -beweglichkeit liegen. Im Prinzip ist Zilgrei nur bei jenen Menschen nicht angezeigt, die dermaßen gebrechlich sind, dass eine normale Körperbewegung gefährlich wäre. Dazu gehören das Endstadium bei Knochenschwund, sehr fortgeschrittene Fälle von Osteoporose, Knochenkrebs und Knochentuberkulose. Wenn Sie extrem hohen Blutdruck haben oder starke Tachykardie, sollten Sie sich mit Ihrem Arzt beraten, unter Hinweis auf dieses Buch, bevor Sie Zilgrei anwenden. Es gibt für solche Fälle aber auch spezifische Zilgrei-Selbstbehandlungen, die Sie bei anerkannten Zilgrei-Lehrern und -Therapeuten erlernen können.

Reaktionen

Die wohltuende Wirkung der Zilgrei-Methode erstreckt sich nicht nur auf den unmittelbar behandelten Körperteil, sondern auf den gesamten Körper und seine Organe. Entweder der Körper normalisiert sich insgesamt oder er spricht insgesamt nicht an, nach dem Grundsatz „Alles tangiert alles". Der Mensch ist zwar meist nur auf seine Schmerzen fixiert und merkt gar nicht, dass sein Körper als Ganzes nicht optimal funktioniert. Deshalb gibt er sich auch schon zufrieden, wenn die Schmerzen wieder verschwunden sind. Ob damit das Grundproblem gelöst ist oder nicht, interessiert ihn wenig. Meist nimmt er dann auch nicht wahr, wenn sich mit dem Verschwinden der Schmerzen der Gesamtzustand gebessert hat. Aber im Allgemeinen funktionieren alle Organe wieder besser, der Körper wird insgesamt wieder leistungsfähiger und ausgeglichener. Allerdings geschieht dies stufenweise, und es ist absolut normal, dass anfänglich einige Übergangsreaktionen auftreten.

Alles tangiert alles! Reaktionen sind normal und wünschenswert.

Jede Aktion führt zu einer Reaktion, wie massiv oder kaum spürbar diese auch sein mag. Das ist ein physiologisches Gesetz. Reaktionen sind demzufolge normal und sogar wünschenswert. Aber wie diese Reaktionen erlebt werden ist individuell sehr unterschiedlich. Aus unserer Sicht sind Reaktionen, die auf eine Anregung, Aktivierung und Normalisierung des Körpers hinweisen, als positiv zu bewerten, auch wenn diese für die betroffene Person momentan subjektiv etwas unangenehm sein können. Beispielsweise meldeten sich bei einer Patientin die Gallensteine, die sie seit zehn Jahren mit sich herumtrug. Sie selbst war davon überzeugt, dass die Anwendung von Zilgrei die Gallensteine „geweckt" hatte. Obwohl ihr diese Reaktion im Moment zu schaffen machte, verstand sie sehr wohl, dass es durchaus nicht normal ist, Gallensteine zu haben, und dass nun, nachdem der Körper zur Normalisierung angeregt wurde, diese sich meldeten. Es wurde ihr dadurch auch die Verbindung zwischen ihren chronischen Rückenschmerzen und der Fehlfunktion ihrer Leber und Galle klar. Symptome treten nicht immer dort auf, wo die Ursache liegt, aber darüber sprechen wir nochmals im Kapitel über das ganzheitliche Körperprinzip (Seite 53).

Reaktionen können ein Anzeichen dafür sein, dass Ihr Körper auf die Zilgrei-Selbstbehandlungen anspricht; sie können aber auch aufgrund einer fehlerhaften Ausführung der Anwendungen auftreten. Grundsätzlich werten wir alle Reaktionen, die auf eine Normalisierung des Körpers, auf dessen Entgiftung und auf die Anregung und Reaktivierung der Körperfunktionen hinweisen, als positiv. Dazu gehören:

Blähungen. Verstärkte Tendenz zu Darmwinden oder Aufstoßen, weil der Verdauungsapparat angeregt wird. Unterdrücken Sie keinesfalls das Bedürfnis, Luft loszuwerden.

Gesteigerte Darmtätigkeit. Es ist möglich, dass Sie häufiger als gewöhnlich zur Toilette gehen müssen und dass der Stuhl einen stark penetranten Geruch hat. Das ist ein gutes Zeichen für die Entgiftung des Verdauungssystems. Vermehrter Stuhlgang kann auch auftreten, wenn man Zilgrei gleich nach dem Essen ausführt, was aber vermieden werden soll.

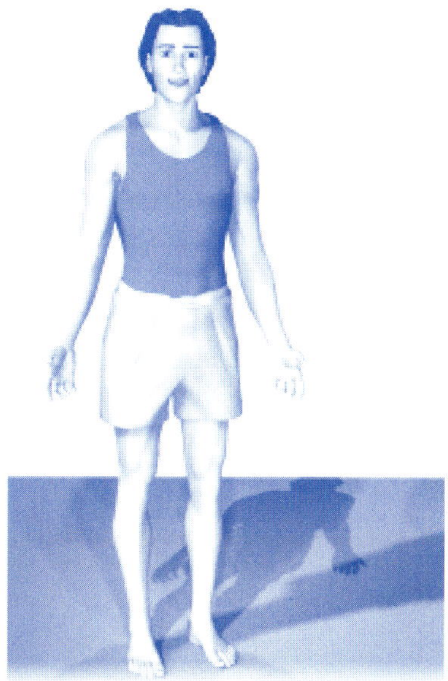

Starkes Schwitzen. Auch das gehört zum normalen Entgiftungsprozess. Die Haut ist unser größtes Ausscheidungsorgan, das, wie die Nieren, der Reinigung unseres Körpers dient.

Starker Durst. Wenn sich der Körper reinigt, braucht er meist mehr Flüssigkeit. Trinken Sie einfach mehr reines Wasser, am besten natürliches Wasser ohne Kohlensäure.

Werden physische oder psychische Blockaden beseitigt, verbessern sich alle Funktionen des Organismus.

Verstärkter Harndrang. Bei dieser häufigen Reaktion kommt es vor, dass der Harn stark, ja unangenehm riecht. Auch das ist ein Zeichen der Entgiftung des Körpers.

Anregung der Geschlechtsorgane. Es ist einleuchtend, dass ein Mensch, der physische oder psychische Blockaden mit sich herumträgt, mehr oder minder in allen seinen Funktionen beeinträchtigt ist. Ebenso verständlich ist es, dass durch Beseitigung der Blockaden sich alle Funktionen verbessern. Auch die Sexualität und die Funktion der Geschlechtsorgane. Wir kennen eine ganze Reihe von Fällen, in denen sich sogar unerfüllter Kinderwunsch, dessen Ursache nicht erklärbar war, weil keine organischen Anomalien vorlagen, erfüllt hat. Dabei wurde Zilgrei ursprünglich zu einem ganz anderen Zweck angewendet!

Gemütsschwankungen. Muskelverspannungen und Blockaden sind häufig die Folge von festgehaltenen, unverarbeiteten oder ungelösten Problemen. Die Sorgen krallen sich im Gewebe fest, die Last, die wir auf den Schultern tragen, erdrückt uns fast. Die entspannende Wirkung von Zilgrei löst manchmal auch seelische Blockaden. Dabei kann es zu plötzlichem, unerklärlichem Weinen und stärkeren Gemütsschwankungen kommen. Lassen Sie Ihren Tränen freien Lauf und unterdrücken Sie sie nicht. Sie haben durch sie eine gute Chance, sich von überflüssigem psychischem Ballast zu befreien! Sprechen Sie mit fachkundigen oder vertrauten Personen und geraten Sie vor allem nicht in Panik; es geschieht Ihnen etwas durchaus Positives!

Verändertes Schlafverhalten. Die meisten Menschen berichten über eine Normalisierung des Schlafs, nachdem sie Zilgrei eine Weile angewendet hatten. Entweder sie haben keine Einschlaf- oder Aufwachschwierigkeiten mehr, oder sie schlafen besser und länger durch bzw. sie stellen fest, dass sie wieder ohne Schlafmittel auskommen können. Manche Patienten berichten hingegen, dass sie nicht einschlafen können, weil sie sich bis spät abends noch hellwach und quicklebendig fühlen. Offensichtlich regt sie Zilgrei zu sehr an. Wenn sie dann ihre Selbstbehandlungen vor 18.00 Uhr ausüben, können sie problemlos zur normalen Bettzeit einschlafen.

Schmerzen. Es können andere als bisher verspürte Schmerzen in anderen Körperteilen oder Wirbelsäulenbereichen auftreten. Sie wundern sich vielleicht, dass wir diese zu den positiven Reaktionen zählen, jedoch sind sie häufig das beste Anzeichen dafür, dass der Körper auf Zilgrei anspricht. Die meisten Beschwerden bestehen seit vielen Jahren. Bevor sie unerträglich wurden, haben sie sich oft langsam und mehr oder weniger unmerklich aufgebaut. Sie werden sich vielleicht gar nicht mehr an die verschiedenen Stadien bis zum akuten Zustand erinnern. Durch Schon- und Ausweichhaltungen hat sich der Körper mit der Zeit nämlich ein falsches Gleichgewicht zugelegt. Dieses wird nun zunächst einmal durch die Anwendung von Zilgrei gestört, und dagegen rebelliert der Körper oft anfänglich oder zumindest so lange, bis sich ein annähernd normales Körpergleichgewicht wieder eingestellt hat.

Wenn Beschwerden nicht akut sind, erinnert man sich oft nicht mehr, dass man früher einmal Knie- oder Hüftgelenkschmerzen, Nacken- oder Schulterschmerzen oder auch immer wieder auftretende Kopfschmerzen oder Migräne gehabt hat. Im Allgemeinen sind uns nur die Schmerzen gegenwärtig, die uns gerade plagen. Aber der Körper erinnert sich und rollt dann manchmal im Zuge der Heilung die gesamte Krankheitsgeschichte wieder rückwärts auf. Glücklicherweise ist die Natur gnädig, und dieser „Rückroll-Prozess" ist wesentlich kürzer als die Zeitspanne, die das Fass letztendlich zum Überlaufen gebracht hat.

Es handelt sich also hierbei um positive Schmerzen, die zur vollständigen Genesung gehören. Wenn diese Art der Schmerzen aber länger als vier bis fünf Tage anhält oder die Schmerzen an Intensität zunehmen, suchen Sie Ihren Arzt auf oder eine/n geschulte/n Zilgrei-Lehrer/in, um zunächst überprüfen zu lassen, dass Sie die Selbstbehandlungen korrekt ausgeführt haben.

Brechen Sie die Selbstbehandlung ab, wenn sie Schmerzen verursacht.

Ganz anders verhält es sich hingegen mit Schmerzen, die auftreten, während Sie Zilgrei ausüben.

Bitte beachten Sie, *Zilgrei-Selbstbehandlungen dürfen nie bestehende Schmerzen verschlimmern oder im Moment ihrer Anwendung Schmerzen verursachen.* In diesem Fall brechen Sie die Selbstbehandlung ab und wählen Sie eine andere aus bzw. vergewissern Sie sich, dass Sie die Selbstuntersuchung korrekt ausgeführt und ausgewertet haben (siehe Kapitel Die Zilgrei-Selbstuntersuchung, Seite 35 ff.).

Nun kommen wir zu der zweiten Gruppe von Reaktionen, die meist durch unkorrekte Anwendung, durch Nichtbeachtung der Vorgaben oder auch als Folge der ungewohnten Atmung oder gewisser Bewegungen entstehen:

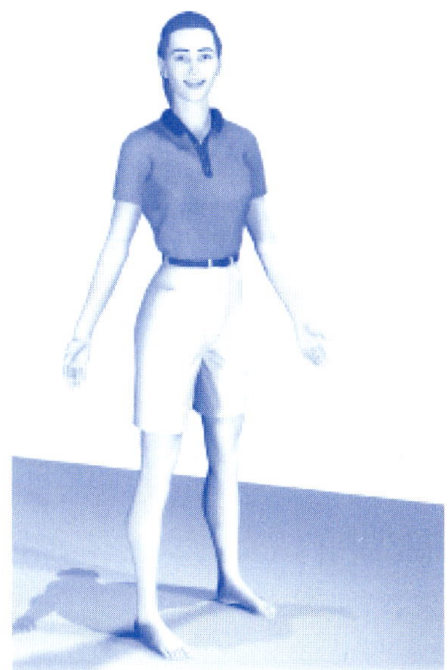

Schwindelgefühl tritt anfänglich meist durch die ungewohnte oder übertriebene Atmung oder durch die schlechte Koordination zwischen Atmung und Bewegung auf. Mit zunehmender Übung legt sich das schnell. Atmen Sie weniger tief, dafür aber richtig ein und aus, wie im Kapitel über Atmung auf Seite 43 ff. beschrieben.

Schmerzen. Diese Schmerzen gehören wieder einer anderen Kategorie als die vorher beschriebenen an. Sie machen sich häufig anfänglich im Brust- und Bauchraum, an den Arm- und Beinansätzen oder in anderen Muskelpartien bemerkbar. In fast allen Fällen handelt es sich dabei nur um leichten Muskelkater, der dadurch entsteht, dass diese Muskelpartien auf ungewohnte Weise eingesetzt werden. Nach ein paar Tagen sollte diese Art von Schmerzen verschwinden.

Erhöhter Pulsschlag. Wenn Ihr Herz beim Ausüben von Zilgrei schneller zu schlagen beginnt, atmen Sie einfach weniger tief, verkürzen Sie die Atempausen und bewegen Sie sich in der Zilgrei-Stellung, die bei jeder Selbstbehandlung beschrieben ist, nur bis zur Hälfte der möglichen Bewegungsspanne. Sie werden sehen, dass sich der Pulsschlag gleich wieder normalisiert. Ist das nicht der Fall und fühlen Sie sich beunruhigt, konsultieren Sie Ihren Arzt.

Schweregefühl im Kopf und in den Schultern verschwindet meist nach den ersten paar Tagen nach Beginn Ihres Selbstbehandlungsprogramms. Befolgen Sie am besten die gleichen Empfehlungen, die wir Ihnen bei erhöhtem Pulsschlag gegeben haben.

Druck im Magen und Bauch verspüren Sie immer dann, wenn Sie Zilgrei unmittelbar nach einer Mahlzeit gemacht haben. Wenden Sie Ihre Selbstbehandlungen immer *vor* dem Essen an, nie danach.

Bleiben Reaktionen aus, bedeutet das nicht, dass die Therapie wirkungslos ist; womöglich ist Ihre Verfassung gut und benötigt wenig Entgiftung und Normalisierung, oder die Reaktionen sind so schwach, dass Sie sie nicht einmal wahrnehmen. Es kann aber auch sein, dass Sie nicht gewohnt sind, auf Veränderungen oder Signale in Ihrem Körper zu achten, und sie deshalb nicht bemerken. Üben Sie Ihr Selbstwahrnehmungsgefühl mit den Übungen im Kapitel auf Seite 25–29.

Zusammenfassend können wir sagen, dass Reaktionen Anzeichen dafür sind, dass

- sich Ihr Organismus normalisiert
- etwas fehlt oder nicht richtig funktioniert
- Sie etwas falsch machen

In keinem Fall besteht Grund zur Panik. Wenn eine Reaktion jedoch anhält, sollten Sie Ihren Arzt aufsuchen.

Zilgrei und andere Therapien

Geben Sie einer Therapie die Chance zu wirken, geben Sie Ihrem Körper die Möglichkeit, auf einen klaren Reiz eine klare Antwort zu geben.

„Alles tangiert alles“, das ist einer unserer Leitsprüche, und in der Tat reagiert unser Körper auf alles, was ihm zuteil wird, auch wenn wir es nicht unmittelbar oder spürbar wahrnehmen. Es wäre schlimm, wäre es anders, denn wir könnten nicht überleben. Wir halten es für absolut selbstverständlich, dass unsere Aberbillionen Zellen in jedem Moment und unter allen Umständen wissen, was sie zu tun haben. Wir verlangen von ihnen, dass sie auf jeden Reiz intelligent reagieren, was sie unser Leben lang auch meist tun. Wir nennen diese Körperintelligenz „Biokybernetik“, was so viel bedeutet wie die Steuermannskunst des Lebens (Bios = griechisch Leben und Kybernetike = Steuermannskunst). Ein großartiges und wunderbares Gefüge, dieser Körper! Leider hinkt unser Verstand kläglich hinter unserer biokybernetischen Intelligenz hinterher, und oft machen wir so dumme Sachen, dass diese Intelligenz drastische Maßnahmen ergreifen muss. Bestenfalls beschert sie uns Unwohlsein oder Krankheit, damit dem Unsinn ein Riegel vorgeschoben wird, schlimmstenfalls streikt sie. Beispielsweise ist ein achtgängiges Bankett zwar sehr erfreulich für den Gaumen, aber dumm für den Rest des Verdauungsapparates. In seiner unermesslichen Weisheit erzeugt der Magen einen Brechreiz, der hilft, die Dummheit wieder loszuwerden!

Ob Nahrung oder Getränk, ob Hitze oder Kälte, ob Freude oder Leid, hoch oder tief, langsam oder schnell, egal was es ist, die Gesamtheit unseres Seins reagiert immer, vorausgesetzt natürlich, wir verfügen über ein intaktes Nervensystem. Alles wird vom Körper als Reiz erfahren, den er deuten, umsetzen und dann beantworten muss. Wenn Sie sich gleichzeitig verschiedener Therapien unterziehen, überreizen Sie unter Umständen Ihren Organismus, und er weiß nicht genau, auf welchen Reiz er nun wie ansprechen soll. Deshalb empfehlen wir Ihnen, möglichst nicht gleichzeitig mehrere Therapien anzuwenden. Geben Sie einer Therapie die Chance zu wirken, d.h., geben Sie Ihrem Körper die Möglichkeit, auf einen klaren Reiz eine klare Antwort zu geben. Das heißt nicht, dass Sie nicht um acht Uhr morgens Ihr Zilgrei-Programm durchziehen und um 11.00 Uhr zur Massage gehen können. Aber machen Sie nicht beides zur gleichen Zeit. Mehr ist nicht mehr, sondern meist weniger oder anders herum: „Weniger ist mehr!“ Eine wichtige Weisheit, die Sie sich, gerade bei der Anwendung von Zilgrei, merken sollten.

Die angewendeten Therapien sollen sich jedenfalls nicht gegenseitig in ihrer Wirkung aufheben. Beispielsweise arbeitet Zilgrei nach dem Prinzip der Gegenrichtung (siehe Seite 40 ff.), d.h. ganz einfach: Ist die Bewegung in die eine Richtung blockiert, setzt man die Selbstbehandlung in der entgegengesetzten Richtung ein. Andere Therapieformen gehen meist nicht nach diesem Prinzip vor, sondern schreiben Bewegungen in die blockierte Richtung vor, um die Blockade zu überwinden. Zwei völlig entgegengesetzte Vorgehensweisen also, die sich gegenseitig ausschalten.

Ein weiteres Thema in diesem Zusammenhang sind Medikamente, besonders solche, die Sie sich selbst verschrieben und ohne ärztliches Rezept in der Apotheke gekauft haben. Nehmen Sie öfter oder regelmäßig Schlaf-, Beruhigungs-, Anregungs- oder Schmerzmittel, d.h. Medikamente, die die Gehirntätigkeit und das gesamte Nervensystem beeinflussen? Dann müssen Sie unter Umständen damit rechnen, dass die Wirkung von Zilgrei beeinträchtigt wird. Es steht nämlich eindeutig fest, dass natürliche Therapien, die ihre Wirkung im Einklang mit den biokybernetischen Selbstheilungskräften entfalten, unter dem Einfluss solcher Drogen nicht richtig funktionieren können. Andererseits haben wir auch schon erlebt, dass die gleichzeitige Anwendung von Zilgrei und die Einnahme von Medikamenten – dazu gehören vor allem homöopathische Mittel – die Wirkung der Medikamente steigern kann. Man könnte zwar meinen, das sei gut, aber das ist keineswegs immer der Fall.

Die Dosis macht's! Alles und nichts ist Gift.

Paracelsus

Dieser weise Spruch von Paracelsus, dem großen Schweizer Arzt des Mittelalters, birgt eine elementare Wahrheit in sich, die uns in allen Lebensbereichen ein wertvoller Wegweiser sein soll.

Versuchen Sie, Ihre Medikamente ein paar Stunden vor oder nach Ihrer Zilgrei-Sitzung einzunehmen, um unangenehme Reaktionen oder die Beeinträchtigung der Wirkung von Zilgrei zu vermeiden.

Diese Feststellungen machen allerdings auch eine *wichtige Warnung* notwendig: Auch wenn Sie das Gefühl haben, dass sich durch die Anwendung von Zilgrei etwas in Ihrem Körper verändert, sollten Sie nie eigenmächtig Medikamente absetzen oder die Dosis einschränken, wenn diese vom Arzt verordnet waren, vor allem dann nicht, wenn sie lebenswichtig sind, z.B. bei Diabetes, Herzbeschwerden, Hypertonie usw. Beraten Sie sich erst mit Ihrem Arzt, bevor Sie ein Medikament absetzen oder die Dosis reduzieren.

Manchmal fragen uns Patienten, ob sie während der Dauer der Behandlung mit Zilgrei weiterhin Gymnastik, Yoga oder sonstige Körperübungen fortsetzen können. Unser Rat ist auch hier, so lange mit diesen Übungen, die andere Ziele als Zilgrei verfolgen, auszusetzen, bis Sie schmerzfrei sind und wieder eine einigermaßen normale Bewegungsspanne der Gelenke und der Wirbelsäule erlangt haben. Im Normalfall sind diese Übungen gesund und empfehlenswert, aber sie würden besonders im akuten Stadium der Beschwerden den Erfolg der Zilgrei-Selbstbehandlungen schmälern.

Sie können generell davon ausgehen, dass sich jene Therapien gut mit Zilgrei vereinbaren lassen, die mit natürlichen Mechanismen auf der gleichen Ebene, d.h. auf der Ebene der Aktivierung und Stärkung der Selbstheilungskräfte, wirken.

Zilgrei und seine Grundkonzepte

Wie wir gesehen haben, nutzt Zilgrei natürliche Vorgänge, nämlich gezielte Entlastungsstellungen bzw. Entlastungsbewegung einerseits und die dynamogene Atmung andererseits. Diese Elemente werden auch bei anderen, scheinbar ähnlichen Therapien eingesetzt. Einzigartig bei Zilgrei ist die Art, wie sie kombiniert und wirksam mit anderen natürlichen, teilweise aus der Chiropraxis stammenden Grundkonzepten verbunden werden.

Das Zilgrei-System beruht auf den folgenden sechs Grundelementen, die miteinander auf ganz bestimmte Weise verbunden werden:

1. Gezielte Bewegung oder Stellung
2. Die Selbstuntersuchung
3. Das Prinzip der Gegenrichtung
4. Dynamogene, d.h. Kraft erzeugende Atmung
5. Die Koordination von gezielter Entlastungsbewegung bzw. Entlastungsstellung und dynamogener Atmung
6. Das Ganzkörperprinzip

Wenn Sie gelernt haben, wie diese Grundprinzipien in ihrer Verbindung eingesetzt werden, sind Sie in der Lage, nicht nur die in diesem Buch enthaltenen Selbstbehandlungen auszuführen, sondern je nach Fall und Notwendigkeit Ihre eigenen Anwendungen zu „erfinden".

Für den Normalgebrauch ist die Kenntnis dieser Grundprinzipien absolut ausreichend, denn auf ihnen sind die einfachsten Selbstbehandlungen aufgebaut. Therapeuten bzw. Zilgrei-Lehrer hingegen lernen in unseren Ausbildungskursen Techniken, die bei schwierigeren und hartnäckigen Fällen, die auf die einfachen Anwendungen nicht ausreichend ansprechen, eingesetzt werden.

Die gezielte Stellung und Bewegung

Nur durch Tun kommt Verstehen. Nur durch Wiederholen kommt Beherrschung.

Nun können wir bereits in den praktischen Teil einsteigen. Dazu ist es aber notwendig, dass wir Ihnen vorab die Grundkonzepte erläutern, die den Selbstbehandlungen in diesem Buch zugrunde liegen. Auch wenn Sie am liebsten gleich zu dem praktischen Teil des Buches übergehen würden, bitten wir Sie, das nicht zu tun, denn das wäre keine gute Voraussetzung für die *korrekte* Anwendung der Selbstbehandlungen. Sie tun sich damit keinen Gefallen und der Methode unrecht, denn Sie brauchen das tiefere Verständnis der Zusammenhänge, wenn Sie Erfolg haben möchten. Oder gehören Sie zu jenen, die sich nie mit der aufmerksamen Lektüre der Gebrauchsanweisung aufhalten, sich aber anschließend beklagen, wenn „das Ding" nicht funktioniert? Also haben Sie noch etwas Geduld und lesen Sie die nächsten Seiten aufmerksam durch. Zwar haben wir versucht, diese Grundkonzepte so darzustellen, wie sie tatsächlich sind: klar und einfach. Doch haben Worte oft die unangenehme Eigenschaft, die einfachsten Dinge kompliziert erscheinen zu lassen. Wir schlagen deshalb vor, dass Sie beim Lesen die Bewegungen und Positionen und die beschriebenen Situationen nachvollziehen.

Selbstwahrnehmung und Körperhaltung

Zilgrei ist ein Dialog mit dem eigenen Körper: Wir nehmen seine Aussagen genau wahr, werten sie aus und beantworten sie.

Die Aussagen beziehen sich auf die subjektive Befindlichkeit und die objektive Bewegungsfähigkeit unseres Körpers. Um diese herauszufinden und zu beantworten, bedienen wir uns gezielter Körperstellung und Körperbewegung, koordiniert mit Atmung. Damit Sie die Sprache Ihres Körpers überhaupt hören, auch wenn er nur leise, kaum merklich spricht und nicht mit massiven Schmerzen schreit, müssen Sie zunächst lernen zu fühlen, d.h. auch die kleinsten Unterschiede zu spüren und wahrzunehmen. Gleichzeitig sollten Sie lernen, sich mit Genauigkeit zu bewegen.

Unsere erste Übung gilt daher der Selbstwahrnehmung, gekoppelt mit der Fähigkeit, sich präzise, nach Anweisungen zu bewegen (Selbstorientierung), und gleichzeitig die korrekte Körperhaltung zu erlernen.

In den Anleitungen zu den Selbstbehandlungen lesen Sie immer wieder, je nach Ausgangsstellung, die für die Selbstbehandlung erforderlich ist: „Liegen Sie entspannt oder sitzen bzw. stehen Sie aufrecht und entspannt." Wenn wir hundert Menschen fragen würden, was sie sich darunter vorstellen, werden wir unter Umständen hundert verschiedene Haltungsmuster erkennen können. Machen wir also einige Übungen, damit wir alle möglichst das Gleiche darunter verstehen. Sie sollten dabei Schreibmaterial bereit halten und nach jeder Übung Ihren Befund notieren.

Lassen Sie bei diesen Übungen Ihren Verstand einmal aus dem Spiel. Sie sollen merken, fühlen, spüren, wahrnehmen, was tatsächlich vorhanden ist; nicht deuten, werten, zweifeln, interpretieren, was Ihr Verstand meint, das es sei.

Übung 1 – Liegen

Legen Sie sich in Rückenlage mit gestreckten Beinen auf den Boden. Schließen Sie die Augen und spüren Sie, angefangen bei den Füßen und beim Kopf endend:

- Welche Körperteile haben Kontakt mit dem Boden?
- Welche Körperteile haben keinen Kontakt mit dem Boden, wo spüren Sie Hohlräume?
- Fühlen Sie sich in dieser Stellung angespannt oder entspannt?
- Können Sie sich in dieser Stellung bewusst entspannen, innere Spannung lösen?
- Haben Sie in dieser Stellung Schmerzen? Wenn ja, wo?
- Welcher Art sind diese Schmerzen (stark, schwach, stechend, ziehend, drückend, dumpf, scharf, wechselnd)?
- Notieren Sie, was Sie wahrgenommen haben.

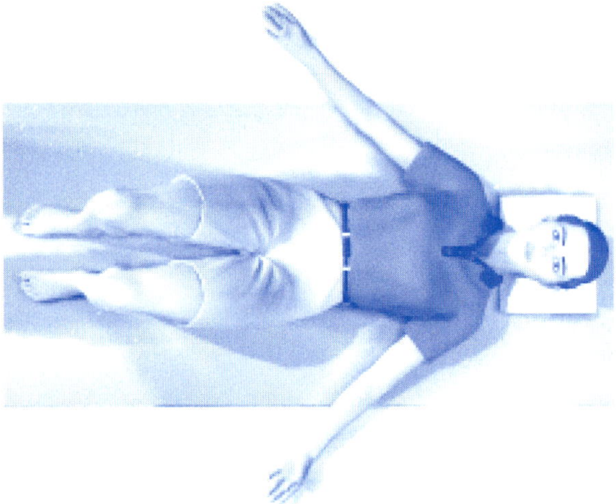

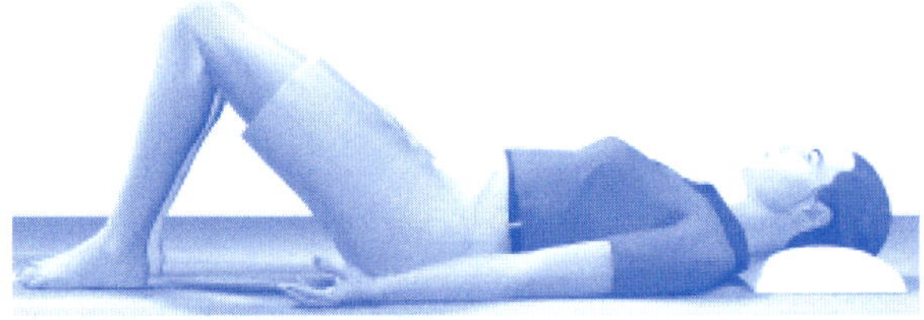

Bleiben Sie in Rückenlage, aber dieses Mal

- Ziehen Sie die Schuhe aus.
- Stellen Sie die angewinkelten Beine hüftgelenkbreit auf.
- Entspannen Sie das Becken und lassen Sie es locker auf den Boden sinken.
- Legen Sie sich ein kleines, weiches Kissen unter den Kopf, dabei ist das Kinn nicht angehoben, sondern es wird leicht nach unten genommen, damit der Nacken lang wird.
- Legen Sie die Arme in einem Winkel von ca. 45° neben den Körper, Handflächen nach oben zeigend.
- Rollen Sie die Schultern erst nach oben (Richtung Kopf) und dann nach hinten unten. Entspannen Sie in dieser Stellung den Schultergürtel.

Notieren Sie die Antworten zu den gleichen Fragen wie bei der vorherigen Übung.

Vergleichen Sie nun Ihre Antworten der ersten Stellung mit jenen der zweiten Stellung. Können Sie dabei Unterschiede feststellen? Welche?

Die zweite Stellung ist die korrekte Stellung, die Sie möglichst häufig üben sollten.

Übung 2 – Sitzen

Setzen Sie sich aufrecht, aber trotzdem locker auf einen Stuhl. Schließen Sie die Augen und spüren Sie, angefangen bei den Füßen und beim Kopf endend:

- Welche Körperteile haben Kontakt mit dem Boden bzw. mit dem Stuhl?
- Welche Körperteile haben keinen Kontakt mit dem Boden bzw. mit dem Stuhl?

- Fühlen Sie sich in dieser Stellung angespannt oder entspannt?
- Können Sie sich in dieser Stellung bewusst entspannen?
- Haben Sie in dieser Stellung Schmerzen? Wenn ja, wo?
- Welcher Art sind diese Schmerzen (stark, schwach, stechend, ziehend, drückend, dumpf, scharf, wechselnd)?
- Notieren Sie, was Sie wahrgenommen haben.

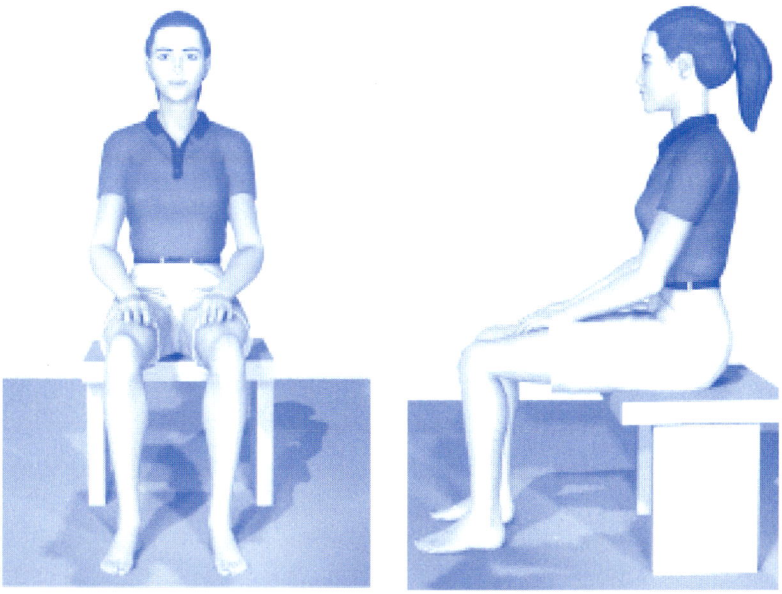

Wiederholen Sie die Übung im Sitzen, aber dieses Mal

- Ziehen Sie die Schuhe aus.
- Setzen Sie sich auf einen Stuhl oder Hocker, der eine einigermaßen harte, horizontale Sitzfläche hat. Lehnen Sie sich nicht an die Rückenlehne an. Wenn Sie über keinen solchen Stuhl verfügen, d.h., wenn die Sitzfläche hinten tiefer als vorn oder nicht gerade ist, setzen Sie sich an den vorderen Rand des Stuhls.
- Setzen Sie sich genau auf die Sitzbeinhöcker; diese Gesäßknochen haben diesen Namen, weil man darauf sitzen sollte!
- Die angewinkelten Beine – in einem Winkel von 90° zwischen Unter- und Oberschenkel – sind hüftgelenkbreit geöffnet, und die gesamte Fußsohle steht flach auf dem Boden auf.
- Ohne die Füße zu bewegen, machen Sie eine winzige Drehbewegung mit den Knien nach außen und richten Sie dabei die Knie über die mittleren Zehen so aus, als verliefe eine unsichtbare Linie zwischen der Mitte der Knie und der mittleren Zehen.

- Richten Sie das Becken auf, indem Sie eine winzige Bewegung machen, so als zögen Sie das Schambein zum Bauchnabel empor. Dabei wird der Rücken lang und Sie verhindern ein Hohlkreuz.
- Legen Sie beide Handflächen locker auf die Oberschenkel in die Nähe der Leistengegend, die Ellenbogen sind dabei in der Nähe der Taille.
- Ohne die Hände anzuheben und ohne ins Hohlkreuz zu gehen, machen Sie eine geschmeidige Rollbewegung der Schultern erst nach oben, dann nach hinten unten; dort angelangt, entspannen Sie den Schultergürtel.
- Nehmen Sie nun das Kinn ganz leicht nach innen unten – ohne ein Doppelkinn zu machen, dann haben Sie die Bewegung nämlich übertrieben – und entspannen Sie Kopf, Kiefer und die Zunge. Dabei richten sich Nacken und Wirbelsäule von unten bis oben sanft auf und werden lang, bleiben aber trotzdem entspannt.
- Versuchen Sie, ruhig und fließend, möglichst mit dem Bauch, zu atmen.

Vergleichen Sie nun Ihre Antworten der ersten Stellung mit jenen der zweiten Stellung. Können Sie dabei Unterschiede feststellen? Welche?

Die zweite Stellung ist die korrekte Stellung, die Sie möglichst häufig üben sollten und die die Ausgangsstellung für Selbstbehandlungen im Sitzen ist.

Übung 3 – Stehen

Stellen Sie sich aufrecht und entspannt hin, am besten in der Nähe eines Tisches, damit Sie Ihr Gleichgewicht besser beibehalten können. Schließen Sie die Augen; beginnend bei den Füßen und am Kopf endend, versuchen Sie festzustellen:

- Wie haben Ihre Füße Bodenkontakt?
- Liegt das Gewicht mehr auf dem Außen- oder auf dem Innenfuß, d.h. dem Fußgewölbe?
- Welche Muskeln im Körper sind angespannt, welche sind entspannt?
- Fühlen Sie sich in dieser Stellung insgesamt angespannt oder entspannt?
- Können Sie sich in dieser Stellung bewusst entspannen, innerlich loslassen?
- Haben Sie in dieser Stellung Schmerzen? Wenn ja, wo?
- Welcher Art sind diese Schmerzen (stechend, ziehend, drückend, dumpf, scharf, wechselnd)?

Notieren Sie, was Sie wahrgenommen haben.

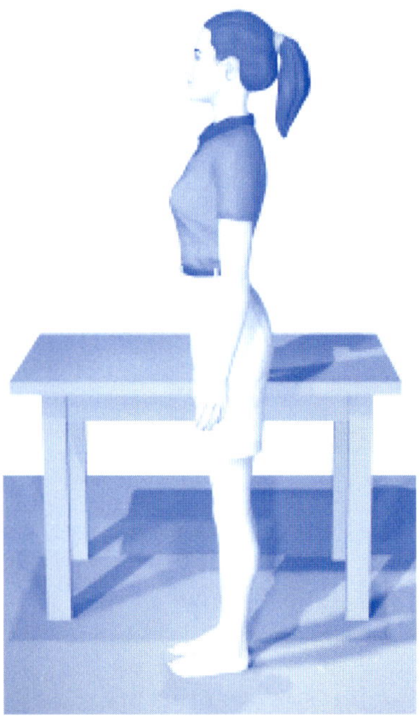

Bleiben Sie weiterhin stehen, aber dieses Mal

- Ziehen Sie die Schuhe aus.
- Stehen Sie hüftgelenkbreit, die Zehen schauen nur geringfügig nach außen.
- Die Knie sind locker und nicht nach hinten durchgedrückt.

- Füße, Knie und Hüftgelenke liegen achsial übereinander.
- Ohne die Füße zu bewegen, machen Sie andeutungsweise eine winzige Drehbewegung mit den Oberschenkeln nach außen und richten Sie dabei die Knie über die mittleren Zehen so aus, als verliefe eine unsichtbare Linie zwischen der Mitte der Knie und den mittleren Zehen. Dadurch wird die Beckenbodenmuskulatur leicht aktiviert und Kreuz und Lendenwirbelsäule werden lang.
- Die Hände hängen locker neben dem Körper, die Ellenbogen sind gelöst und die Handflächen zeigen zum Körper.
- Machen Sie eine geschmeidige Rollbewegung der Schultern erst nach oben, dann nach hinten unten; dort angelangt, entspannen Sie den Schultergürtel.
- Nehmen Sie nun das Kinn ganz leicht nach innen unten – ohne ein Doppelkinn zu machen, dann haben Sie die Bewegung nämlich übertrieben – und entspannen Sie Kopf, Kiefer und die Zunge. Dabei richten sich Nacken und Wirbelsäule von unten bis oben sanft auf und werden lang, bleiben aber trotzdem entspannt.
- Versuchen Sie, ruhig und fließend, möglichst mit dem Bauch, zu atmen.

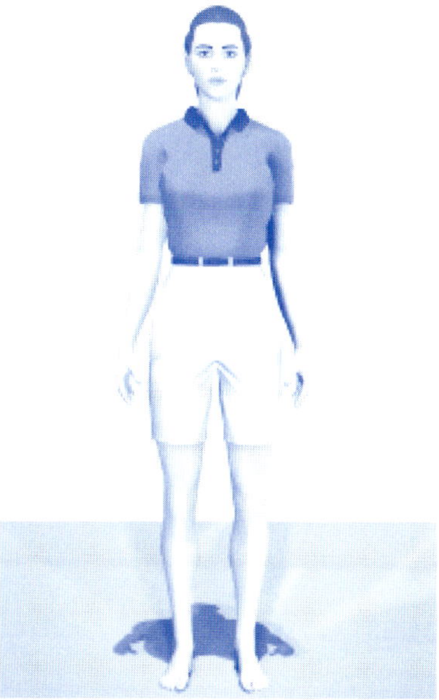

Vergleichen Sie nun Ihre Antworten der ersten Stellung mit jenen der zweiten Stellung. Können Sie dabei Unterschiede feststellen? Welche?

Die zweite Stellung ist die korrekte Stellung, die Sie möglichst häufig üben sollten und die die Ausgangsstellung für Selbstbehandlungen im Stehen ist.

Die Körperhaltung eines Menschen ist immer der Ausdruck aller seiner Aspekte: seines Körperbaus, der auf seiner genetischen Veranlagung beruht; seiner körperlichen Verfassung, d.h. Krankheit oder Gesundheit, und seiner Angewohnheiten; seiner Erziehung und seines Umfeldes, d.h., wurde er zu Selbstsicherheit und Lebensmut oder durch ständige Kritik zu Minderwertigkeitsgefühl und Zauderhaftigkeit erzogen; seiner Lebensumstände und seines seelischen Zustandes; seines Selbstverständnisses und seiner geistigen Zielsetzung. Diese Aspekte stehen in Wechselbeziehung zueinander, und genauso, wie sich daraus ein Teufelskreis ergeben kann, liegt in der bewussten Korrektur der Körperhaltung die Chance, diesen Teufelskreis zu durchbrechen und auf alle diese Ebenen einen positiven Einfluss zu nehmen. Üben Sie so lange die beschriebenen korrekten Körperstellungen, bis sie Ihnen zur Gewohnheit werden. Sie werden überrascht sein, wie sich allein dadurch Ihre Lebenseinstellung, ja sogar manchmal Ihre Lebensumstände ändern werden.

Versuchen Sie es, auch wenn Ihnen momentan nicht der Sinn danach steht. Körper und Geist stehen in untrennbarer Wechselbeziehung zueinander und beeinflussen sich gegenseitig. Geben Sie Ihrem Körper die Chance, Ihrer Seele zu helfen!

Eine korrekte Haltung, die Mut und Selbstsicherheit verkörpert, stärkt die Lebensenergie und bringt sie zum fließen; sie aktiviert die mentalen und die körperlichen Funktionen und eröffnet dadurch neue Visionen des Möglichen.

Selbstorientierung und Bewegungsebenen

Der menschliche Körper ist nicht nur eines der wunderbarsten und komplexesten Gebilde, er besitzt auch eine höchst verblüffende Beweglichkeit. Das haben wir den vielen Gelenken zu verdanken, die Bewegung in den verschiedensten Richtungen und auf verschiedenen Ebenen erlauben. Damit die Körperstellungen und Bewegungen gezielt und einfach nachvollziehbar, aber auch immer wieder wiederholbar werden, bedienen wir uns der drei Basisbewegungsebenen des Körpers. Dieses sind die Sagittalebene, die Horizontalebene und die Frontalebene, die anhand der folgenden Abbildungen verdeutlicht sind.

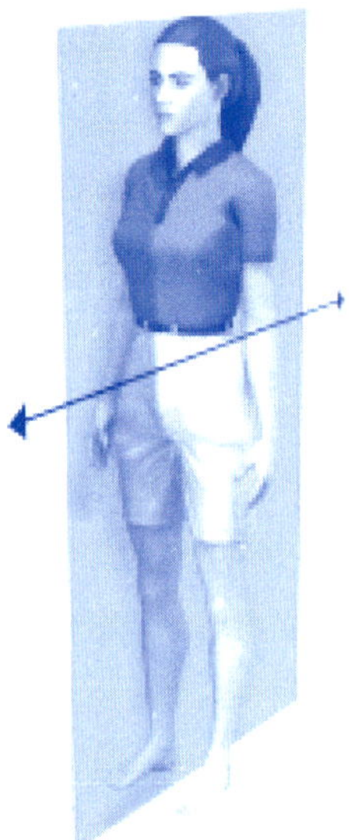

Die Sagittalebene zeigt die Pfeilrichtung an

Alle Bewegungen auf der Sagittalebene sind Bewegungen nach vorn und hinten, so wie das Beugen und Strecken des Kopfes und Rumpfes, das Vorwärts- und Rückwärtskippen des Beckens, das nach vorn Anheben und nach hinten Strecken der Gliedmaßen.

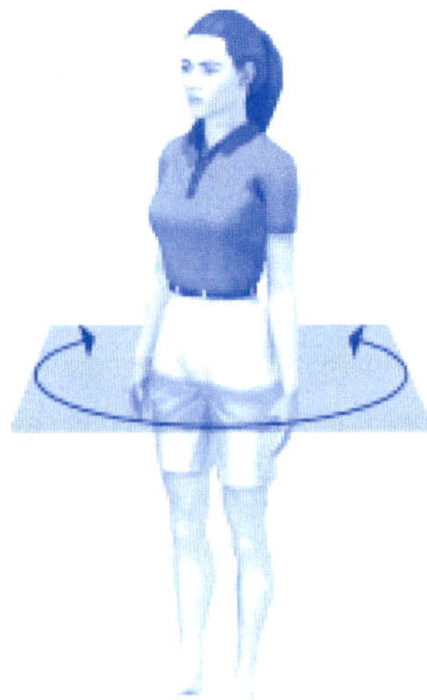

Die Horizontalebene zeigt die Drehrichtung an

Alle Bewegungen auf der Horizontalebene sind das Drehen von rechts nach links bzw. links nach rechts von Kopf, Rumpf und Becken bzw. das Drehen nach innen und außen der Gliedmaßen.

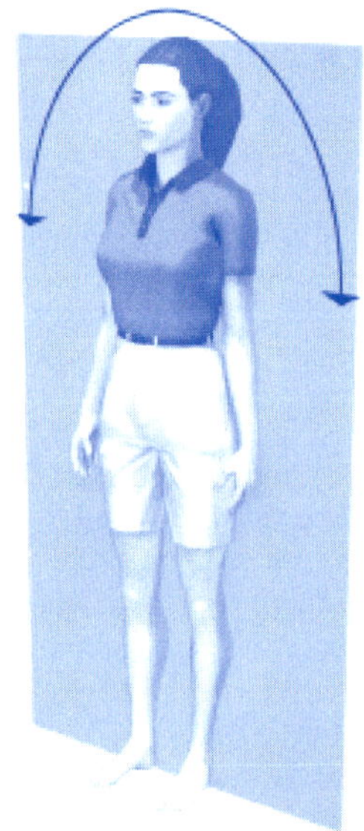

Die Frontalebene zeigt die seitliche Neigung an

Alle Bewegungen auf der Frontalebene sind das seitliche Neigen von Kopf, Rumpf und Becken sowie das seitliche Anheben (Abduktion) und Heranziehen (Adduktion) der Gliedmaßen.

Je präziser Sie sich auf diesen drei Bewegungsebenen bewegen, desto größer wird Ihr Heilerfolg sein. Wir vermuten, dass der Grund für die bessere Wirksamkeit darin zu finden ist, dass sich verlagerte Gelenke bzw. unausgewogene Muskulatur auf diese Art leichter in die notwendige Korrekturrichtung bewegen und eine Normalisierung somit besser zu erzielen ist. Wenn Sie beim Ausführen der Selbstbehandlungen nicht gleich von Anfang an imstande sind, sich mit der erforderlichen Genauigkeit zu bewegen, passiert nichts Schlimmes. Die Wirkung wird unter Umständen vielleicht nicht so groß sein. Mit der Zeit und Übung, mit zunehmender Selbstwahrnehmung und Selbstorientierung werden Sie bald fähig sein, die Bewegungen auf den drei Basisbewegungsebenen problemlos nachzuvollziehen.

Als Selbstorientierung bezeichnen wir die Fähigkeit, sich gezielt bewegen zu können, auch wenn wir die Bewegung nicht sehen. Tänzer, Akrobaten und Mimen können durch präzise, fein dosierte und gesteuerte Bewegungen Geschichten und ganze Welten entstehen lassen. Sie können uns damit zum Lachen und zum Weinen bringen. Sie wissen mit ihrem Körper wie auf dem herrlichsten Instrument zu spielen. Sportler erreichen durch den gezielten Einsatz ihres Körpers Höchstleistungen, die uns immer wieder in Staunen versetzen. Die meisten Menschen gehen aber mit ihrem Körper um, als gehöre er ihnen nicht. Wir sind uns unserer Bewegungen und Körperstellungen nicht bewusst und sind selten imstande, sie bewusst zu steuern.

Die nachfolgenden Übungen helfen Ihnen dabei, Ihr Selbstorientierungsvermögen zu schulen.

Verfolgen Sie die Bewegungen – soweit es vom Bewegungsablauf her möglich ist – jeweils zuerst mit den Augen oder im Spiegel und wiederholen Sie sie dann mit geschlossenen Augen. Achten Sie darauf, dass die Bewegung jeweils nur auf der bezeichneten Bewegungsebene stattfindet und nicht auch andere Ebenen einbezieht. Begnügen Sie sich dabei lieber mit einer kleinen, aber präzisen Bewegung, anstatt nach einer großen, forcierten Bewegung zu streben, die ungenau ist. Auch sollten Sie nur den bezeichneten und abgebildeten Körperteil bewegen, ohne andere Körperpartien mit einzubeziehen.

Übung 1 – Halswirbelsäule

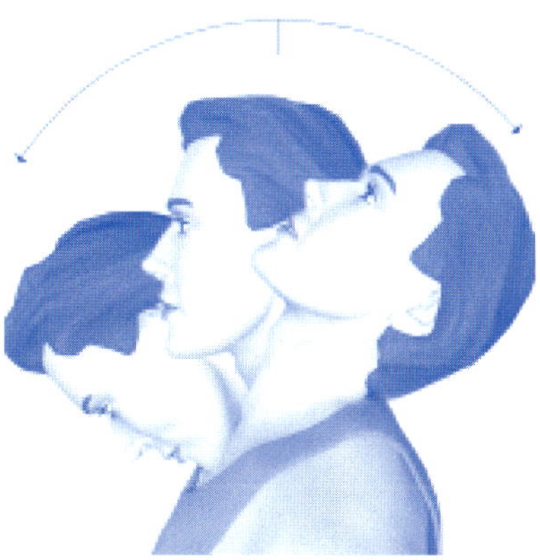

Nach vorn Beugen und nach hinten Strecken des Kopfes auf der Sagittalebene

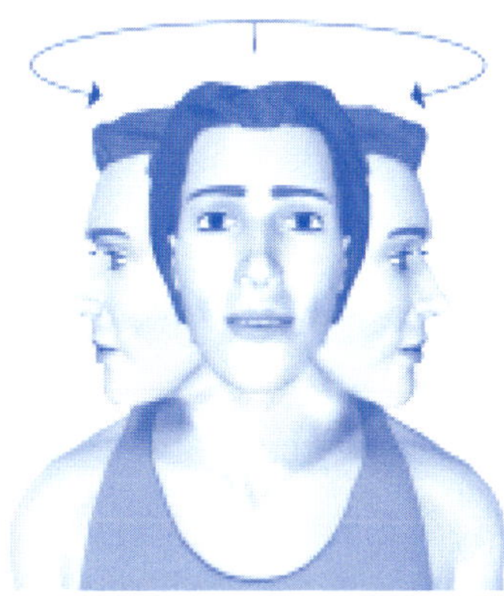

Drehen des Kopfes auf der Horizontalebene

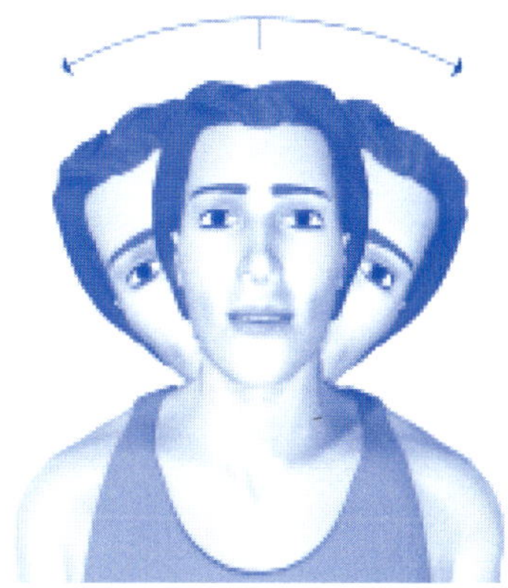

Seitliches Neigen des Kopfes auf der Frontalebene

Übung 2 – Brust-/Lendenwirbelsäule

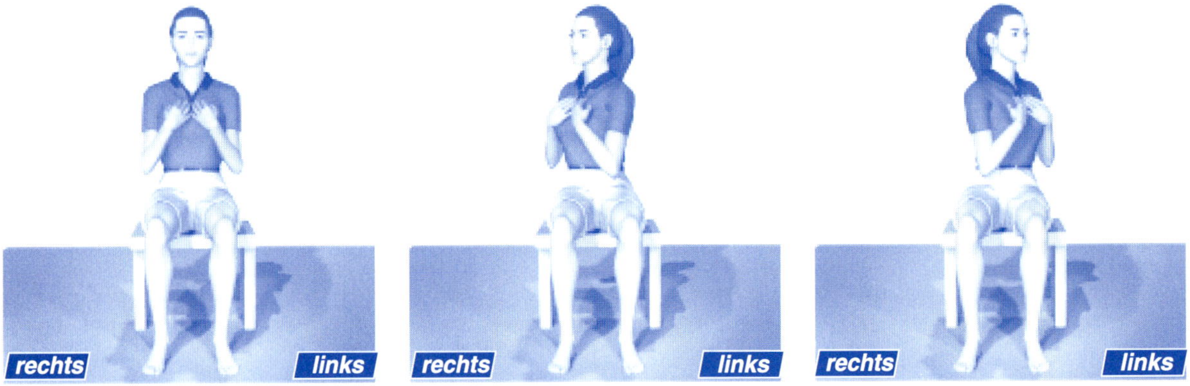

Drehen des Rumpfes auf der Horizontalebene

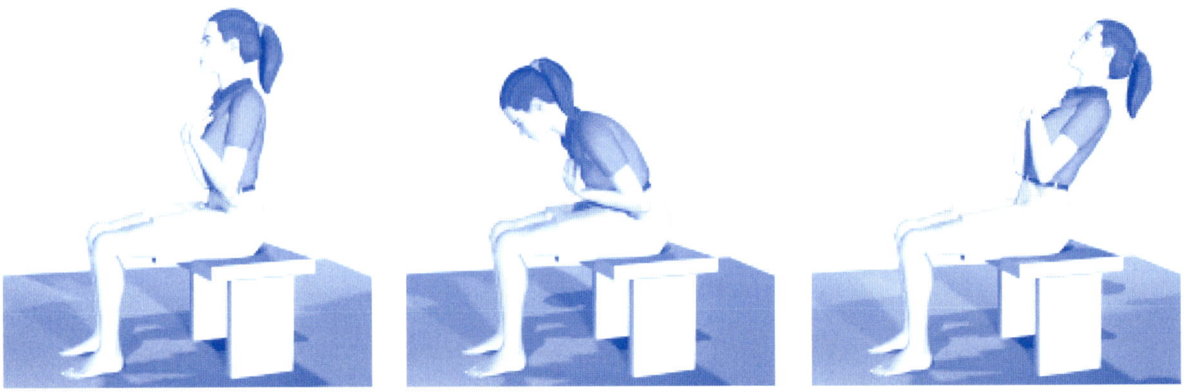

Nach vorn Beugen und nach hinten Strecken des Rumpfes auf der Sagittalebene

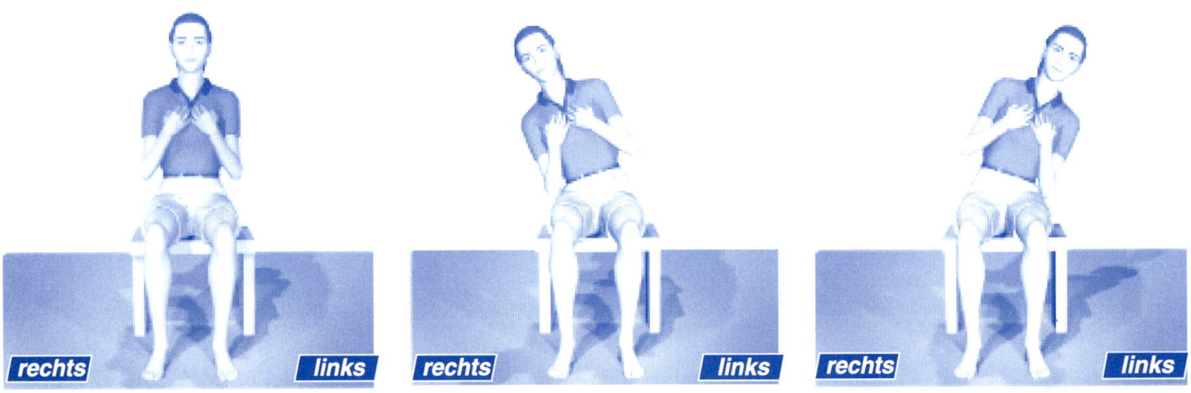

Seitliches Neigen des Rumpfes auf der Frontalebene

Übung 3 – Linke Schulter

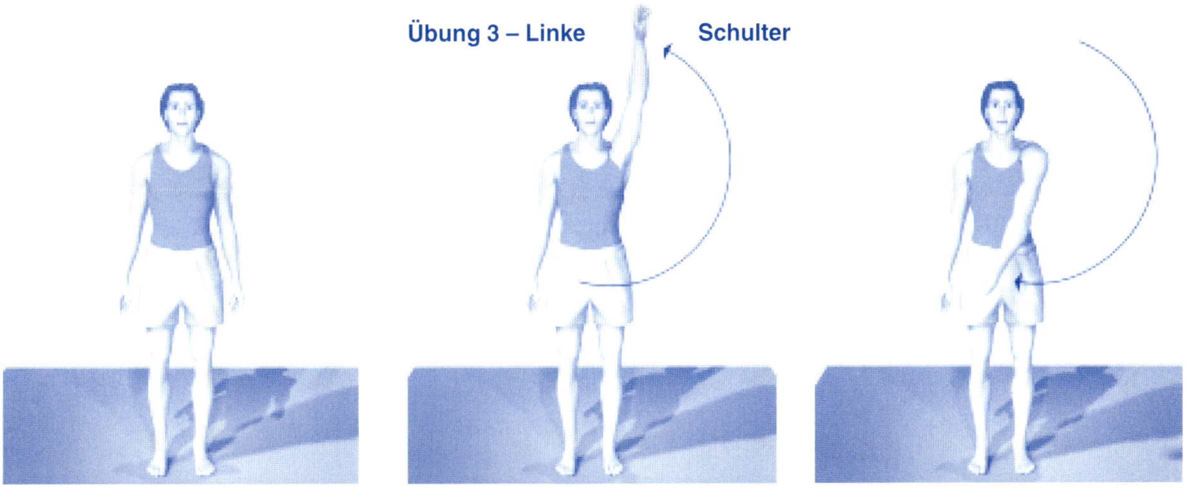

Seitliches Heben des Armes auf der Frontalebene nach oben und vor dem Körper bis ca. zur Körpermitte

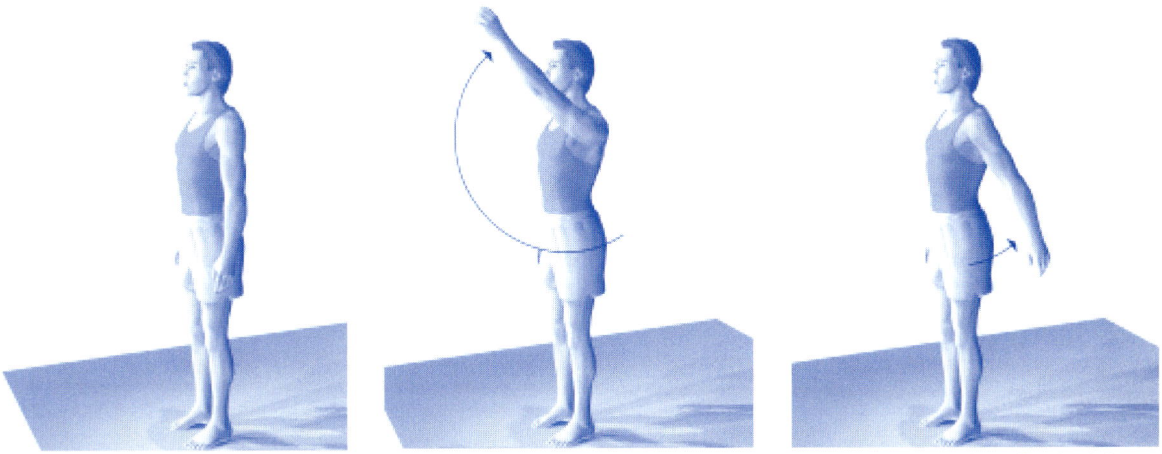

Bewegung des Armes nach vorn oben und nach hinten auf der Sagittalebene

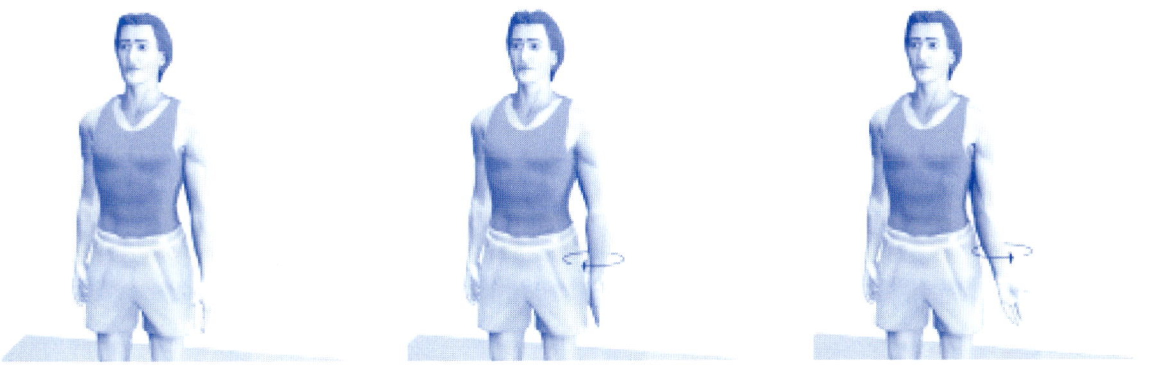

Drehen des Armes (Daumen) nach innen und außen auf der Horizontalebene
Wiederholen Sie die Übung auch mit dem rechten Arm.

Übung 4 – Hüftgelenk

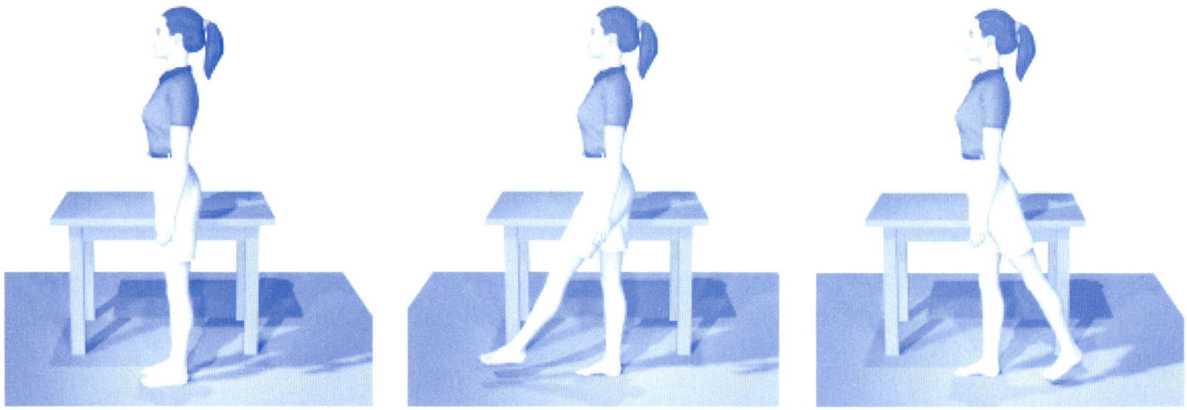

Nach vorn und nach hinten Strecken des Beines auf der Sagittalebene

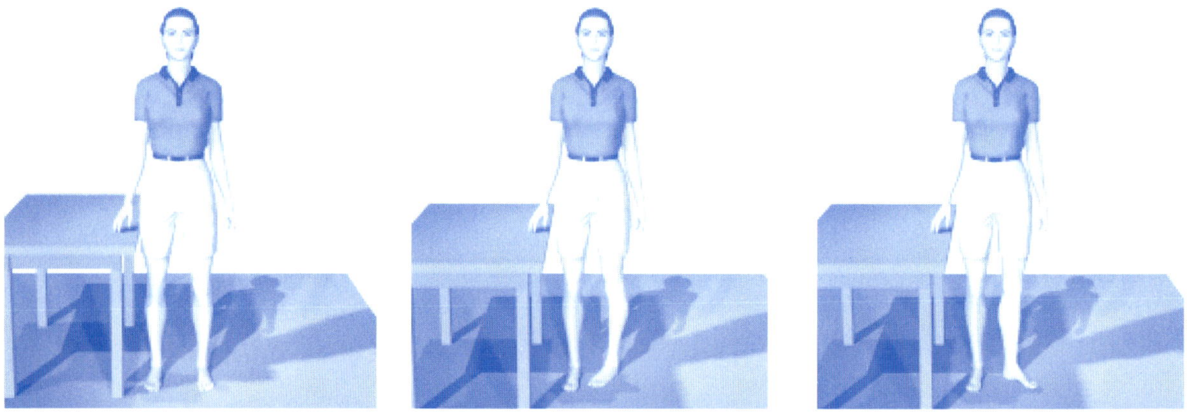

Drehen des Beines (große Zehe) nach innen und außen auf der Horizontalebene

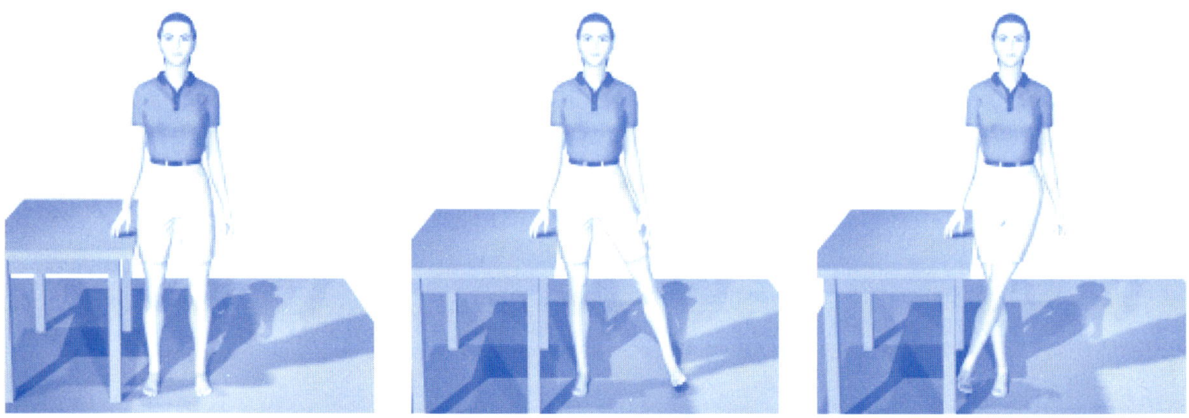

Linkes Bein abspreizen und linkes Bein vor den Körper führen
Wiederholen Sie die Übung mit dem rechten Bein.

Der Mensch ist ein äußerst differenziertes Wesen, das je nach seiner körperlichen und seelischen Verfassung, seinem Alter, seinen individuellen Möglichkeiten und Einschränkungen ebenso unterschiedlich behandelt werden sollte. Wir haben zwar grundsätzlich die gleichen Bestandteile, und doch reagiert jeder Organismus anders. Deshalb gilt, je individueller wir in der Erfassung des Zustandes einer Person vorgehen und je exakter wir die Therapie auf diesen Zustand abstimmen können, desto besser ist die *Wirkung*. Dieses individuelle Vorgehen ermöglicht uns die Zilgrei-Selbstuntersuchung, in den Anleitungen der einzelnen Selbstbehandlungen einfach „Test" genannt.

Die Zilgrei-Selbstuntersuchung

Die Zilgrei-Selbstuntersuchung schafft Klarheit über den Zustand, in dem sich der Körper bzw. die Körperteile im Moment ihrer Untersuchung befinden. Man könnte sagen, dass der Test eine Momentaufnahme ist, die klar und deutlich aussagt, was subjektiv bei einer bestimmten Bewegung verspürt wird, und objektiv, ob die Beweglichkeit des getesteten Körperteils eingeschränkt ist oder nicht.

Damit ich weiß, was mir hilft, muss ich wissen, was mir fehlt!

Dieses Testverfahren, dem Zilgrei zum Teil seine Einzigartigkeit verdankt, unterscheidet die Methode von vielen anderen, scheinbar ähnlichen Therapieformen. Normalerweise wird eine Therapie für ein bestimmtes Gebrechen eingesetzt, ohne Rücksichtnahme, ob sie diesem bestimmten Patienten in diesem genauen Moment überhaupt zuträglich ist. Bei Kopfschmerzen nehmen Sie dieses Medikament, bei Magenschmerzen jenes, bei Ischias machen Sie diese Übung, bei Nackenbeschwerden jene. Oder: Die beste Ernährung ist vegetarisch, nein eiweißhaltig, nein eiweißarm; stimmt überhaupt nicht, sie sollte kohlehydrathaltig sein, nein, fettarm müssen Sie essen. Und viel trinken müssen Sie, mindestens 3 Liter am Tag, nein, 2 Liter reichen auch; am besten trinken Sie Kräutertees, stimmt nicht, Mineralwasser ist noch besser. Verstehen Sie überhaupt noch, was Sie eigentlich sollen und vor allem, ob das auf Sie zugeschnitten ist?

In einem Vortrag fragte uns eine offensichtlich schmerzgeplagte Dame in der vordersten Reihe: „Hilft denn Zilgrei auch bei chronischen Ischiasbeschwerden?" Die Antwort lautete: „Allgemein hilft Zilgrei sehr gut bei Ischiasbeschwerden, seien diese akut oder chronisch, weil es die Schmerzursachen angeht; aber ob es bei Ihren Beschwerden hilft, kann nur Ihr Körper sagen, wenn Sie ihn testen."

In unseren Ausbildungskursen unterstreichen wir immer wieder, wie wichtig es ist, dass Zilgrei-LehrerInnen dem Probanden nicht eine Selbstbehandlung nach dem Motto verschreiben, „aha, Sie haben das, also machen Sie jenes". Der Zustand des Patienten, der durch den Test schlüssig erfasst wird, ist ausschlaggebend und schreibt vor, was zu tun ist. „Ich weiß nichts, nur der Körper weiß!", das müssen unsere Kursteilnehmer nachsprechen. Zilgrei-LehrerInnen lernen die vielen, zum Teil einfachen, zum Teil aber auch recht komplizierten Einzelheiten und Bestandteile des Zilgrei-Systems, und sie lernen, wie das System zugunsten des Patienten am besten einzusetzen ist. Das kann nämlich von Fall zu Fall vollkommen unterschiedlich sein, denn die Behandlungsweise hängt einzig und allein von dem Ergebnis der Selbstuntersuchung ab.

Sie sehen also, wie grundlegend wichtig der Test für die richtige Anwendung der Zilgrei-Selbstbehandlungen ist, auch wenn er eigentlich sehr einfach durchzuführen ist. In der Tat können die Selbstbehandlungen ohne die vorherige Selbstuntersuchung gar nicht korrekt ausgewählt und angewendet werden.

Wir möchten an dieser Stelle aber sehr deutlich betonen, dass die Selbstuntersuchung keinesfalls zu einer Diagnose führt. Der Test ist vielmehr eine Selbstprüfung, eine Feststellung von unterschiedlicher Befindlichkeit und Beweglichkeit bei der Bewegung eines Gelenkes zuerst in eine und dann in die Gegenrichtung. Die Diagnose hingegen ist die Benennung einer Erkrankung aufgrund von Symptomen, Labor- und anderer Analysen und der Krankengeschichte, die ein Arzt oder Heilpraktiker im Laufe der Untersuchung eines Patienten vornimmt oder beurteilt. Beispielsweise ist die Bezeichnung „Ischialgie“, was so viel bedeutet wie „schmerzender Ischiasnerv“, eine Diagnose; hingegen ist „Einschränkung der Beweglichkeit der Lendenwirbelsäule auf der Sagittalebene“ oder einfacher gesagt, „ich bin blockiert, wenn ich mich nach vorn bücken will“, lediglich die Feststellung einer Tatsache. Der Arzt oder Heilpraktiker mag den Zilgrei-Test mit heranziehen, um zu einer Diagnose zu gelangen, doch ist die Benennung einer Krankheit weder Vorbedingung noch wichtig, um die in diesem Buch enthaltenen Zilgrei-Selbstbehandlungen anzuwenden. Warum das so ist, erklären wir Ihnen in dem Kapitel über das Ganzkörperprinzip auf Seite 53.

Der Zilgrei-Test ist der erste Schritt zu einem wirklich guten Körpergefühl.

Wie bereits erwähnt, erfordert der Zilgrei-Test die Bewegung eines Körperteils auf den drei Basisbewegungsebenen über seine gesamte Bewegungsspanne. Dabei wird festgestellt, ausgehend von der so genannten neutralen Ausgangsstellung, in welche Richtung die Bewegung schmerzhaft, unangenehm oder eingeschränkt ist. Es wird also ein Vergleich angestellt zwischen der Bewegung in die eine Richtung und der gleichen Bewegung in die andere Richtung. Sind keine Verspannungen oder Blockierungen vorhanden, müsste logischerweise die Bewegung nach beiden Seiten gleich sein, und zwar gleich in Bezug auf das Bewegungsausmaß und die Empfindung. Sind hingegen unterschiedliche Spannungsverhältnisse vorhanden, wird der Test das klar und deutlich aufweisen. Wichtig dabei ist nur, dass Sie möglichst genau und präzise testen. Schlüssige Vergleiche kann man nämlich nur dann anstellen, wenn die Ausgangssituation und die Bedingungen möglichst gleich sind. Wenn Sie aber so vorgehen, wie wir Ihnen das hier erklären, werden Sie leicht zu klaren Ergebnissen gelangen.

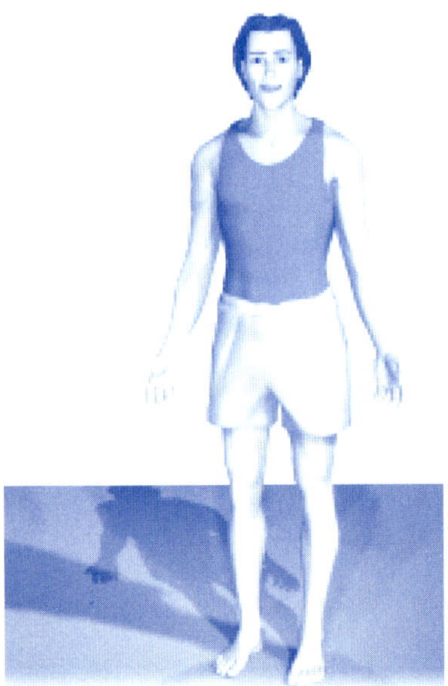

- Die Ausgangsstellung ist ausschlaggebend, denn sie bestimmt Richtung, Winkel, Ausmaß und Qualität der Bewegung. Sie müssen also stets bei den Bewegungen in die beiden Richtungen von der gleichen Ausgangsstellung ausgehen. Wenn Sie beispielsweise einen Test im Sitzen machen, dann hat es keinen Zweck, wenn Sie bei der einen Bewegung aufrecht und entspannt und bei der Bewegung in die Gegenrichtung leicht zusammengesackt oder verspannt sitzen, denn schon dadurch wird das Testergebnis verfälscht. Bei jeder Selbstbehandlung in diesem Buch wird die Ausgangsstellung für die Testbewegungen immer sehr genau beschrieben. Bitte halten Sie sich daran, damit Sie zu einem schlüssigen Testergebnis gelangen.
- Bis Sie durch Übung ein wirklich gutes Körpergefühl entwickelt haben, das Ihnen jederzeit Ihren Zustand und Ihre „innere“ Empfindung vergegenwärtigt, empfehlen wir Ihnen, bevor Sie die beschriebenen Bewegungen ausführen erst einmal eine kurze „Bestandsaufnahme“ Ihres Zu-

standes in der Ausgangsstellung zu machen: Spüren Sie sich von Ihren Füßen bis zum Kopf und werden Sie sich bewusst, wie Sie sich fühlen. Spüren Sie Verspannungen irgendwo im Körper? Versuchen Sie, sie zu lösen. Atmen Sie ein paarmal ruhig und etwas tiefer als normal durch. Verspüren Sie Schmerzen? Nehmen Sie deren Intensität wahr, konzentrieren Sie dann aber Ihre Aufmerksamkeit wieder auf Ihre Ausgangsstellung.

Sich fühlen, sich spüren, heißt sich bewusst werden.

- Das „saubere" Bewegen auf den Bewegungsebenen (siehe Seite 30) ist ebenfalls sehr wichtig, denn auch hierbei – wenn Sie sich z.B. auf einer Seite genau auf der Horizontalebene bewegen, aber auf der Gegenseite noch zusätzlich auf die Sagittalebene abweichen – ist kein genauer Vergleich möglich. Häufig weicht man unbewusst auf eine andere Ebene ab in dem Versuch, sich mehr zu bewegen, als es eigentlich möglich ist. Bewegen Sie sich auf der jeweiligen Ebene, die Sie testen, nur bis an die bequem erreichbare Endstellung und nicht weiter. Das heißt, wenn Sie merken, dass Ihre Bewegung eingeschränkt ist, halten Sie ein.
- Testen Sie nur den angesprochenen Körperteil und beziehen Sie nicht gleichzeitig andere Körperteile mit ein. Wenn Sie also z.B. die Halswirbelsäule testen, drehen Sie nur den Kopf, nicht auch die Schultern mit. Auch das wird oft unbewusst gemacht, um mehr Bewegung „herauszuholen".
- Die Bewegungen sollen weder forciert noch unvollständig, sondern möglichst locker, sanft, langsam und flüssig ausgeführt werden.
- Halten Sie jeweils an der Endstellung einen Moment inne, bis Sie sich Ihres Empfindens genau bewusst werden und sich im Klaren darüber sind, wie weit die Bewegung geht.
- Kehren Sie dann genauso langsam wieder in die neutrale Ausgangsstellung zurück und halten Sie auch hier inne, bevor Sie sich in die Gegenrichtung bewegen.
- Warten Sie auch an der Endstellung der Gegenrichtung einen Moment, bis Sie eventuelle Symptome, die Sie verspüren, genau erfassen und mit jenen der ersten Bewegung vergleichen können.
- **Bitte konzentrieren Sie sich beim Test nicht darauf, *wo* im getesteten Körperteil oder in welchem anderen Körperbereich Sie Schmerzen haben. Achten Sie vielmehr darauf, *welche Bewegung* unangenehm oder eingeschränkt ist und/oder *welche Bewegung* bestehende Schmerzen verschlimmert oder Schmerzen auslöst.** Im nachfolgenden Kapitel über das Prinzip der Gegenrichtung werden Sie sich der großen Bedeutung dieser grundlegenden Regel bewusst.

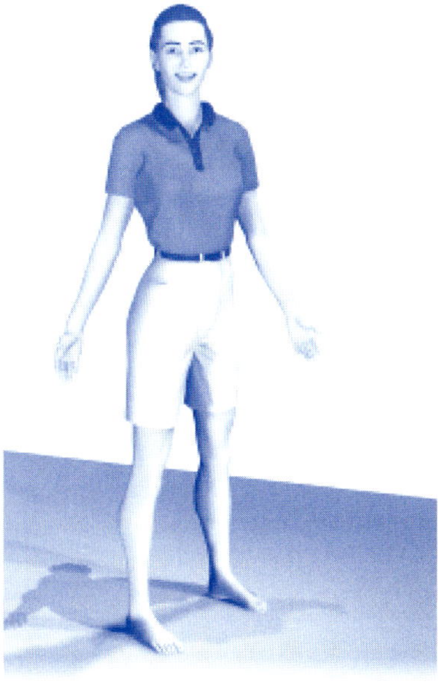

Das klingt alles viel komplizierter als es ist. In der Praxis ist das viel einfacher, deshalb versuchen Sie es am besten gleich.

Test für die Halswirbelsäule auf der Horizontalebene

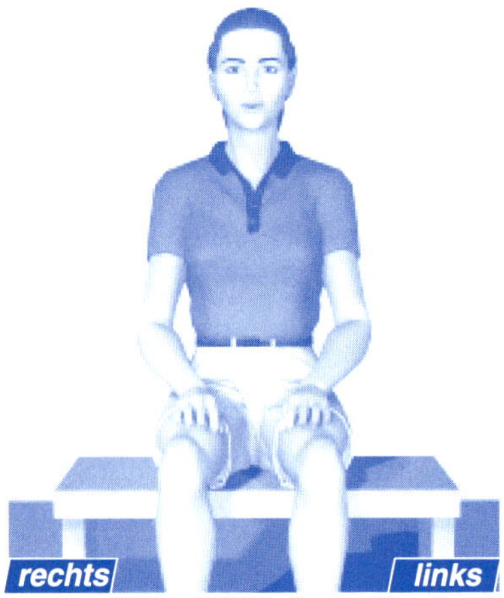

Dies ist die so genannte neutrale Ausgangsstellung. Sie sitzen, wie auf Seite 27 beschrieben, aufrecht und entspannt. Der Kopf ist gerade, der Blick nach vorn gerichtet, das Kinn leicht nach unten innen genommen, der Nacken locker und lang.

Nehmen Sie Bestand auf.

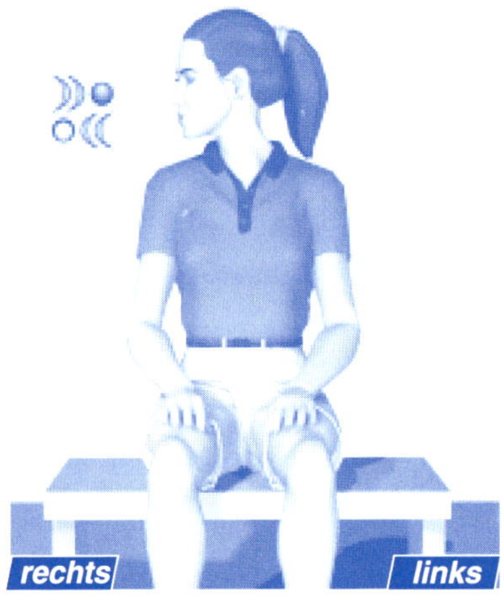

Drehen Sie langsam und locker den Kopf – bitte nur den Kopf, ohne die Schultern mitzudrehen – zur rechten Schulter hin, so weit es bequem geht, ohne zu forcieren. Bleiben Sie dabei schön auf der Horizontalebene; dabei hilft es, wenn Sie während der Bewegung den Blick auf den Boden gerichtet halten. Nehmen Sie dabei wahr, ob Sie während der Bewegung oder an der Endstellung Schmerzen oder Unbehagen empfinden oder ob die Bewegung eingeschränkt ist.

Halten Sie in der Endstellung so lange inne, bis Sie Ihre Empfindung genau erfassen können: Ist diese Bewegung schmerzhaft? Ist sie unangenehm? Knirscht es beim Drehen? Ist die Bewegung eingeschränkt oder gar blockiert?

Erst wenn Sie sich darüber im Klaren sind, drehen Sie langsam zur Ausgangsstelllung zurück.

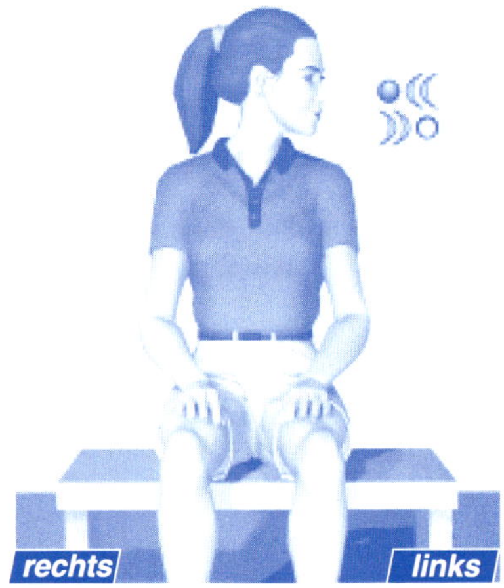

Halten Sie in der Ausgangsstellung einen Moment ein und wiederholen Sie nun das Gleiche, indem Sie den Kopf wie beschrieben zur linken Schulter hin drehen, dort einen Moment einhalten, bis Sie sich über Ihre Empfindung im Klaren sind, und dann wieder zur Ausgangsstellung zurückkehren.

Vergleichen Sie die Empfindung bei dieser Bewegung mit jener in der Gegenrichtung.

Wenn Sie nun den Vergleich zwischen den Empfindungen in den beiden Richtungen anstellen, können sich folgende Möglichkeiten ergeben:

1. Die Bewegung zur einen Seite ist deutlich eingeschränkt, zur anderen Seite ist sie frei.
2. Die Bewegung in die eine Richtung ist eingeschränkt, unangenehm oder schmerzhaft, in der anderen Richtung treten keine Symptome auf.

3. Die Bewegung in beide Richtungen ist unangenehm oder schmerzt, aber in die eine Richtung deutlich mehr als in die andere.

4. Die Bewegung in beide Richtungen ist eingeschränkt, aber in die eine Richtung deutlich mehr als in die andere.

5. Die Bewegung in beide Richtungen ist eingeschränkt, aber in die eine Richtung treten noch zusätzlich Schmerzen auf.

6. Die Bewegung in die eine Richtung ist unangenehm oder schmerzhaft, aber in die andere Richtung ist sie blockiert.

7. Die Bewegung in beide Richtungen ist gleichermaßen unangenehm bzw. schmerzhaft.

8. Die Bewegung in beide Richtungen ist gleichermaßen eingeschränkt.

9. Die Bewegung in beide Richtungen ist gleichermaßen frei und schmerzlos.

10. Sie können keine klaren Unterschiede definieren.

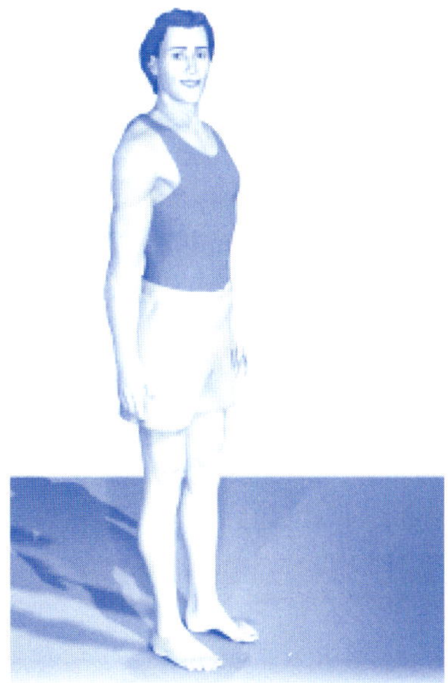

Bei den Punkten 1–5 liegt der Fall klar: Die Bewegung in die eine Richtung ist deutlich stärker betroffen als in die andere; wir nennen dies die *symptomauslösende Bewegungsrichtung.*

Bei Punkt 6 nimmt das Symptom „Schmerz“ und „unangenehmes Gefühl“ einen höheren Rang ein als das Symptom „Bewegungseinschränkung“; somit wird die unangenehme oder schmerzende Bewegung als die *symptomauslösende Bewegungsrichtung* bestimmt.

Die Situation bei den Punkten 7–9 kann auftreten, ist aber ziemlich selten, schon wegen der einseitigen Körperbelastung (siehe Seite 10). Bitte sind Sie uns nicht böse, wenn wir zunächst daran zweifeln, dass Sie richtig getestet haben. Wiederholen Sie den Test, diesmal noch langsamer und aufmerksamer. Wenn wirklich keine Unterschiede bestehen oder wenn Sie, wie in Punkt 10, keine genauen Unterschiede feststellen können, dann haben Sie verschiedene Verfahrensmöglichkeiten:

a) Wenn Ihre Symptome es zulassen, dann wählen Sie die allgemeine Anwendungsvariante der Selbstbehandlung, in diesem Fall des SCHWAN (siehe Seite 61), oder

b) Sie wiederholen den Test für den gleichen Körperbereich auf den anderen beiden Bewegungsebenen, in diesem Fall für die Halswirbelsäule auf der Sagittal- und auf der Frontalebene, und wählen eine Selbstbehandlung entsprechend Ihrem Testergebnis aus.

c) Sie führen die Selbstbehandlung erst einmal in der Stellung aus, die Ihnen in Anlehnung an den Test einfach am angenehmsten ist.

Bei der Beschreibung jeder Selbstbehandlung in diesem Buch geht jeweils der dazu passende Test voraus. Dieser Test sollte aber auch im Anschluss an eine Selbstbehandlung gemacht werden, damit Sie Klarheit darüber erlangen, ob die Selbstbehandlung eine Wirkung hatte oder nicht. Achten Sie dabei auch auf die kleinsten Veränderungen; vielleicht haben Sie immer noch Schmerzen, aber etwas weniger stark; vielleicht sind Sie immer noch eingeschränkt, aber die Qualität der Bewegung ist besser, d.h. flüssiger; vielleicht hat die Bewegungsspanne nicht viel, aber ein wenig zugenommen; oder vielleicht fühlen Sie sich insgesamt lockerer und entspannter. Jede kleinste Veränderung ist ein wertvolles Anzeichen dafür, dass Ihr Körper auf die Selbstbehandlungen anspricht oder dass Sie die richtige Selbstbehandlung ausgewählt haben oder aber dass Sie eine andere Selbstbehandlung wählen sollten. Der Test nach der Selbstbehandlung ist daher ein genauso wichtiger Bestandteil des Ganzen wie der Test vor deren Beginn.

Bewegen Sie sich beim Nachtest von der neutralen Ausgangsstellung zuerst in die Richtung, in der Sie die Selbstbehandlung ausgeführt haben, und dann in die Richtung, in der Sie vorher Symptome verspürt haben, und vergleichen Sie dieses Testergebnis mit dem Ergebnis des Vortests.

Bei Rheumapatienten kann es manchmal vorkommen, dass beim Nachtesten wieder Schmerzen auftreten. In diesem Fall verzichten Sie auf den Nachtest.

Von der Selbstuntersuchung zur Selbstbehandlung: das Prinzip der Gegenrichtung

Kommt Dir ein Schmerz, so halte still und frag ihn, was er von Dir will.

Emanuel Geibel

Was will der Schmerz von uns? Nach dem Zilgrei-Prinzip sagt er uns ganz genau und unmissverständlich, nicht nur *dass* etwas in unserem Körper nicht im Lot ist, sondern auch *was* nicht stimmt. Der Zilgrei-Test, wie wir gesehen haben, macht eine klare Aussage darüber, welche Bewegung Symptome auslöst, d.h. in der Zilgrei-Sprache, welches die symptomauslösende Bewegungsrichtung ist. Das Symptom bzw. der Schmerz verlangt nun eine ebenso klare Antwort auf die Aussage des Tests. Die Antwort ist die Selbstbehandlung nach dem Prinzip der Gegenrichtung.

Das Beispiel vieler unserer Kursteilnehmer verdeutlicht dieses Prinzip wohl am besten. „Sie glauben gar nicht, was ich mit meiner Schulter schon gelitten habe", hören wir immer wieder. „Ich brachte den Arm einfach nicht hoch wegen der Schmerzen, aber jeden Tag musste ich in der Rehaklinik und unter unsäglichen Schmerzen, bis mir die Tränen herunterliefen, den Arm trainieren. Ich musste ihn immer wieder anheben, um in höher zu kriegen, aber im Endeffekt hat es nichts gebracht."

Warum, muss man sich fragen, hat diese Vorgehensweise nichts gebracht? Für uns ist der Fall klar: Auf die Aussage der Schulterbewegung, die mit Schmerzen verbunden war, wurde falsch geantwortet. Der Körper sagt, „das kann ich nicht", der Verstand antwortet, „das musst du aber!" Beim Zilgrei-Test sagt uns der Körper auch, was er kann und was nicht, aber die Zilgrei-Antwort darauf ist eine ganz andere als bei herkömmlichen Methoden.

Bei Zilgrei setzen wir zur Heilung die Fähigkeiten ein, die der Körper hat, nicht jene, die er momentan eindeutig nicht besitzt.

Mit anderen Worten, wenn die Bewegung in die eine Richtung nicht geht, dann nutzen wir die Gegenrichtung. Hinter diesem einfachen Prinzip verbergen sich neuro-physiologische Abläufe, die, wenn nach den Zilgrei-Prinzipien eingesetzt, zu erstaunlichen Wirkungen führen. Es ginge hier zu weit, die anatomischen und physiologischen Zusammenhänge erläutern zu wollen, aber jedem Menschen wird es einleuchten, dass immer dann, wenn man sich in eine Richtung bewegt, die Schmerzen verschlimmert, eine Abwehrreaktion im Körper stattfindet, die meist zu einer weiteren Verkrampfung und damit zur Steigerung der Schmerzen führt, usw. Ein perfekter Teufelskreis!

Das Zilgrei-Prinzip der Gegenrichtung besagt: *Wenn die Bewegung eines Körperteils auf einer Bewegungsebene in der einen Richtung eingeschränkt ist oder Unbehagen oder gar Schmerzen verursacht, dann nutzen wir zur Therapie die genau entgegengesetzte Richtung bzw. Stellung.*

Vielleicht haben Sie selbst schon die Erfahrung gemacht, dass Sie bei Schmerzen eine Schonhaltung eingenommen haben. Unbewusst, Ihrer Körperintelligenz folgend, haben Sie eine Stellung eingenommen, die Entlastung und Schmerzlinderung gebracht hat. Die Problematik ist nur, dass Schonhaltung allein noch nicht Therapie ist – im Gegenteil, auf Dauer kann sie sogar zu noch größeren Schmerzen und Schäden führen. Damit eine Bewegung oder Stellung nach dem Zilgrei-Prinzip zur Selbstbehandlung wird, die zu Heilung führt, brauchen wir

- gezielte Bewegung bzw. Stellung, die wir durch die Selbstuntersuchung unter Nutzung der Basisbewegungsebenen erreichen,
- die Bestimmung der symptomauslösenden Bewegungsrichtung,
- die Nutzung der Gegenrichtung zur symptomauslösenden Richtung, die wir Zilgrei-Richtung nennen,
- die heilende Kraft der dynamogenen Atmung (siehe Seite 44 f.).

Sie mögen nun fragen: „Warum soll ich nicht gleich von vornherein die am wenigsten schmerzhafte Bewegung oder Stellung einnehmen, warum muss ich zuerst die schmerzhafteste herausfinden?" Die Antwort ist frappierend logisch, wie eigentlich alles bei Zilgrei: Es wird auf der Bewegungsebene, die getestet wird, mehrere Stellungen geben, die weniger oder überhaupt nicht schmerzhaft sind, aber nur eine **Bewegungsrichtung**, die Symptome hervorruft. Diese gibt uns den genauesten Hinweis, in welcher Gegenrichtung die Selbstbehandlung einzusetzen ist.

Das Prinzip der Gegenrichtung ist das Prinzip dessen, was möglich ist, dessen, was gut tut, dessen, was heilt.

Manchmal wird die Zilgrei-Richtung von Lehrenden oder Lernenden gleichsam als „Schokoladenseite" bezeichnet. Schokolade schmeckt gut, also wird darunter die „gute Seite" verstanden. Wenn Ihnen diese Bezeichnung hilft, sich an das Prinzip der Gegenrichtung zu erinnern und damit die Zilgrei-Selbstbehandlungen korrekt auszuführen, benutzen Sie sie ruhig. Aber vielleicht, wenn Sie genauer über das Prinzip der Gegenrichtung nachdenken, werden Sie darin eine einfache, aber tiefe Wahrheit entdecken, die Sie sich in Ihrem täglichen Leben auch bei der Lösung von Problemen zunutze machen können. Wir sprechen in diesem Buch unter anderem über Schmerzursachen, wozu natürlich auch Konfliktsituationen in unserem Leben gehören – in den zwischenmenschlichen Beziehungen, in der Partnerschaft, mit den Kindern, am Arbeitsplatz, usw.

Häufig sind wir in unseren Problemen festgefahren, wir sehen keinen Ausweg, wir sind fixiert auf unsere symptomauslösende Stellung. Versuchen Sie auch in solchen Situationen einfach einmal das Zilgrei-Prinzip der Gegenrichtung anzuwenden; fragen Sie sich: „Was wäre zu dieser oder jener Situation die Gegenseite?" oder „Was müsste jetzt passieren, damit es mir besser ginge?"

Stellen Sie sich dabei aber vor, was *Ihre* Gegenseite ist, d.h., was *Sie* tun könnten, damit die Situation besser oder anders wird. Sie können nur durch Ihr eigenes Handeln etwas verändern, nicht durch die Erwartung, dass jemand anders handeln würde. Diese Art des Vorgehens bedingt jedoch, dass Sie sich genau wie beim physischen Zilgrei-Test erst einmal Klarheit über Ihren Ist-Zustand, über Ihre psychische Verfassung und über Ihr Umfeld verschaffen. Je besser und klarer Sie dabei Ihre „symptomauslösende" Situation definieren, desto leichter wird es Ihnen fallen, die Gegenseite dazu zu finden.

Das Prinzip der Gegenseite ist auf eine Art der manifestierte Glaube an die Möglichkeiten des Gelingens. Schon vielen Menschen konnte durch diese einfache Art des Einsatzes der Gegenrichtung zu neuen, ungeahnten Möglichkeiten der Konfliktlösung verholfen werden.

Aber kommen wir zurück zu unserer Körperlichkeit. Zur Verdeutlichung des Prinzips der Gegenrichtung im Bewegungsbereich ist in den folgenden Abbildungen jeweils die gesamte Bewegungsspanne der Halswirbelsäule abgebildet. Es ist dies nur ein Beispiel, das aber bei allen Gelenken des Körpers Anwendung findet. Achten Sie darauf, dass die Bewegungsspanne eine Mitte, d.h. die neutrale Ausgangsstellung, hat und zwei Bewegungsabschnitte, d.h. die symptomauslösende Richtung und die Zilgrei-Richtung.

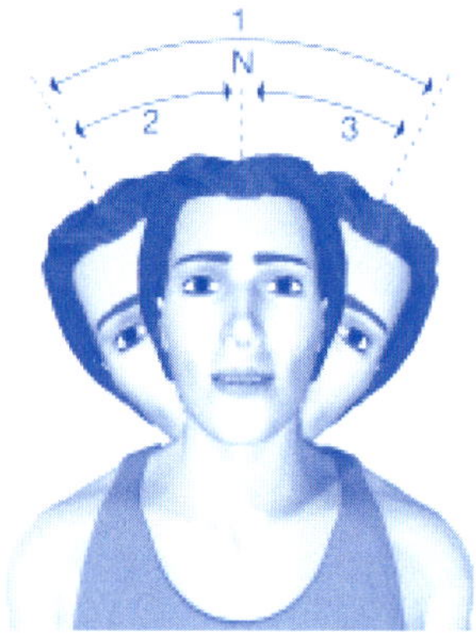

Bewegungsspanne der Halswirbelsäule auf der Frontalebene

Die Zilgrei-Richtung bzw. Zilgrei-Stellung ist immer jene, in der die Selbstbehandlungen ausgeführt werden.

N = neutrale Ausgangsstellung

1 = die gesamte Bewegungsspanne auf der Bewegungsebene

2 = die eine Bewegungsrichtung

3 = die andere Bewegungsrichtung

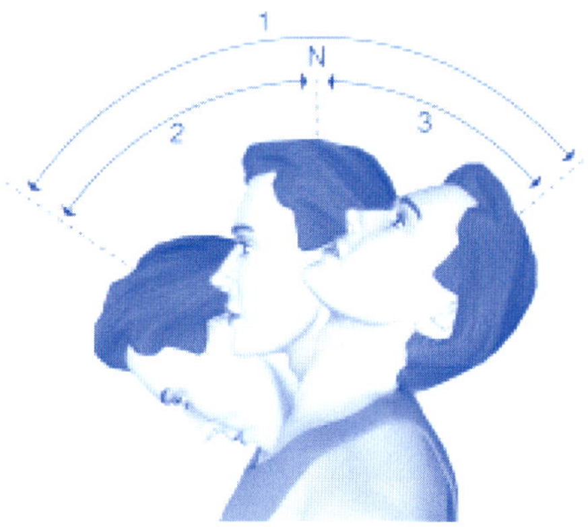

Bewegungsspanne der Halswirbelsäule auf der Sagittalebene

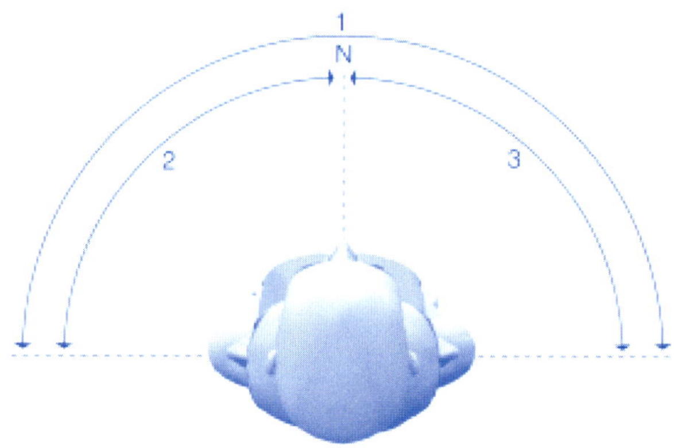

Bewegungsspanne der Halswirbelsäule auf der Horizontalebene

Nun wissen Sie alles, was Sie brauchen, damit Sie sich präzise bewegen können, sich testen und das Testergebnis korrekt in die Selbstbehandlung umsetzen können. Damit jedoch Ausgleich und Normalisierung stattfinden können, brauchen wir die Heilkraft der Atmung, genauer gesagt, der Zilgreidynamogenen Atmung.

Die Atmung

Das Universum des Atems reicht so tief an die Nahtstelle von Leib, Seele und Geist, dass man nicht ehrfürchtig genug damit umgehen kann.

Werner Zintl

In der Tat hat in den Sprachen der meisten Völker das Wort für Atmen engste Beziehung zu oder gar den gleichen Wortstamm wie das Wort Geist. So ist z.B. das deutsche Wort Atmen von dem Sanskrit-Wort „Atman", der Bezeichnung für Geist, abgeleitet. Das Wort „Respirare" für Atmen in den Sprachen lateinischen Ursprungs und „Respiration" im Englischen haben ihre Wurzel in dem lateinischen Wort „Spirito", also Geist. Andererseits ist das Atmen die wichtigste physische Funktion schlechthin, die an erster Stelle, vor dem Trinken, Essen und Ausscheiden, das körperliche Überleben garantiert. Man könnte daher sagen, das Atmen sei die Brücke zwischen Körper, Geist und Seele.

In der Zilgrei-Methode wird die Atmung, wie auch andere natürliche Vorgänge, als konkretes Kraft erzeugendes, regulierendes, ausgleichendes Werkzeug genutzt, um Normalisierung und Heilung auf der körperlichen Ebene zu bewirken. Dass sich diese Wirkung gleichzeitig auch auf subtileren Ebenen unseres Seins abspielt, ist die logische Konsequenz der Natur der Atmung selbst. Wenn Sie mehr über die Wirkungsweise des Atmens, seine Tragweite und Möglichkeiten und über seine tiefste Bedeutung erfahren möchten, gönnen Sie sich das Buch „Atem-Ich" von Klaus Neubeck. Auf einer faszinierenden Lesereise lernen Sie unerforschtes Fremdland kennen, das aber integrierender Bestandteil Ihres eigenen Selbst ist.

Es gibt Therapieformen, die einzig mit der Atmung heilen. Dr. Johannes Ludwig Schmitt (in Freundes- und Fachkreisen „der Atem-Schmitt" genannt) hat sein Lebenswerk in seinem Buch „Atemheilkunst" dargelegt. Er beginnt die Einführung zu seinem Buch mit dem Satz „Atmung ist Selbstverständlichkeit", und im nächsten Kapitel zitiert er sogleich Goethe, der sagte: „Zwar ist es leicht, doch ist das Leichte schwer."

An diesem Punkt möchten wir ansetzen, in dem Bestreben, das Leichte zumindest leicht erscheinen zu lassen. Gerade weil Atmung als Selbstverständlichkeit betrachtet wird, lernen wir im schulischen Biologieunterricht nicht mehr als ein paar Ausführungen über Anatomie und Funktion des Atmungsapparates. Dabei wäre die Schule der geeignetste Ort, durch tägliche, in jede Unterrichtsstunde einfließende kurze Übungen von drei oder vier Minuten, den Schülern korrektes Atmen und korrekte Körperhaltung zu lehren. Der bessere mentale und physische Zustand, nicht nur der Schüler, sondern auch der Lehrer, das leichtere Lernen, die gesteigerte Konzentrationsfähigkeit und die harmonischere soziale Interaktion sind nur einige der positiven Erfahrungen und Wirkungen, die sich dadurch einstellen würden. Die Schule soll helfen, auf das Leben vorzubereiten, hoffentlich auf ein gesundes, harmonisches Leben. Wie können da der gesunde Atem und die gesunde Haltung fehlen? Wir haben Programme für Schulen entwickelt, die wir auf Anfrage gern zur Verfügung stellen.

Warum muss man aber Atmung erlernen, wenn sie eine naturgegebene Selbstverständlichkeit ist? Weil sie unter unseren vegetativ, d.h. unbewusst gesteuerten Funktionen eine Sonderstellung einnimmt: Sie ist nämlich nur teils unbewusst, aber teils steuerbar bewusst. Zwar sorgt das Atemzentrum im Gehirn dafür, dass mechanische Abläufe in Gang gesetzt werden, wenn der Organismus Sauerstoffzufuhr benötigt, aber man kann diesen Sauerstoff auf sehr unterschiedliche Weise aufnehmen, je nachdem, in welchem körperlichen oder seelischen Zustand man sich befindet oder welche Tätigkeit man gerade ausübt. Man kann beispielsweise langsam, tief, fließend, oberflächlich, schnell, abrupt, kurz, lang, hektisch, ruhig, mit der Brust oder dem Bauch, physiologisch richtig oder falsch atmen.

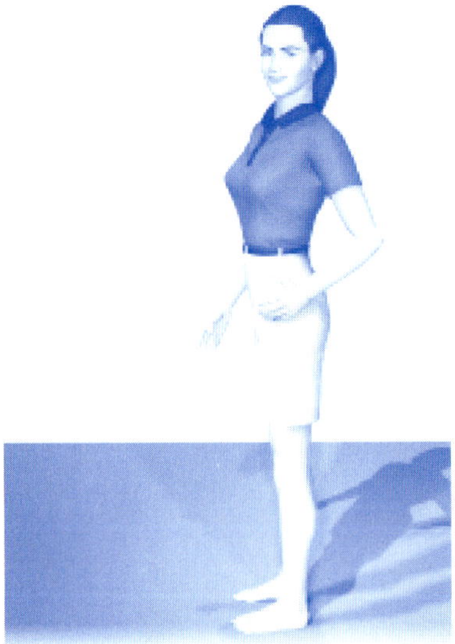

Der Zustand, der unseren Alltag wohl am stärksten prägt, ist „Stress". Viel von diesem Stress könnten wir abbauen, wenn wir uns nicht ständig unter Leistungsdruck setzen oder setzen lassen würden. Jedenfalls beeinflusst Stress in erheblichem Ausmaß unsere bewussten, aber noch mehr unsere unbewussten Körperfunktionen. So kommt es bei vielen Menschen zu Sodbrennen und Verdauungsstörungen, Kopfschmerzen und Herzrhythmusstörungen, Nervosität, Müdigkeit und Abschlaffung, Kurzatmigkeit oder Atemnot, kurz, zu den so genannten psychosomatischen Erscheinungen bzw. Erkrankungen. Die Atmung spielt dabei eine erhebliche Rolle, denn durch Stresseinflüsse werden meist Atmungsweise und Atmungsrhythmus gestört. Diese Störungen äußern sich auf die verschiedensten Arten: Manche Menschen tendieren dazu, häufig zu seufzen, wobei sie zu viel Luft einatmen; andere wiederum atmen zu flach und nur mit der Brust; wieder andere haben das Gefühl, sie bekommen nicht genug Luft, und gähnen ständig. Wenn Sie öfter über Druck im Kopf, Beklemmung, Schwindelgefühl, diffuse, unerklärliche Schmerzen im Körper oder über die vorgenannten Symptome klagen, achten Sie auf Ihre Atmung. Möglicherweise befinden Sie sich in einem ständigen leichten Zustand der Hyperventilation.

Was ein harmonisches Zusammenspiel verschiedener atembedinger Abläufe im Körper sein sollte, gerät aus den Fugen: Der Säure-Basen-Haushalt wird beeinträchtigt, der optimale Gasaustausch zwischen Sauerstoff und Kohlendioxid wird behindert, man wird müde und schlaff, weil zu wenig Sauerstoff die Zellen erreicht, der Stoffwechsel funktioniert nicht mehr gut, mit der Verdauung hapert's, Seh- und Hörschwächen treten auf – um nur einige wenige negative Auswirkungen einer stressgeprägten, unphysiologischen Atmung zu nennen.

Wir wollen Ihnen nun die physiologisch korrekte Atmung schildern, die Sie ja sicher anstreben und die die Grundlage für die so genannte Zilgrei-dynamogene Atmung bildet. Übrigens hat das Wort „dynamogen" seine Wurzel im Griechischen: „Dynamis" heißt Kraft und „gen" kommt von „gennan" oder generieren, also erzeugen, und bedeutet so viel wie durch Atmung Kraft erzeugen.

Wer sich mit Luft ernährt, leuchtet wie ein Gott und lebt lange.

Konfuzius

Die Vorstellung der meisten Menschen, wenn man von Atmung spricht, konzentriert sich auf den Brustkorb und auf die Lunge. Dass aber bei der Atmung der Gesamtorganismus einbezogen ist, dass jede einzelne Zelle direkt oder indirekt am Atmungsvorgang beteiligt ist, ja dass der ganze Körper, wir als Ganzheit atmen, ist den wenigsten Menschen bewusst.

Nehmen wir zuerst die EINATMUNG: Dabei strömt Luft durch die Nase ein, der Bauch wölbt sich leicht nach vorn – dadurch können die Bauchorgane ausweichen, um dem Zwerchfell, das sich zusammenzieht und nach unten drängt, Platz zu machen. Gleichzeitig ziehen sich die kleinen Muskeln zwischen den Rippen zusammen und heben den Brustkorb, damit für die Lungenflügel mehr Ausdehnungsraum geschaffen wird.

Während des AUSATMENS geschieht genau das Gegenteil: Die Zwischenrippenmuskeln entspannen sich, die Rippen senken sich, verkleinern den Brustraum dadurch, dass die Bauchdecke leicht eingezogen wird, die Bauchmuskulatur drängt die Bauchorgane nach innen, das Zwerchfell entspannt sich, sodass seine Kuppe wieder nach oben steigt und verbrauchte Luft aus der Lunge ausgestoßen wird.

Eine gute Atmung, d.h. eine Atmung, die für den optimalen Gasaustausch sorgt, erreicht man nur, wenn diese Abläufe harmonisch vonstatten gehen. Ganz einfach ausgedrückt heißt das:

EINATMEN: Bauch raus – Brustkorb hebt sich – Zwerchfell senkt sich.

AUSATMEN: Bauch rein – Brustkorb senkt sich – Zwerchfell hebt sich.

Die folgende schematische Darstellung zeigt die soeben beschriebenen Bewegungen unseres wichtigsten Atmungsmuskels, des Zwerchfells. Es gleicht einer Kuppel, die den Brust- und Bauchraum voneinander trennt.

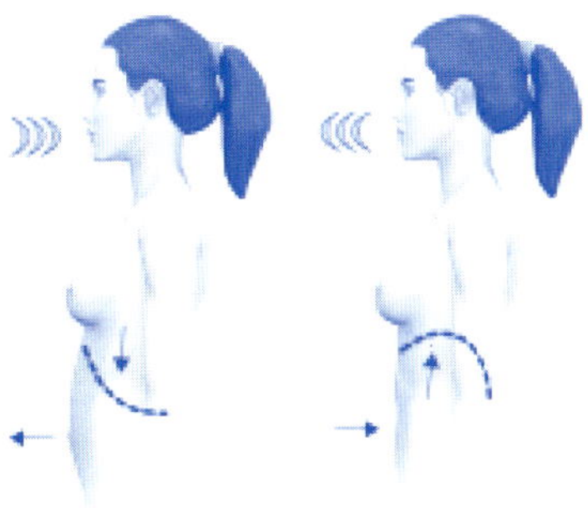

Einatmen: Bauch raus
Ausatmen: Bauch rein

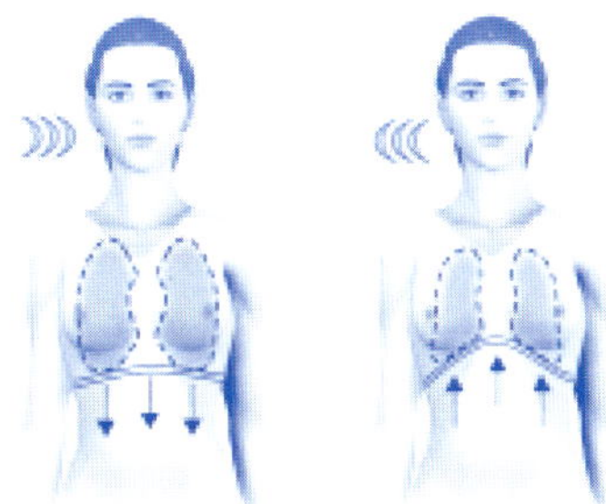

Einatmen: Zwerchfell senkt sich
Ausatmen: Zwerchfell hebt sich

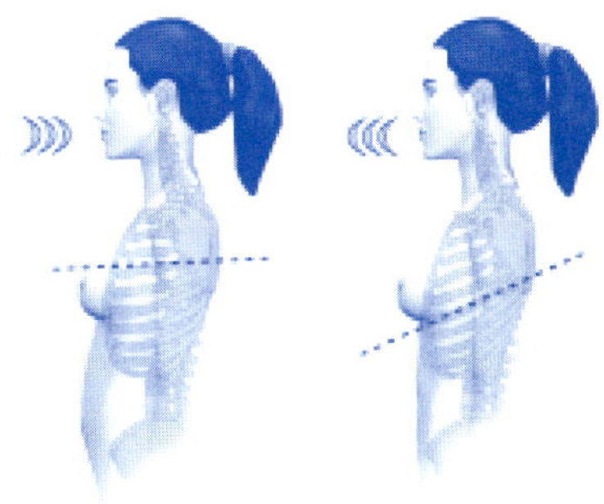

Einatmen: Rippen heben sich
Ausatmen: Rippen senken sich

Das alte System von Brust raus – Bauch rein beim Einatmen ist gänzlich unphysiologisch, denn wenn beim Einatmen der Bauch eingezogen wird, drängen die Bauchmuskeln die Bauchorgane nach innen und verhindern dadurch die optimale Ausdehnung des Zwerchfells nach unten. Dadurch wird das Brustraumvolumen, das ja bei der Einatmung so groß wie möglich sein soll, aber verringert.

Zu den soeben beschriebenen Abläufen – vorausgesetzt, die Atemkoordination ist wie geschildert – gesellen sich aber noch weitere so genannte atmungsbedingte Vorgänge und Bewegungen, die für die Zilgrei-Selbstbehandlungen von großer Bedeutung sind. Sie erklären nämlich, warum wir die Atemphasen auf die für Zilgrei so spezifische Art und Weise mit den Bewegungen verknüpfen. Bei jedem Atemzug macht die Wirbelsäule, die ja aus einer Reihe von beweglichen Wirbeln zusammengesetzt ist, eine ziehharmonikaähnliche Bewegung. Sie verändert dabei leicht ihre natürlichen Krümmungen, und gleichzeitig kippen Kopf und Becken in entgegengesetzte Richtung. Genauer gesagt, nehmen die Krümmungen bei der Einatmung leicht zu und flachen bei der Ausatmung leicht ab. Das können Sie in den nebenstehenden, zwecks der Anschaulichkeit stark übertriebenen Zeichnungen gut erkennen.

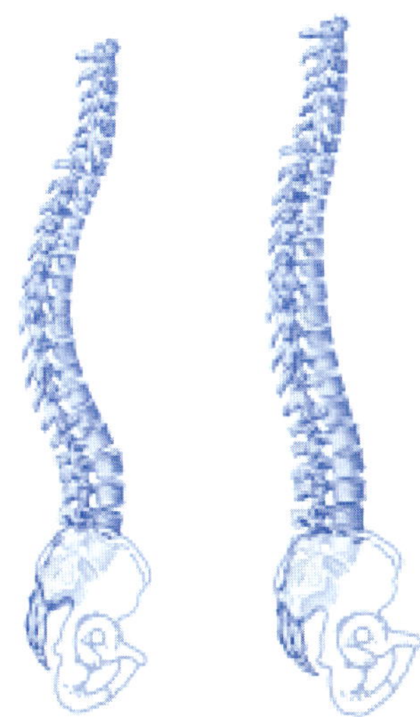

Beim Einatmen nehmen die natürlichen Krümmungen zu

Beim Ausatmen streckt sich die Wirbelsäule leicht

Wenn wir nun davon ausgehen, dass wir im Durchschnitt 18 Atemzüge bei 72 Pulsschlägen in der Minute machen, ergibt dies in 24 Stunden 25 920 Atemzüge! Im gleichen Ausmaß hebt und senkt sich der Brustkorb, zieht sich das Zwerchfell zusammen und erschlafft, nehmen die physiologischen

Krümmungen der Wirbelsäule zu und ab, werden Muskeln angespannt und entspannt, usw.

Die Berücksichtigung dieses Ablaufs hat die Entwicklung der Zilgrei-Methode maßgeblich geprägt und ist in der Tat einer ihrer Grundpfeiler. Die Art, wie wir die Atmung mit Körperbewegung und -stellung koordinieren, und die erstaunliche Wirkung, die wir dadurch erzielen, ist der beste Beweis für die Richtigkeit der der Methode zugrunde liegenden Überlegungen.

Es handelt sich bei dem soeben beschriebenen atembedingten Phänomen um Bewegungen, die in ihrem Ausmaß sehr klein sind. Aber ausschlaggebend ist, dass sie stattfinden, nicht nur, weil sie für die Beweglichkeit der Wirbelsäule und der mit ihr verbundenen Gelenke sorgen, sondern auch, weil man diesen Vorgang bewusst und gezielt potenzieren kann, um eine Heilwirkung zu erzielen. Das ist das, was wir mit der so genannten Zilgrei-dynamogenen Atmung erreichen.

Die Zilgrei-dynamogene Atmung

Keine Musik ohne Pausen, kein Tun ohne Ruh'n, kein Leben ohne Rhythmus, kein Rhythmus ohne Pausen.

Pausen sind Akzente, lebenswichtige Zeiträume, in denen Dinge scheinbar von selbst geschehen können. Musik ohne Pausen wäre ein peinigender Dauerton, Aktivität ohne Unterbrechung führt zu Zerstörung.

Kräfte, die nicht unserer direkten Steuerung unterliegen, können am besten in Pausen ihre Wirkung entfalten; sie können sich nur in Pausen sammeln. Der Organismus kann sich so in Pausen regenerieren und Kraft für die anschließende Aktivität schöpfen. Ein schönes Beispiel dafür sind die Pausen zwischen den Wehen bei der Geburt. In den Wehenpausen sammeln sich die Kräfte, um mit der nächsten Wehe das Kind ein Stück näher zum Eintritt in die Welt zu bringen.

Die Pause ist der Zeitraum, in dem unsichtbare Mächte wirken.

Jorun

Pausen sind eines der natürlichen Phänomene, die bei der Zilgrei-Atmung ganz bewusst eingesetzt und für die Selbstheilung genutzt werden.

Heilung findet in der Ruhe statt, deshalb verordnet der Arzt dem Patienten die Bettruhe. Ruhe ist die Zeitspanne zwischen der einen Aktivität und der nächsten. Nur, wird der Mensch des dritten Jahrtausends krank, gönnt er sich nicht Ruhe, sondern nimmt eine Pille, damit die Symptome möglichst schnell wieder verschwinden und er sofort wieder einsatzfähig ist. Oftmals wird über die heutige Schulmedizin geklagt, aber dass sich Patienten durch ihre Einstellung selbst in die Situation begeben haben, die sie heute so lautstark kritisieren, geben sie nur ungern zu. In einem Zilgrei-Ausbildungskurs für Ärzte, den wir vor über fünfzehn Jahren in Deutschland abgehalten hatten, wurde unter anderem das Thema der Erwartungshaltung des Patienten gegenüber dem Arzt intensiv diskutiert. „Wenn ich einem Patienten, der an Halsweh und geschwollenen Mandeln erkrankt ist, Bettruhe, Umschläge und Gurgeln mit Salzwasser verschreibe, geht er aus meiner Praxis und beklagt sich, „der Arzt versteht nichts, er hat mir noch nicht einmal ein Rezept mitgegeben, geschweige denn Antibiotika verschrieben", erzählte einer der Ärzte, und die anderen Kollegen pflichteten ihm mit ähnlichen Erfahrungen lautstark bei. Das Spiel benötigt zwei Parteien! Deshalb auch hier, wie in anderen Lebensbereichen: Wenn wir etwas verändern wollen, müssen wir bei unserer eigenen Haltung ansetzen und nicht immer die Schuld bei anderen suchen.

Aber kommen wir zurück zur Zilgrei-Atmung. Sie unterscheidet sich von der Bauchatmung, wie sie hier beschrieben ist, durch das bewusste Hinzufügen von Atempausen nach jeder Ein- und Ausatmung. Die ideale Länge dieser Pausen, die die beste Wirkung erzielt, beträgt jeweils 5 Sekunden. Deshalb sprechen wir in den Texten zur Anleitung für die Ausübung der Selbstbehandlungen immer von der 5-Sekunden-Pause. Das hört sich für manche schwieriger an, als es ist, aber mit etwas Übung werden Sie es bald gelernt haben. Es ist aber wichtig, dass Sie diese Atmung mit Leichtigkeit zu beherrschen lernen, denn sie ist es, die die Heilkräfte bei den Selbstbehandlungen zur Entfaltung bringt. Wenn es Ihnen aber nicht gleich von Anfang an gelingt, die Pausen über 5 Sekunden lang einzuhalten, beginnen Sie mit 2 oder 3 Sekunden und bauen Sie langsam bis auf 5 Sekunden auf.

Die 5-Sekunden-Atempausen verfolgen aber auch noch andere Ziele: Zum einen beugen sie Schwindelgefühl vor, das sich leicht bei bewusstem tiefem Atmen einstellt, zum anderen wird der durch die jeweilige Atmungsphase eintretende Zustand verlängert, was sich nachweisbar sehr positiv auf die Sauerstoffversorgung im ganzen Körper auswirkt; zum Dritten fördern sie die entspannende Wirkung der Selbstbehandlungen.

Der Rhythmus der dynamogenen Atmung läuft folgendermaßen ab:

1. Durch die Nase einatmen und dabei sanft den Bauch „sich aufblähen lassen". Es geht dabei nicht darum, so viel Luft wie möglich einzuatmen, denn das führt meist zu Verspannung und erschwert das Einhalten der anschließenden Atempause. Vielmehr soll eine normale Menge Luft korrekt aufgenommen werden, d.h., mit dem Bauch einatmen.

2. Halten Sie die Luft 5 Sekunden lang an, während Sie im Kopf 1 Sekunde, 2 Sekunden, 3 Sekunden, 4 Sekunden, 5 Sekunden zählen. Die Luft anhalten bedeutet nicht, sich verspannen und den Kehlkopf verschließen, sondern einfach ein „Nicht-Atmen", ein entspanntes Nichts-Tun, ein sanftes Verweilen in Zeit und Raum, einfach Sein.

3. Durch den offenen Mund fließend ausatmen, nicht zu lang und auf keinen Fall die Luft zwischen den Zähnen herauspressen oder herauszischen; dabei leicht den Bauch einziehen.

4. Wieder entspannt – wie unter 2 beschrieben – mit entleerter Lunge die 5-Sekunden-Pause einhalten.

Diesen Ablauf nennen wir einen „kompletten Zilgrei-Atmungszyklus". Sie werden diese Bezeichnung bei der Erklärung der Selbstbehandlungen öfter finden, deshalb prägen Sie sich diesen Begriff ein, damit Sie wissen, was damit gemeint ist.

Prägen Sie sich auch gleich die hier verwendeten Atemsymbole ein; Sie werden Sie bei der Erklärung aller in diesem Buch enthaltenen Selbstbehandlungen antreffen.

Wenn Ihnen diese Form der Atmung nicht sofort gelingt, weil sie für Sie völlig ungewohnt ist, lassen Sie sich Zeit, bringen Sie sich nicht in Stress, sondern üben Sie konstant und mit Geduld. Zilgrei-Selbstbehandlungen wirken, auch

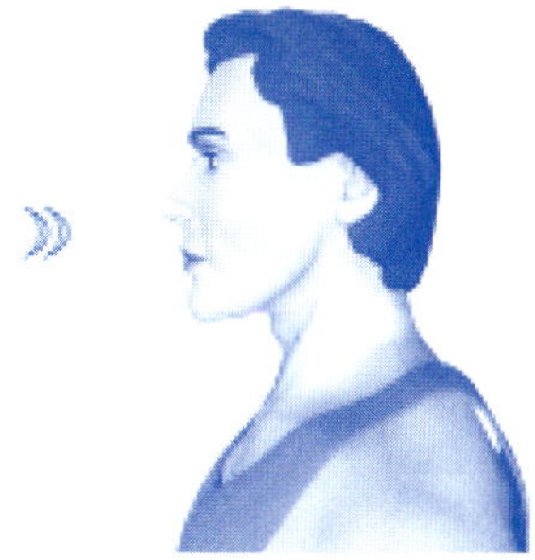

Einatmen

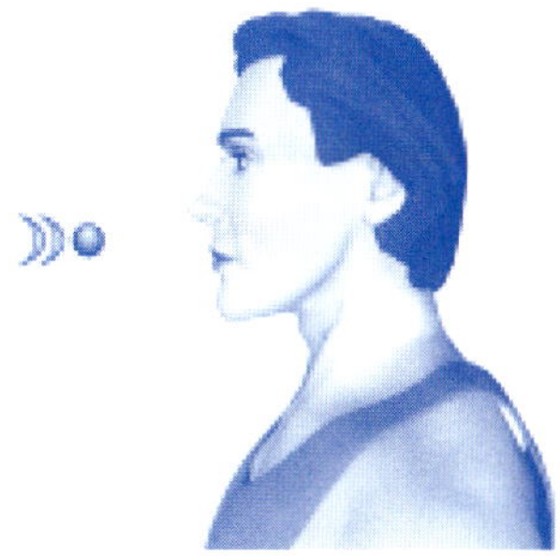

Pause nach dem Einatmen

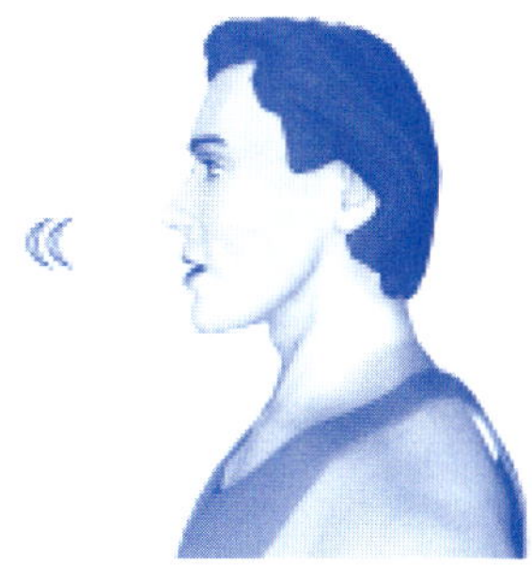

Ausatmen

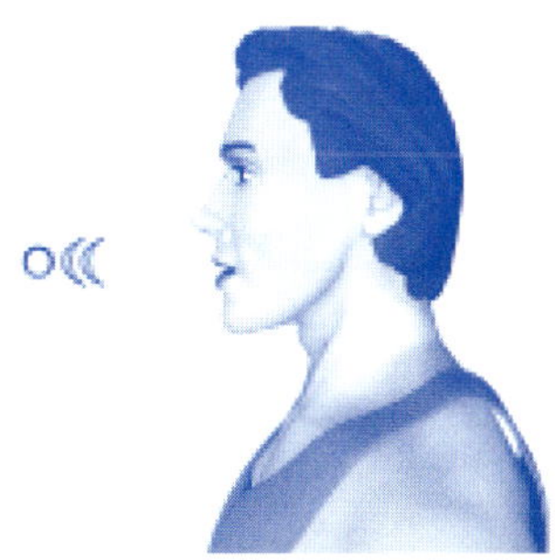

Pause nach dem Ausatmen

wenn die Atmung noch nicht ganz perfekt ist, allerdings nicht in ihrem vollen Ausmaß.

Für die meisten Menschen bedeutet bewusstes Atmen tiefes Atmen, und sie übertreiben deshalb die aufzunehmende Luftmenge, d.h., sie atmen viel zu lang ein und aus. Bitte vermeiden Sie diese Vorstellung. Bei den Zilgrei-Selbstbehandlungen versuchen wir nicht, so viel Luft wie möglich aufzunehmen, sondern eine normale Luftmenge möglichst korrekt koordiniert ein- und auszuatmen. „Normale Luftmenge" bedeutet, dass die Länge und Häufigkeit der Ein- und Ausatmung immer der jeweiligen Tätigkeit, die man gerade ausübt, angepasst ist. Wenn Sie ruhig und entspannt sitzen, liegen oder stehen, brauchen Sie eindeutig weniger Luft, als wenn Sie einen Dauerlauf machen. Atmen Sie deshalb bei den Zilgrei-Anwendungen etwas tiefer als normal, aber keinesfalls übertrieben.

Am einfachsten erlernen Sie die Zilgrei-Atmung im Liegen. Legen Sie sich – wenn es geht und Sie dabei keine Schmerzen haben – auf den Boden, weil Sie dann ein ausgeprägteres Körperempfinden haben. Wenn Sie im weichen Bett liegen, spüren Sie nicht, was alles vor sich geht. Legen Sie ihre Hand auf den Bauch (nicht auf den Magen), und während Sie einatmen, versuchen Sie, mit dem Bauch die Hand sanft wegzudrücken. Atmen Sie aus und drükken Sie nun mit der Hand leicht gegen den Bauch. Wiederholen Sie das so oft, bis Sie ein gutes Gefühl dabei haben und die Bewegungen ganz selbstverständlich werden. Beginnen Sie dann, die Atempausen nach jeder Ein- und Ausatmung hinzuzufügen. Wenn Sie damit Schwierigkeiten haben, machen Sie zuerst die Atempause entweder nach dem Einatmen oder nach dem Ausatmen, je nachdem, was Ihnen angenehmer ist, und wenn Sie diese gut beherrschen, gehen Sie zu beiden Atempausen über.

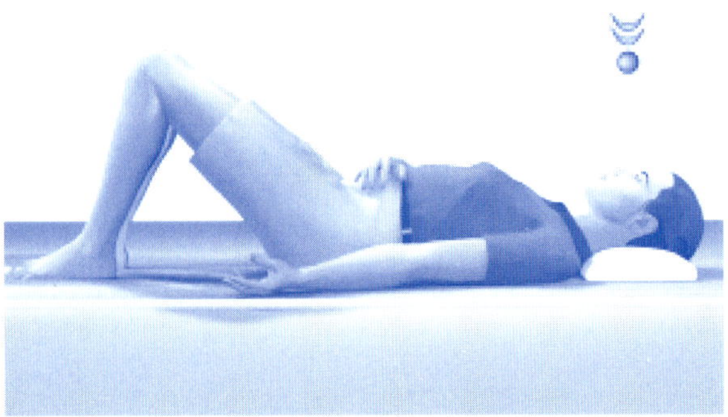

Einatmen: Bauch drückt die Hand weg – 5-Sekunden-Pause

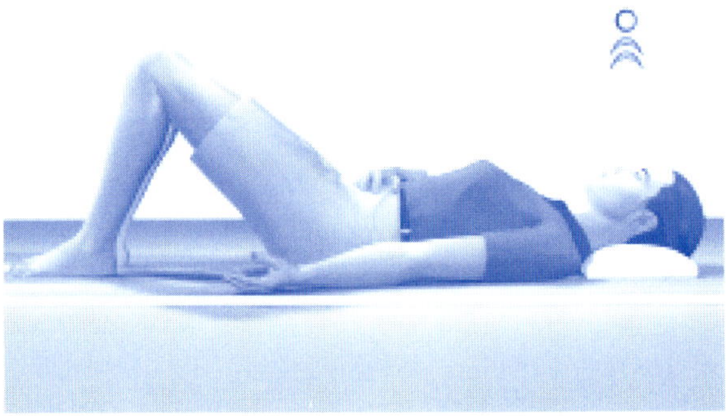

Ausatmen: Hand drückt sanft gegen den Bauch – 5-Sekunden-Pause

Erst wenn Sie sich bei dieser Form der Atmung ganz sicher fühlen, gehen Sie dazu über, sie auch im Sitzen zu üben,

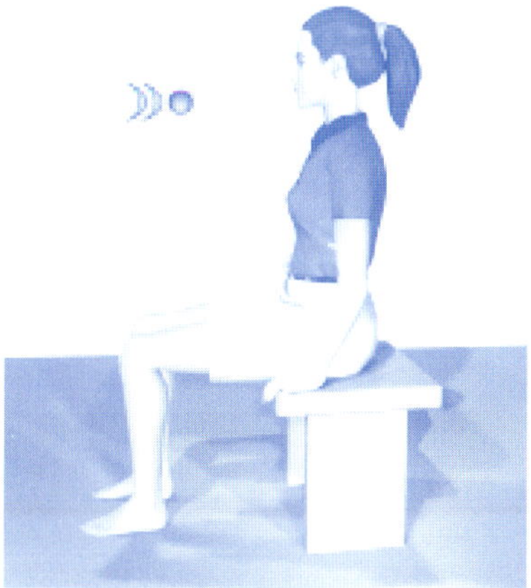

Einatmen – 5-Sekunden-Pause

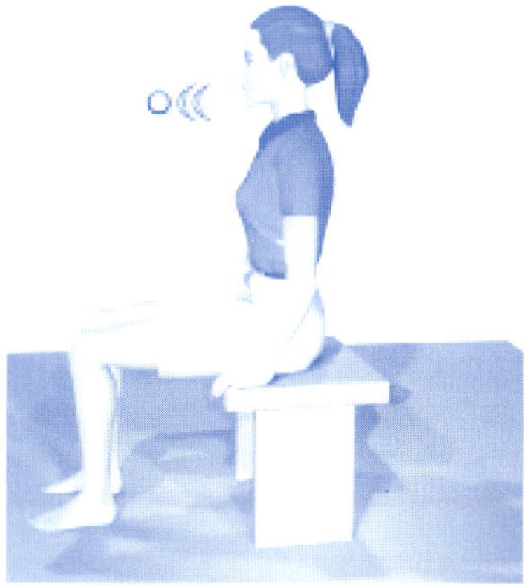

Ausatmen

im Stehen zu üben

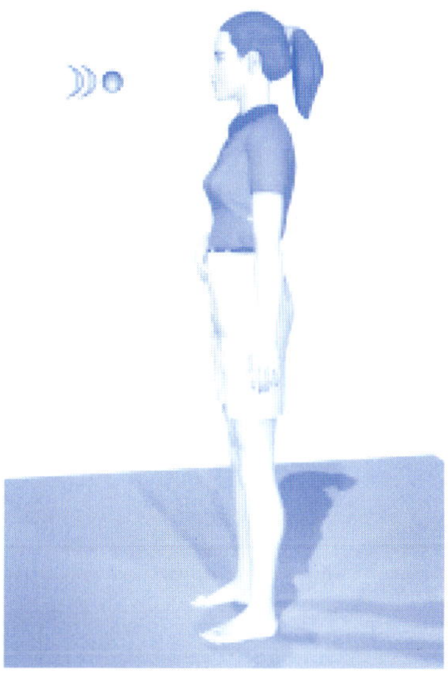

Einatmen – 5-Sekunden-Pause

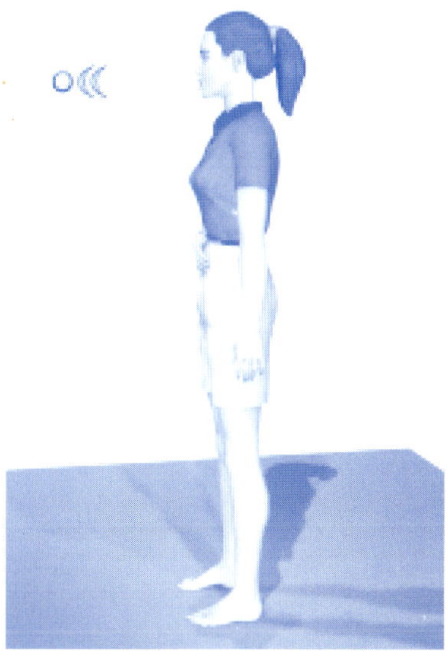

Ausatmen

und im Vierfüßlerstand zu üben.

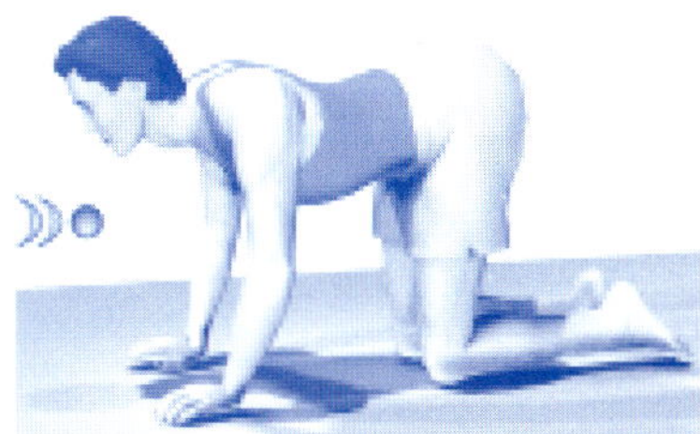

Einatmen – 5-Sekunden-Pause

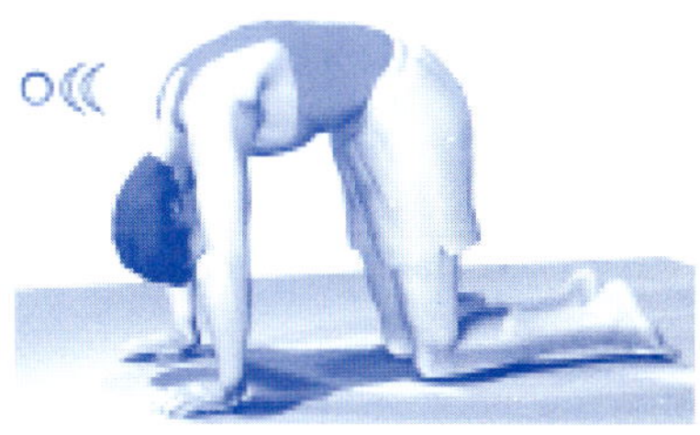

Ausatmen

Denken Sie beim Erlernen der Atmung an die korrekte Liege-, Sitz- und Stehstellung, die wir auf Seite 25 ff. beschrieben haben. Die Körperstellung beeinflusst nämlich in großem Maß den atembedingten Bewegungsablauf im Körper.

Wenn Sie Schwierigkeiten haben, die Bauchbewegungen mit dem Atemfluss korrekt zu koordinieren, d.h. Einatmen – Bauch raus und Ausatmen – Bauch rein, ist es sehr hilfreich, wenn Sie sich wie abgebildet hinlegen, ein Buch auf den Bauch legen und beobachten, was geschieht. Wenn Sie korrekt einatmen, sollte sich das Buch nach oben bewegen und beim Ausatmen nach unten.

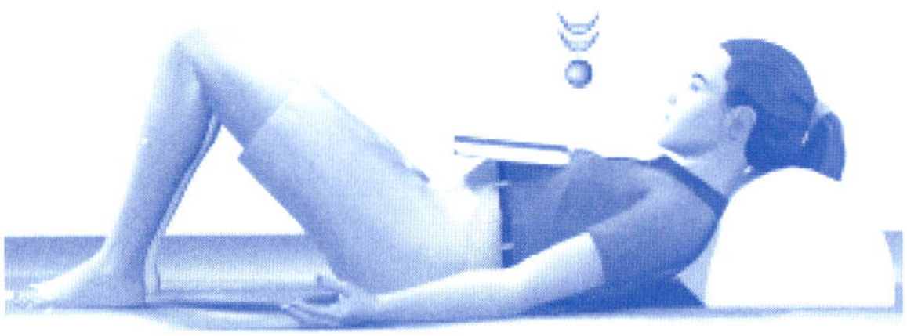

Einatmen: Das Buch bewegt sich nach oben

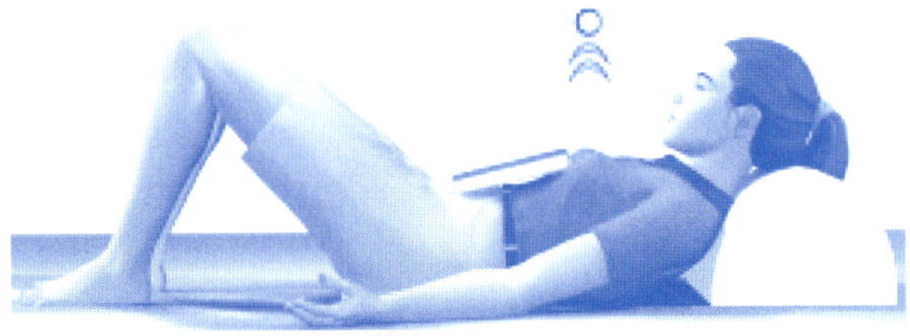

Ausatmen: Das Buch sinkt ab

Jede Zilgrei-Selbstbehandlung erstreckt sich über fünf komplette Atmungszyklen; das dauert ca. eineinhalb Minuten. Zählen Sie jeden Atmungszyklus, indem Sie entweder bei jeder Einatmung oder Ausatmung jeweils einen Finger abbiegen oder abspreizen.

Wenn Ihnen das Atmen schwer fällt

Eigentlich kann man Haltung und Atmung gar nicht voneinander trennen: Korrekte Atmung ist nur bei korrekter Haltung möglich und umgekehrt.

Anstatt an Ihrer Fähigkeit zu zweifeln, das Bauchatmen und die Zilgrei-Atmung zu erlernen, überprüfen Sie, ob Sie von Faktoren belastet sind, die die Atmung negativ beeinflussen können. Wie wir zu Beginn des Kaptitels über Atmung gesehen haben, ist sie der Barometer unserer allgemeinen Befindlichkeit und Lebenssituation. Wo schlechte Haltung, Verspannungen, Schmerzen und Stresssituationen vorhanden sind, ist es nicht verwunderlich, wenn die Atmung beeinträchtigt ist. Psychische Belastungen, Gedanken an unangenehme Dinge, enge Kleidung und gesellschaftliche Zwänge können die Atmung ebenso behindern wie mangelnde Bewegung, Umwelteinflüsse, Rauchen und sonstige schlechte Lebensgewohnheiten.

Wichtig ist, dass Sie auch dann, wenn Ihnen die Bauchatmung und die Zilgrei-Atmung nicht gleich gelingen, trotzdem mutig weiter üben. Sie werden es ganz sicher mit der Zeit beherrschen lernen, und Ihr Körper wird es Ihnen danken durch ein gestärktes Immunsystem, bessere Durchblutung, einen effizienteren Stoffwechsel und durch psychische und physische Entspannung. Eine große Belohnung also für einen relativ kleinen Preis!

Hier noch ein paar Tricks zum besseren Atmen

Zusammenfassend noch einige Empfehlungen in Bezug auf die Atmung, die wir Ihnen mit auf den Weg geben möchten:

- Vermeiden Sie Übertreibung: sowohl bei der Menge an Luftaufnahme und -abgabe als auch bei der Länge der Ein- und Ausatmung. Das führt zu Verspannung, was ja gerade vermieden werden soll.
- Führen Sie bei den Selbstbehandlungen nur 5 Atmungszyklen durch. Mehr bringt nicht mehr, im Gegenteil!

- Machen Sie die Atempausen höchstens 5 Sekunden lang. Bauen Sie langsam auf, bis Ihnen die 5-Sekunden-Pause angenehm ist.
- Wenn Ihre Beschwerden in einer der beiden Atmungsphasen, d.h. während des Ein- oder Ausatmens, zunehmen, lassen Sie die Pause nach dieser Atmungsphase weg und behalten Sie sie nur in der anderen Atmungsphase bei. Verzichten Sie aber nicht gänzlich auf die Atempausen.
- Lassen Sie den Atem sanft fließen; atmen Sie weder schnell noch abrupt.
- Achten Sie während der 5 Atmungszyklen auf die korrekte Körperhaltung.
- Bewegen Sie sich beim Atmen nicht mit dem Körper mit, es sei denn, die Anweisung zu einer Selbstbehandlung verlangt dies ausdrücklich. Bleiben Sie während der gesamten Anwendung ruhig, aufrecht und locker sitzen.
- Atmen Sie bei den mit Bewegung ausgeführten Selbstbehandlungen möglichst synchron mit der Körperbewegung, d.h., passen Sie die Länge der Atemphase der Länge der Bewegung an.
- Je freier Sie den Atem in der Ausatmung loslassen, desto stärker ist die entspannende Wirkung. Um das zu lernen, hilft es, mit locker geöffnetem Mund auf Haaaaaa auszuatmen.
- Sie können die Zilgrei-Atmung so oft anwenden, wie Ihnen genehm ist, aber während der Zilgrei-Selbstbehandlungen machen Sie nur 5 Atmungszyklen.
- Versuchen Sie, Faktoren, die die Atmung behindern, auszuschalten. Insbesondere sollten Sie – auch im Alltag – keine zu enge Kleidung tragen; öffnen Sie Reißverschlüsse und Knöpfe, bevor Sie die Atemübungen machen.

Die Verbindung der Zilgrei-Atmung mit der Entlastungsstellung oder -bewegung

Nun folgt die Koordinierung der Entlastungsstellung bzw. -bewegung, die wir durch die Selbstuntersuchung ermittelt haben, mit der dynamogenen Atmung. Erst diese Verbindung bringt die heilsame Wirkung.

Es gibt viele verschiedene Anwendungsvarianten der Zilgrei-Selbstbehandlungen. Keine davon kann als besser als die anderen bezeichnet werden, denn ausschlaggebend ist, was sich für den jeweiligen Menschen als das Beste und Wirksamste erweist. Die geschilderten Anwendungsformen und die vielen anderen Anwendungsmöglichkeiten, die Zilgrei-LehrerInnen in ihrer Ausbildung gelernt haben, sind therapeutische Möglichkeiten, die je nach Situation und Zustand eingesetzt werden. Damit man weiß, welche für einen selbst die geeignetste Form ist, fängt man bei der einfachsten Variante an. Diese ist die so genannte spezifisch-statische Variante, die unserer Erfahrung nach auch die in den meisten Fällen wirksamste Anwendungsform ist.

Dort wo es möglich und sinnvoll ist, finden Sie bei den Selbstbehandlungen in diesem Buch die Beschreibung folgender Anwendungsvarianten:

- die spezifisch-statische Variante
- die spezifisch-dynamische Variante
- die allgemein-statische Variante
- die allgemein-dynamische Variante

Das ist nicht kompliziert, sondern es hört sich nur so an. Wollen wir also auch hier versuchen, das Einfache einfach zu schildern.

Das Wort „spezifisch“ bedeutet, dass die Zilgrei-Selbstbehandlung nur in der jeweiligen schmerzfreien, d.h. in der Zilgrei-Bewegungsspanne ausgeführt wird. Entsprechend dem vorausgehenden Testergebnis ist dies die Gegenrichtung zur Bewegung, in der Schmerzen, Unbehagen oder Blockierungen auftreten. Die spezifische Anwendungsform wird immer dann gewählt, wenn der Test eine symptomauslösende Bewegungsrichtung angibt.

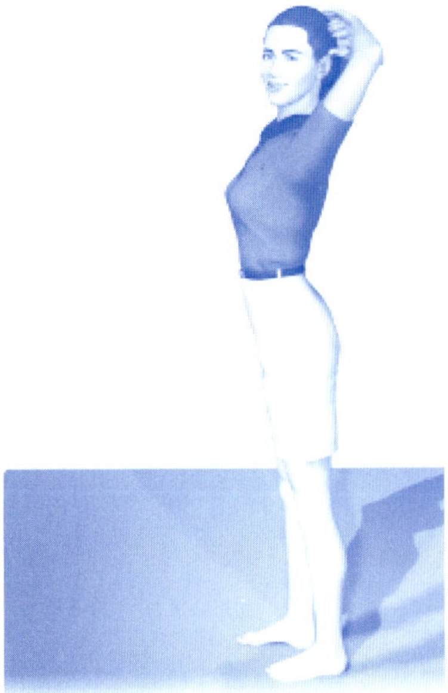

Die Bezeichnung „allgemein“ hingegen bezieht sich immer auf die gesamte Bewegungsspanne. Wenn Sie also zu keinem klaren Testergebnis kommen können oder Sie die Selbstbehandlung zur Prophylaxe anwenden, weil keine Symptome vorhanden sind, dann wählen Sie die allgemeine Variante der Selbstbehandlung. Dabei machen Sie zuerst 5 Atmungszyklen in der einen Richtung und dann 5 Atmungszyklen in der Gegenrichtung.

Die Worte „statisch“ und „dynamisch“ zeigen an, ob die Selbstbehandlung ohne oder mit Bewegung durchgeführt wird. Daraus ergeben sich die vier soeben aufgeführten Kombinationen:

- In der ***spezifisch-statischen*** Variante nehmen Sie die Zilgrei-Stellung ein, verbleiben während der 5 Atmungszyklen mit den entsprechenden Atempausen in dieser Stellung und beenden die Selbstbehandlung, indem Sie mit der sechsten Einatmung in die Ausgangsstellung zurückkehren und normal weiteratmen. Versuchen Sie es immer zuerst mit dieser einfachen Anwendungsform.
- In der ***spezifisch-dynamischen*** Variante bewegen Sie sich, so wie bei jeder Selbstbehandlung beschrieben, während der 5 Atmungszyklen zwischen der Ausgangs- und der Zilgrei-Stellung hin und her. Wenden Sie diese Form an, wenn Sie sich in der statischen Variante nicht wohl fühlen bzw. Sie damit nicht die erwünschte Wirkung erzielt haben oder einfach das Gefühl haben, Sie möchten sich lieber bewegen, anstatt bewegungslos in der Zilgrei-Stellung zu bleiben.
- Die ***allgemein-statische*** Variante setzt sich aus zwei spezifisch-statischen Varianten zusammen, d.h., Sie machen die Selbstbehandlung zuerst in der einen Richtung über 5 Atmungszyklen und dann in der anderen Richtung. Wählen Sie diese Anwendungsform, wenn Sie beim Test keinerlei Symptome weder in der einen noch der anderen Bewegungsrichtung feststellen können.
- Die ***allgemein-dynamische*** Variante setzt sich aus zwei spezifisch-dynamischen Varianten zusammen. Bei dieser Anwendungsform müssen Sie ein gutes Koordinierungsvermögen haben. Jedenfalls werden Sie auch damit keine Schwierigkeiten haben, wenn Sie die diesbezüglichen Anweisungen bei der Beschreibung der einzelnen Selbstbehandlungen genau befolgen.

Das Ganzkörperprinzip

Wir sind beim sechsten Grundprinzip der Zilgrei-Methode angelangt: dem Prinzip der Ganzheit des Menschen. Dieser Bestandteil des gesamten Systems steht den bisher geschilderten fünf Grundpfeilern von Zilgrei in nichts nach, denn ohne die Berücksichtigung des Menschen als umfassende Einheit wäre Zilgrei eine Technik, mit der man bestenfalls Symptome zum Verschwinden bringen, aber kaum Ursachen beheben kann.

Am besten verdeutlichen wir diesen Ansatz anhand einiger Beispiele: Eine Frau, Ende vierzig, litt seit einigen Jahren an immer wieder auftretenden, heftigen Kopfschmerzen und Migräneanfällen, teilweise begleitet von Schwindel und Übelkeit. Ihr Leidensweg führte von anfänglichen Schmerzmitteln, die mit der Zeit immer stärker wurden und schließlich abgesetzt werden mussten, weil sie davon eine Magenschleimhautentzündung bekam, über den Orthopäden zum Physiotherapeuten, über den Internisten zum Neurologen. Außer dem Internisten, der als mögliche Ursache organische Störungen untersuchte, waren Aufmerksamkeit und Behandlungen hauptsächlich auf den Kopf und die Halswirbelsäule konzentriert. Eine stichhaltige Erklärung für die Kopfschmerzen wurde nicht gefunden; die Diagnose lautete deshalb „stressbedingte psychosomatische Erscheinung“. Schließlich kam die Frau in Dr. Greissings Praxis. Die Zilgrei-Tests wiesen erhebliche strukturelle Unausgeglichenheiten auf, aber erst die aufmerksame Betrachtung des Ganges, des Schuhwerkes und der Haltung der Frau zeigten die Ursache ihres Problems auf. Es lag an den Füßen oder besser gesagt an den Schuhen! Sie trug seit Jahren hohe und zu enge Schuhe. Dadurch bildeten sich einerseits schmerzhafte Hühneraugen, die sich auf ihren Gang auswirkten, andererseits wurde ihre gesamte Wirbelsäule davon fehlbelastet, was zu einem Hohlkreuz und als Konsequenz davon zu ihren Kopfschmerzen führte. Der Frau wurden die für sie geeigneten Zilgrei-Selbstbehandlungen, der regelmäßige Besuch bei der Fußpflege und neue, vernünftigere Schuhe „verschrieben“. Nach einigen Monaten war sie vollkommen beschwerdefrei und klagt auch heute nicht mehr über Kopfschmerzen.

Die Ursache sitzt nicht immer dort, wo die Symptome auftreten.

Bei einem anderen Patienten, einem athletischen, hoch gewachsenen Mann Mitte dreißig, einem Erfolgstyp, wie ihn die Werbung im Fernsehen gerne darstellt, lag der Fall sehr ähnlich. Ständige Nacken- und Kreuzschmerzen beeinträchtigten seine Arbeit, machten ihn nervös und unleidig am Arbeitsplatz und zu Hause, begannen, ihn zu deprimieren. Der Weg auf der Suche nach Abhilfe war auch ähnlich, wie im vorher geschilderten Fall. Physiotherapie, Massagen, Spritzen, Medikamente brachten vorübergehende, aber keine bleibende Lösung. „Wann“, fragten wir ihn, „sind Ihre Beschwerden am stärksten?“ „Das kann ich nicht so sagen“, meinte er, „eigentlich sind die Schmerzen ständig da, wenn ich keine Schmerzmittel nehme.“ Wie bereits in dem Kapitel „Schmerzursachen“ beschrieben, setzen wir grundsätzlich voraus, dass die Ursache für Beschwerden im Menschen selbst bzw. in seinem unmittelbaren Umfeld liegt. Unsere Patienten müssen sich daher manchmal einem regelrechten Verhör unterziehen, bis wir den Schlüssel zu der Ursache gefunden haben. So lautete die nächste Frage: „Seit wann bestehen die Beschwerden, und was hat sich in Ihrem Leben in diesem Zeitraum ereignet?“ Mit ziemlicher Genauigkeit konnte der Mann sagen, dass sich dieser Zustand vor ca. acht Monaten eingestellt hatte, aber er brauchte ein Weilchen, bis er sich erinnerte, dass er sich vor zwölf Monaten sein Traumauto gekauft hatte – einen schnellen flachen Sportwagen. „Nun fällt mir auch ein“, meinte er, „dass die Schmerzen nach einer Autofahrt immer stärker sind als sonst!“

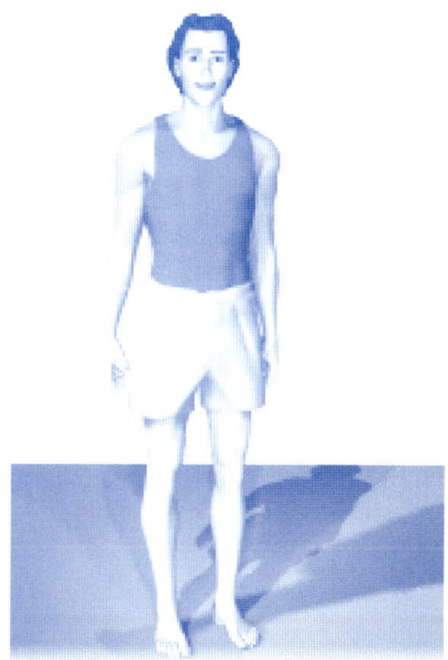

Um es kurz zu machen, auch in diesem Fall konnte ziemlich bald Abhilfe geschaffen werden. Der Mann machte die für ihn notwendigen Zilgrei-Selbstbehandlungen, um seine Wirbelsäule wieder ins Lot zu bringen, musste sich aber auch schweren Herzens entschließen, sein Auto zu wechseln. Im Sportwagen musste er, bedingt durch seine Körpergröße, um ein korrektes Blickfeld durch die Windschutzscheibe zu haben, die Rückenlehne schräg stellen. Dadurch stand die Halswirbelsäule immer in einem unnatürlichen Winkel und wurde fehlbelastet. Die Konsequenz waren die Nackenschmerzen, die sich bis hinunter in die Lendenwirbelsäule fortsetzten.

Das dritte Beispiel betraf eine zilgreikundige Kursteilnehmerin. Sie beklagte sich über sehr lästige Schulterbeschwerden, mit denen sie sich seit ein paar Monaten herumschlug. Auf die Frage, welche Zilgrei-Selbstbehandlungen sie eingesetzt hatte, zählte sie sämtliche Anwendungen für die Schulter und die Halswirbelsäule auf, die sie gelernt hatte. „Wenn ich Sie insgesamt betrachte“, meinte die Kursleiterin, „glaube ich, dass Ihr Grundproblem eher im Becken liegt als in der Schulter, sich die Symptome aber dort äußern. Das wollen wir gleich einmal testen.“ Tatsächlich stellte sich heraus, dass beim Testen der Schulter in Verbindung mit einer Beckenausgleichstellung die Beweglichkeit der Schulter um mindestens 70% zunahm im Verhältnis zum Test ohne diese Ausgleichstellung; gleichzeitig ließen dabei die Schmerzen merklich nach.

Wenn wir wollen, dass es in der Welt besser wird, müssen wir das, was wir dazu beitragen können, selber tun.

Pestalozzi

Wir könnten über Hunderte, ja Tausende ähnlicher Fälle berichten. Die moderne Medizin mit ihren vielen Spezialisierungen erzielt zum Teil an Wunder grenzende Ergebnisse bei bestimmten Erkrankungen. Andererseits vernachlässigt sie häufig den ganzheitlichen Aspekt des Patienten, seine Lebensweise und seine Lebensbedingungen, seine Gewohnheiten und sein Gefühlsleben, sein Umfeld und seine Ernährung, kurz alles, was die Summe dieses bestimmten Menschen ausmacht. Entsprechend gelingt es der Medizin zwar, Symptome zum Verschwinden zu bringen, aber oft nicht, die Beschwerdeursachen zu beheben oder bei einem schlechten Allgemeinzustand Abhilfe zu schaffen. Das oberste Gebot sollte daher sein, dass der Therapeut jeden Patienten als Individuum behandelt und auf seinen Gesamtzustand eingeht, anstatt nur auf die – oft angenommene – Erkrankung.

Die Chirurgie und die medikamentöse Behandlung sind wichtige und unverzichtbare Bestandteile der modernen Medizin, aber bevor man gezwungen ist, diese in Anspruch zu nehmen, gibt es noch sehr viele andere wirksame Maßnahmen, die der Mensch selbst ergreifen kann, bevor er sich eines chemischen oder chirurgischen Eingriffs bedienen muss.

Professor Hans Selye, Physiologe und Vater der Stressforschung, plädierte für das strukturelle, chemische und psychische Gleichgewicht und nannte dieses Gleichgewicht das ökologische Dreieck der Gesundheit.

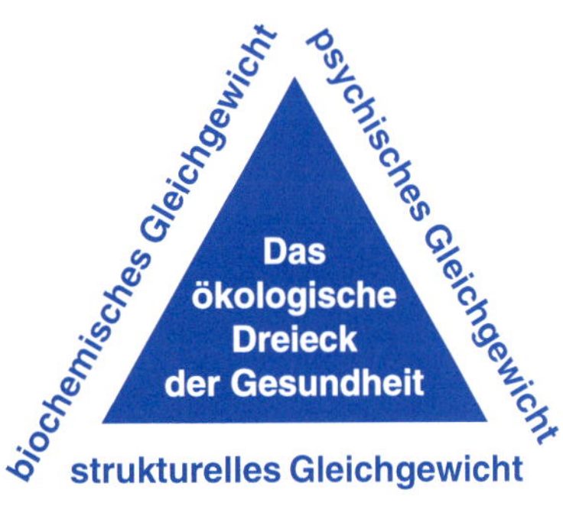

Er vertrat die Ansicht, man müsse die folgenden drei gleichwertigen, von einander abhängigen Elemente berücksichtigen, will man eine gute körperliche und geistige Gesundheit anstreben:

Die Körperstruktur: Dabei handelt es sich vor allem um Schädel, Wirbelsäule, Becken, Arme, Beine usw., um deren Ausrichtung und Wechselbeziehung mit dem gesamten Nervensystem und den Innenorganen. Jede fixierte Fehlhaltung oder Fehlbelastung, jede Veränderung der Ausrichtung der Wirbelsäule und des Beckens wirken sich unweigerlich auf Lage und Funktion unserer Innenorgane aus, genau wie umgekehrt veränderte Lage und Größe der Innenorgane unsere Struktur verändern können.

Mit Zilgrei können wir sehr viel tun, um unser strukturelles Gleichgewicht zu erreichen und zu erhalten.

Das biochemische Gleichgewicht: d.h. der Stoffwechsel, die Aufnahme, Verarbeitung und Ausscheidung von Nahrung und deren Umsetzung in Energie.

Unseren heutigen Nahrungsmitteln kann man leider nicht mehr volles Vertrauen schenken. Abgesehen davon, dass wir nicht wissen, welche Produkte genmanipuliert sind und welche nicht, enthalten sie Pestizide, Kunstdünger, Medikamente und Hormone, Konservierungsmittel, künstliche Farbstoffe und sind außerdem zu stark raffiniert und bearbeitet, wie z. B. Weißmehl, Zucker, aber auch gewisse Käse- und Wurstsorten und vorgefertigte Produkte.

Nicht vergessen dürfen wir, dass auch Medikamente und überhaupt pharmazeutische Produkte, die wir leider oft zu leichtfertig einnehmen, unser biochemisches Gleichgewicht erheblich stören können.

Achten Sie darauf, was, wie, wann und wie viel Sie essen und vor allem, wie Ihr Körper auf das reagiert, was Sie essen. Auch im biochemischen Bereich gibt der Körper meist klare und unmissverständliche Signale, die wir aber leider zu oft ignorieren.

Die psychische Verfassung: Dabei geht es um unser seelisches Gleichgewicht. Es besteht kein Zweifel mehr darüber, dass die psychische Verfassung den Gesamtzustand entscheidend beeinflusst.

Diesem Thema allein könnte man Bände widmen, und viel ist bereits darüber geschrieben worden. Wir können Ihnen hier nur einen kleinen, aber – die Erfahrung vieler Jahre hat es gezeigt – brauchbaren Denkanstoß geben, wie Sie Ihr psychisches Gleichgewicht positiv beeinflussen können.

Wenn es dir gefällt, genieße es!
Wenn es dir nicht gefällt, meide es!
Wenn du es nicht meiden kannst, ändere es!
Wenn du es nicht ändern kannst, ändere deine Ansicht darüber!

Orientalisches Sprichwort

Die Natur hat uns nicht nur körperliche, sondern auch seelische Selbstheilungskräfte geschenkt. Dazu gehört Lachen, das ja bekanntlich die beste Medizin ist. Lachen und lachen machen, Freude erfahren und Freude geben, Lieben und geliebt werden, Schenken und Geschenke empfangen, Helfen und Hilfe bekommen, das sind einige der Erfahrungen, die unsere psychischen Selbstheilungskräfte mobilisieren. Gönnen Sie sich so viel und so oft davon, wie es Ihnen möglich ist!

Wir gehen aber auch davon aus, dass geistige Hygiene ebenso wichtig wie körperliche Reinlichkeit ist und dass man das eine wie das andere erlernen kann. Unter geistiger Hygiene verstehen wir unsere Denkungsweise; ist sie positiv, aufbauend, ermutigend oder abwertend, destruktiv und entmutigend? Wir behaupten nicht, dass es einfach ist, aber wir alle können uns darin üben, Gedanken, Einstellungen, Gewohnheiten und Verhaltensweisen bewusst zu vermeiden, die den eigenen Seelenfrieden und jenen der anderen stören. Wir können darauf bedacht sein, dass die Motivation, aus der heraus wir handeln und reagieren, uns selbst und den anderen gegenüber die allerbeste ist; und auch darauf, dass wir anderen nicht gleich eine schlechte Motivation uns gegenüber unterstellen, wenn uns eine Äußerung oder Handlung nicht gefällt. Wir können achtsam für unsere Bedürfnisse sein, ohne anderen dabei etwas zu nehmen. Vor allem, wir können dies jederzeit tun; für Veränderung besteht weder eine zeitliche noch eine räumliche Begrenzung. Veränderung setzt allerdings voraus, dass wir uns, genau wie bei der Erfassung unseres physischen Zustandes beim Zilgrei-Test, erst einmal Klarheit über unsere eigenen Denkmuster verschaffen.

Was immer Sie sich ausdenken, um die viel gepriesene Mitte zu erreichen, es ist unwahrscheinlich, sich ihr zu nähern, ohne alle drei Aspekte des Selyeschen Dreiecks (siehe Seite 54) mit einzubeziehen.

Aber kommen wir zurück zu unserem strukturellen Gleichgewicht und zum praktischen Einsatz des Ganzkörperprinzips in der Zilgrei-Selbstbehandlung.

Aus der Selbstbeobachtung gewonnene Wahrheiten sind weniger eine Sache des Scharfsinns als des Mutes.

Ludwig Marcuse

Egal, welcher Körperteil schmerzt, ob ein Teil der Wirbelsäule, ob die Schulter oder die Hände, ob das Hüftgelenk oder die Füße, ob die Knie oder Ellenbogen, wir sprechen mit den Zilgrei-Selbstbehandlungen immer zuerst unsere gesamte Struktur an. Wir wählen also nicht gleich eine Selbstbehandlung für die schmerzenden Füße aus, sondern testen zuerst die Wirbelsäule und das Becken und führen die so genannten *Basis-Selbstbehandlungen* aus. Diese sind *Schwan* und *Eisvogel* und für das Becken *Kranich* oder *Perlhuhn*. Erst dann wenden wir uns dem betroffenen Körperteil zu.

Die Wirbelsäule ist unser zentrales Stützorgan. Über die Spinalnerven, die zwischen den Wirbeln austreten, ist der gesamte Organismus mit dem zentralen Nervensystem, bestehend aus dem Rückenmark, das im Wirbelkanal der Wirbelsäule verläuft, und dem Gehirn verbunden. Wie wir in den geschilderten Beispielen gesehen haben, befindet sich die Schmerzursache nicht immer dort, wo der Schmerz auftritt. Deshalb behandeln wir im Sinne einer ganzheitlichen Behandlung bei allen Krankheitsbildern immer zuerst die Wirbelsäule und das Becken und erst dann die spezifischen Beschwerden. Wir bitten Sie, dieser Vorgehensweise die größte Beachtung zu schenken, denn ohne sie kleben Sie bestenfalls ein Pflaster auf Ihren Schmerz, ohne seine Ursache zu beheben.

Letzte Ratschläge vor der Praxis

Zilgrei ist wie ein Klavier:
Es kommt darauf an, wie gut man darauf spielen kann.

Inge Boyé (Zilgrei-Lehrerin)

Der Vergleich von Zilgrei mit einem Klavier ist sehr treffend. Wir sind allerdings der Meinung, Zilgrei sei ein Bechstein-Flügel! Aber es stimmt schon: Das beste Klavier nützt nichts, wenn der Spieler nicht spielen kann. Das gilt für jede Sache: Sie kann noch so gut sein, wenn aber die Regeln für ihren Gebrauch nicht beachtet oder beherrscht werden, versagt sie. Damit Ihnen das nicht passiert, bitten wir Sie, sich die folgenden Empfehlungen aufmerksam durchzulesen und sie zu befolgen.

Bevor Sie die Selbstbehandlungen beginnen:

- Lernen Sie die korrekten Ausgangsstellungen auf den Seiten 25–29 und achten Sie darauf, dass Sie diese bei dem jeweiligen Test und der davon abgeleiteten Selbstbehandlung korrekt einnehmen.
- Lernen Sie die dynamogene Atmung, bevor Sie mit den Selbstbehandlungen beginnen.
- Wählen Sie die Selbstbehandlungen nur entsprechend dem Testergebnis der Selbstuntersuchung aus. Nicht Ihr Verstand ist ausschlaggebend, sondern das, was Ihr Körper sagt!
- **Testen Sie die zur Selbstbehandlung gehörende Bewegung jedes Mal erneut, bevor Sie die Selbstbehandlung anwenden. Der Zustand kann sich von Mal zu Mal ändern.**
- Vorausgesetzt, Ihr Zustand lässt es zu, beginnen Sie jede Selbstbehandlungssitzung immer mit den beiden Basis-Selbstbehandlungen *SCHWAN* und *EISVOGEL.* Ist Ihnen die liegende Stellung angenehmer, beginnen Sie mit dem *ADLER.*
- Wenden Sie im akuten Stadium Ihrer Beschwerden eine Selbstbehandlung zum Beckenausgleich *(KRANICH* oder *PERLHUHN*) einmal pro Tag an.
- Lösen Sie beengende Kleidung bzw. legen Sie sie ab und ziehen Sie die Schuhe aus.
- Legen Sie Hals- und Ohrschmuck sowie Armbänder und Armbanduhren ab.
- Führen Sie nie mehr als fünf Selbstbehandlungen in einer Sitzung aus. Überhaupt, wenden Sie nie mehr Selbstbehandlungen an als das für gute Ergebnisse nötige Minimum.
- Wenden Sie zuerst die Selbstbehandlungen in ihrer einfachsten Variante (spezifisch-statisch) an, bevor Sie zu komplizierteren Anwendungsvarianten übergehen.
- Gehen Sie immer zuerst die leichteren Beschwerden an und dann erst die schwerwiegenderen. Erstens sind die kleineren Beschwerden schneller in den Griff zu bekommen, und zweitens verringern sich durch ihre Beseitigung meist auch die stärkeren Schmerzen, da sie mit diesen fast immer indirekt verbunden sind.
- Wenn Sie mehr als ein Beschwerdesymptom haben, beginnen Sie mit den Selbstbehandlungen im oberen Körperbereich und arbeiten Sie dann nach unten. (Nachdem Sie die Basis-Selbstbehandlungen und eine Selbstbehandlung für den Beckenausgleich gemacht haben.)
- Wenn möglich, verzichten Sie während der Dauer Ihres Zilgrei-Programmes auf Schmerz-, Schlaf- oder Beruhigungsmittel.
- Ebenfalls wenn möglich, vermeiden Sie die Anwendung anderer Therapieformen zusammen mit den Zilgrei-Selbstbehandlungen.
- Befolgen Sie Ihr Selbstbehandlungsprogramm regelmäßig.
- Verlangen Sie nicht mehr von sich, als für Sie machbar ist. Ein oder zwei Selbstbehandlungen pro Tag, korrekt ausgeführt, bringen mehr als fünf dreimal pro Tag, die Sie aber nur ab und zu machen.
- Versichern Sie sich, dass Sie während der Ausführung Ihrer Selbstbehandlungen ungestört bleiben. Deshalb stellen Sie das Telefon ab und machen Sie Radio und Fernseher aus. Bestehen Sie auch bei Ihren Familienmitgliedern darauf, dass Sie nicht gestört werden.
- Wenn möglich, machen Sie Ihre Selbstbehandlungssitzung immer zur gleichen Tageszeit. Der Körper gewöhnt sich daran und stellt sich besser darauf ein.
- Wenden Sie die Selbstbehandlungen nie nach dem Essen an. Am besten geht es nach dem Aufstehen, vor dem Mittagessen und vor dem Abendessen oder Schlafengehen.
- Benötigen Sie Beratung, wenden Sie sich nur an fachkundige Zilgrei-LehrerInnen, die ein von uns anerkanntes Zertifikat besitzen.

Während Sie die Selbstbehandlungen ausüben:

- Versichern Sie sich, dass Sie Anweisungen und Zeichnungen der Selbstbehandlungen verstanden haben und befolgen Sie sie genau.
- Berücksichtigen Sie, dass die Selbstbehandlungen spiegelbildlich abgebildet sind; so entspricht die rechte Seite der Abbildung Ihrer linken Seite und umgekehrt.
- Wählen Sie Selbstbehandlungen, deren Ausgangsstellung in Ihrem jeweiligen Zustand für Sie am angenehmsten ist (stehend, sitzend, liegend, Vierfüßlerstand).
- Wenden Sie keine Stellung oder Bewegung an, die Ihnen Schmerzen bereitet.

- Beenden Sie die Selbstbehandlung sofort, wenn Sie dabei Schmerzen empfinden.
- Erzwingen Sie keine Stellung oder Bewegung. Halten Sie ein, bevor eventuelle Schmerzen einsetzen.
- Achten Sie darauf, dass Ihr gesamter Körper während der Anwendungen entspannt bleibt.
- Behalten Sie während der gesamten 5 Atmungszyklen, die zu jeder Selbstbehandlung gehören, die korrekte Stellung bei.
- Führen Sie Bewegungen langsam, sanft und fließend aus, nie abrupt.
- Koordinieren Sie die Bewegungen mit der Zilgrei-Atmung, wie bei den jeweiligen Selbstbehandlungen beschrieben.
- Lassen Sie auch den Atem langsam und sanft fließen und achten Sie darauf, dass der Bauch sich dabei, wie beschrieben, sanft mitbewegt.
- Machen Sie bei jeder Selbstbehandlung nicht mehr als 5 Atmungszyklen. Mehr bringt nicht mehr!
- Öffnen Sie während Ihrer Zilgrei-Sitzung das Fenster, vorausgesetzt natürlich, dass die Luft draußen besser ist als drinnen!
- Ihre Blickrichtung sollte immer der Kopfrichtung folgen, da es Ihnen sonst übel werden kann.
- Zählen Sie im Kopf die Atempausen mit, aber zählen Sie dabei nicht zu langsam. Wenn Sie in normalem Rhythmus 1 Sekunde sagen, ist 1 Sekunde auch schon vorbei. Überprüfen Sie es einfach einmal mit dem Sekundenzeiger Ihrer Uhr.
- Zählen Sie die 5 Atmungszyklen, indem Sie bei jedem Einatmen einen Finger Ihrer freien Hand bewegen.
- Wenn Sie mitten in einer Selbstbehandlung das Gefühl haben, sie müssen husten oder niesen, oder wenn Sie sonst irgendwie gestört werden, nehmen Sie *zuerst* die neutrale Ausgangsstellung ein, bevor Sie die Selbstbehandlung abbrechen. Sie könnten sich sonst verrenken, was Ihnen zusätzliche Schmerzen bereiten könnte.

Nach den Selbstbehandlungen:

- Wenn möglich, legen Sie sich nach jeder Selbstbehandlungssitzung 5–10 Minuten hin oder bleiben Sie einfach ein paar Minuten lang ruhig sitzen.
- Wiederholen Sie erst dann die Selbstuntersuchung, um zu sehen, ob sich etwas verändert hat. Machen Sie dabei nur die vor den Selbstbehandlungen ausgeführten Testbewegungen, keine anderen. Manche Menschen verrenken sich und forcieren Bewegungen, um zu sehen, „ob nicht doch noch etwas wehtut“. Auf diese Weise machen sie dann oft die gute Wirkung wieder zunichte.
- Achten Sie auch auf kleinste Veränderungen, auch wenn Ihre Schmerzen noch bestehen und „nur“ die Beweglichkeit zugenommen hat. Schmerzen und Bewegungseinschränkung stehen in enger Wechselbeziehung. Wenn das Bewegungsausmaß zunimmt, ist das ein gutes Anzeichen, dass die Selbstbehandlung gewirkt hat. Dann wird auch bald eine Schmerzlinderung eintreten. Geben Sie deshalb nicht gleich auf, wenn der Schmerz nicht sofort verschwindet.
- Seien Sie konstant und geduldig mit sich und Zilgrei. Es hat Jahre gedauert, bis Ihr Zustand unerträglich wurde und sich Ihr Körper mit Schmerzen gemeldet hat. Was sind da schon ein paar Wochen?! Außerdem, was bleibt Ihnen anderes übrig – vor Zilgrei haben Sie ja sicher schon sehr viel anderes erfolglos probiert! Geben Sie also sich und Zilgrei in jedem Fall eine Chance!
- Geraten Sie nicht in Panik, wenn sich Reaktionen einstellen. Lesen Sie noch einmal das entsprechende Kapitel auf Seite 19 durch.
- Wenn Ihre Schmerzen und Beschwerden verschwunden sind, wenden Sie zur Erhaltung Ihres wieder gewonnenen Gesundheitszustandes die für Sie geeigneten Selbstbehandlungen ein- oder zweimal wöchentlich an.
- „Vorbeugen ist besser als heilen!“ Machen Sie diese einfache Wahrheit zum Bestandteil Ihrer Lebensauffassung. Wählen Sie die Selbstbehandlungen, die Ihnen besonders gut tun, und führen Sie sie zwei- oder dreimal pro Woche aus.
- Zur Lebensfreude gehören auch Laster, aber kleine und in Maßen, sonst werden sie unter Umständen zu Sargnägeln! Gewöhnen Sie sich eine natürliche Lebensweise an und achten Sie auf Ihre Ernährung!
- Gewinnen Sie Freude daran, sich mit Zilgrei etwas Gutes zu tun, dann brauchen Sie sich nicht zu jeder Selbstbehandlungssitzung zu überwinden.

Die Anwendungs-häufigkeit

Zilgrei-Selbstbehandlungen werden als Therapie wie auch als Nachsorge und zur Prophylaxe angewandt.

Zur Therapie machen Sie bei akuten Schmerzen drei Sitzungen pro Tag. Wenn die Beschwerden nachlassen, reduzieren Sie auf zweimal täglich, morgens und abends, dann auf einmal täglich, morgens oder abends, bis die Symptome völlig verschwunden sind und Sie sich wieder ganz wohl fühlen.

Als Nachsorge führen Sie dann Ihre „Lieblings-Selbstbehandlungen" ein- bis dreimal wöchentlich durch, damit Sie Ihr Wohlbefinden beibehalten.

Zur Prophylaxe reichen ein oder zwei Sitzungen pro Woche, je nachdem, wie stark Sie am Arbeitsplatz, in Ihrem täglichen Leben oder bei der Ausübung Ihres Hobbys einseitig belastet sind. Wählen Sie dazu die Selbstbehandlungen aus, die Ihnen am angenehmsten sind, und wechseln Sie öfter ab, sodass zumindest die Wirbelsäule und das Becken auf allen drei Bewegungsebenen angesprochen werden.

Ihr persönliches Zilgrei-Programm

Dafür können wir nur ein Beispiel geben, um Ihnen die Zusammenstellung Ihres persönlichen Programmes zu erleichtern. Wie Ihr Programm letztendlich aussehen wird, hängt von Ihrem Zustand ab und davon, wie Sie auf die gewählten Selbstbehandlungen reagieren.

Nehmen wir an, Sie haben akute Nackenschmerzen mit Ausstrahlung in die Schulter und den Arm. Verfahren Sie dann wie folgt:

***Erster Schritt*:**

Testen Sie die Halswirbelsäule auf den drei Bewegungsebenen (siehe Seite 31). Notieren Sie, welche Bewegung auf welcher Ebene und in welche Richtung Schmerz oder Unbehagen auslöst bzw. eingeschränkt ist.

Zweiter Schritt

Testen Sie die Brust-/Lendenwirbelsäule auf den drei Bewegungsebenen (siehe Seite 32). Notieren Sie, welche Bewegung auf welcher Ebene und in welche Richtung Schmerz oder Unbehagen auslöst bzw. eingeschränkt ist.

Dritter Schritt

Testen Sie das Hüftgelenk entsprechend den Abbildungen auf Seite 34 und notieren Sie, welche Beinstellung Symptome auslöst.

Vierter Schritt

Testen Sie die Schulter auf den drei Bewegungsebenen (siehe Seite 33) und notieren Sie, welche Bewegung auf welcher Ebene und in welche Richtung Schmerz oder Unbehagen auslöst bzw. eingeschränkt ist.

Fünfter Schritt

Lernen Sie die Zilgrei-dynamogene Atmung (siehe Seite 43–51).

Sechster Schritt

Führen Sie die Basis-Selbstbehandlungen SCHWAN (für die Halswirbelsäule) und EISVOGEL (für die Brust-/Lendenwirbelsäule) sowie eine Selbst-

Jeden Tag muss man das Leben und seine Bewältigung neu anfangen. Fortsetzen kann man das Leben nicht.

Erich Brock

behandlung für den Beckenausgleich aus, z.B. KRANICH oder PERLHUHN. Wählen Sie eine Selbstbehandlung für die Schulter aus, z.B. KUCKUCK.

Gestalten Sie Ihr Programm entsprechend dem folgenden Beispiel:

Programm morgens, nach dem Aufstehen

SBH SCHWAN

Testen: Kopf nach links und rechts drehen und symptomauslösende Bewegung bestimmen.

Ausführung: Gegenposition zur symptomauslösenden Stellung einnehmen und 5 Atmungszyklen ausführen.

SBH EISVOGEL

Testen: Rumpf nach links und rechts drehen und symptomauslösende Bewegung bestimmen.

Ausführung: Gegenposition zur symptomauslösenden Stellung einnehmen und 5 Atmungszyklen ausführen.

SBH KRANICH

Testen: Erst rechtes, dann linkes Bein nach vorn stellen und symptomauslösende Stellung bestimmen.

Ausführung: Gegenposition zur symptomauslösenden Stellung einnehmen und 5 Atmungszyklen ausführen.

SBH KUCKUCK

Testen: Betroffenen Arm nach vorn oben und nach hinten bewegen und symptomauslösende Bewegung bestimmen.

Ausführung: Gegenposition zur symptomauslösenden Stellung einnehmen und 5 Atmungszyklen ausführen.

5 Minuten ausruhen und dann die Testbewegungen der ausgeführten Selbstbehandlungen wiederholen.

Programm vor dem Mittagessen

Gleiches Programm wie morgens, aber ohne KRANICH.

Programm abends, vor dem Schlafengehen

Gleiches Programm wie mittags.

Sie können dieses gesamte Programm während drei bis vier Tagen befolgen und dann, wenn nötig, weitere Selbstbehandlungen für die gleichen oder für andere Körperbereiche dazunehmen, die Sie abwechselnd morgens, mittags und abends ausführen können. Den Möglichkeiten sind keine Grenzen gesetzt, nur übertreiben Sie nichts!

Machen Sie sich mit den folgenden Symbolen vertraut, die anzeigen, wie Sie bei welcher Bewegung oder Haltung atmen sollen.

Verwendete Symbole

N = neutrale Ausgangsstellung

))	= einatmen	((	= ausatmen
)))	= ganz einatmen	(((	= ganz ausatmen
))●	= ganz einatmen und 5-Sekunden-Pause	○((	= ganz ausatmen und 5-Sekunden-Pause

Schwan

Basis-Selbstbehandlung

Die SBH SCHWAN mobilisiert hauptsächlich die Halswirbelsäule und wirkt entspannend auf Nacken, Schultern und oberen Brustbereich. Deshalb hilft sie bei Kopfweh, steifem Hals und Migräne, bei Schmerzen, die vom Nacken in die Schultern ausstrahlen, bei Kribbeln in den Armen und Händen sowie bei knirschendem Geräusch beim Drehen des Kopfes. Wenden Sie den SCHWAN immer zusammen mit der SBH EISVOGEL zu Beginn einer Übungssitzung an. Beide mobilisieren die gesamte Wirbelsäule und bereiten den Körper für die anderen SBH vor, die Sie ausführen werden. Deshalb nennen wir sie die Grundübungen.

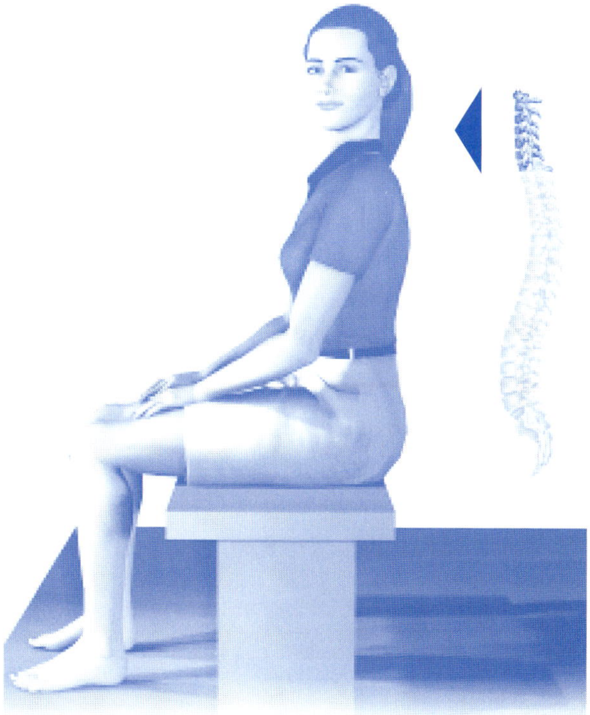

Darauf müssen Sie beim Test und bei den Anwendungen besonders achten:

- Drehen Sie nur den Kopf, ohne die Schultern und den Oberkörper mitzubewegen.
- Bleiben Sie in der Drehrichtung und achten Sie darauf, dass der Kopf nicht nach hinten oder vorn abkippt.
- Konzentrieren Sie sich beim Test darauf, was Sie bei der jeweiligen Bewegung spüren und welche Bewegung mehr eingeschränkt ist. Schließen Sie bei der Bewegung eventuell die Augen, wenn Sie sich dadurch besser konzentrieren können.
- Gehen Sie in der Bewegung nur so weit, wie Sie bequem kommen, ohne zu forcieren.
- Benutzen Sie die Hand zum Festhalten des Kopfes und zur Entlastung der betroffenen Muskulatur; aber nur, wenn Sie dadurch keine Schmerzen in einem anderen Körperteil (z.B. Schulter) verspüren.
- Wiederholen Sie nach Ausführung der Selbstbehandlung sanft die Testbewegungen in beide Richtungen, um festzustellen, ob sich etwas verändert hat.
- Vorausgesetzt, Sie empfinden keine Schmerzen dabei, machen Sie die SBH SCHWAN immer vor allen anderen Selbstbehandlungen.

Die Testbewegungen für die Selbstbehandlung SCHWAN:

Abbildung 1
Ausgangsstellung

Sitzen Sie aufrecht und entspannt.

Abbildung 2
Bewegung 1

Drehen Sie den Kopf langsam zur rechten Schulter hin und halten Sie ihn am Unterkiefer mit der rechten Hand fest.
Drehen Sie dann langsam zur Ausgangsstellung zurück.

Abbildung 3
Bewegung 2

Drehen Sie jetzt den Kopf langsam zur linken Schulter hin und halten Sie ihn am Unterkiefer mit der linken Hand fest.
Drehen Sie langsam zur Ausgangsstellung zurück.

Stellen Sie dabei fest, welche Bewegung Schmerz oder Unbehagen auslöst bzw. welche Bewegung die Symptome verschlimmert oder eingeschränkt ist.

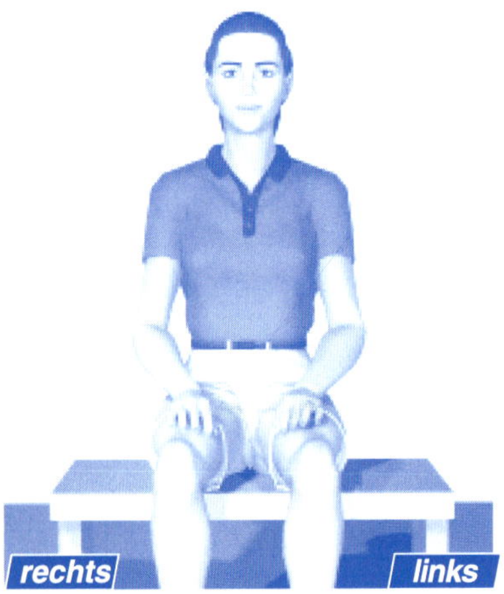

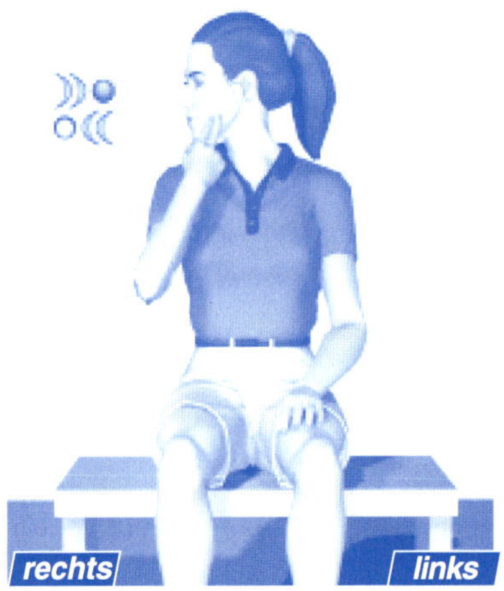

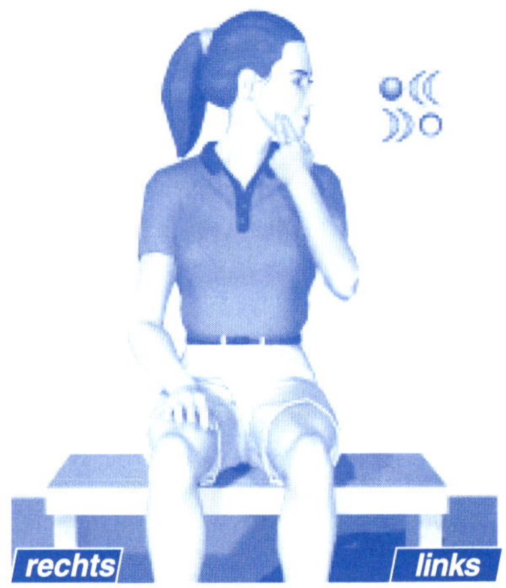

Die ZILGREI-Position für die Ausführung der Selbstbehandlung SCHWAN:

Ausgangsstellung

Sitzen Sie aufrecht und entspannt.

ZILGREI-Position 1

Wenn Ihnen die Bewegung 2, Drehung des Kopfes nach links, Symptome verursacht, machen Sie den SCHWAN in dieser Stellung: Drehen Sie den Kopf nach rechts und halten ihn am Unterkiefer mit Zeige- und Mittelfinger der rechten Hand fest.
Führen Sie in dieser Stellung 5 Zilgrei-Atmungszyklen aus: Einatmen (Bauch raus) – 5-Sekunden-Pause – Ausatmen (Bauch rein) – 5-Sekunden-Pause, insgesamt fünfmal wiederholen. Beenden Sie die Selbst-

ZILGREI-Position 2

Wenn Ihnen die Bewegung 1, Drehung des Kopfes nach rechts, Symptome verursacht, machen Sie den SCHWAN in dieser Stellung: Drehen Sie den Kopf nach links und halten ihn am Unterkiefer mit Zeige- und Mittelfinger der linken Hand fest.
Führen Sie in dieser Stellung 5 Zilgrei-Atmungszyklen aus: Einatmen (Bauch raus) – 5-Sekunden-Pause – Ausatmen (Bauch rein) – 5-Sekunden-Pause, insgesamt fünfmal wiederholen. Beenden Sie die Selbst-

behandlung, indem Sie beim 6. Einatmen wieder in die Ausgangsstellung zurückkehren.

behandlung, indem Sie beim 6. Einatmen wieder in die Ausgangsstellung zurückkehren.

Beispiel der dynamischen Variante der Selbstbehandlung SCHWAN:

Abbildung 1

Ausgangsstellung:
Sitzen Sie aufrecht und entspannt. Atmen Sie ein und machen Sie die 5-Sekunden-Pause.

Abbildung 2

Während Sie ausatmen, drehen Sie den Kopf langsam zur rechten Schulter hin und halten ihn am Unterkiefer mit der rechten Hand fest. Machen Sie die 5-Sekunden-Pause.

Abbildung 3

Während Sie einatmen, drehen Sie langsam wieder zur Ausgangsstellung zurück.
Machen Sie die 5-Sekunden-Pause.

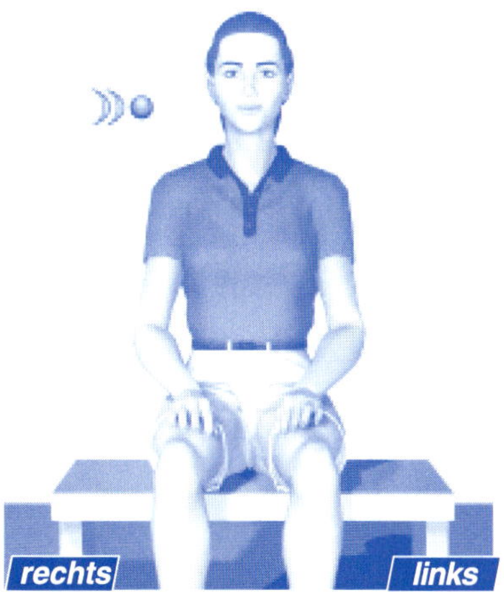

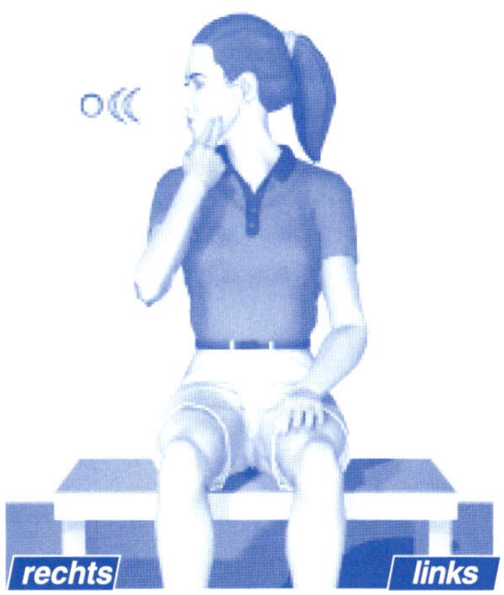

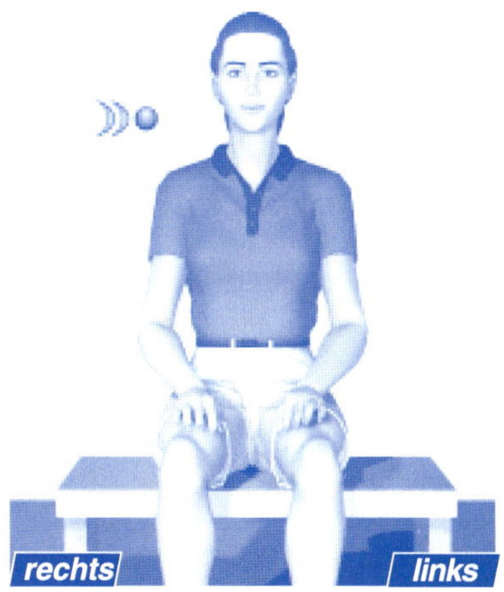

Wiederholen Sie den gesamten Vorgang insgesamt fünfmal und beenden Sie die Selbstbehandlung, indem Sie mit der 6. Einatmung in die Ausgangsstellung zurückkehren. Ist Ihre symptomauslösende Bewegung die Kopfdrehung nach rechts, dann machen Sie das Gleiche wie beschrieben nach links.

Können Sie beim Test keinerlei Unterschied zwischen den beiden Bewegungen feststellen, dann wenden Sie den SCHWAN in seiner allgemeinen Variante als Prophylaxe an, damit die Halswirbelsäule beweglich bleibt. Sie verfahren zuerst wie in Zilgrei-Position 1 beschrieben und führen im Anschluss Zilgrei-Position 2 aus, beide natürlich kombiniert mit jeweils 5 kompletten Zyklen der Zilgrei-Atmung.

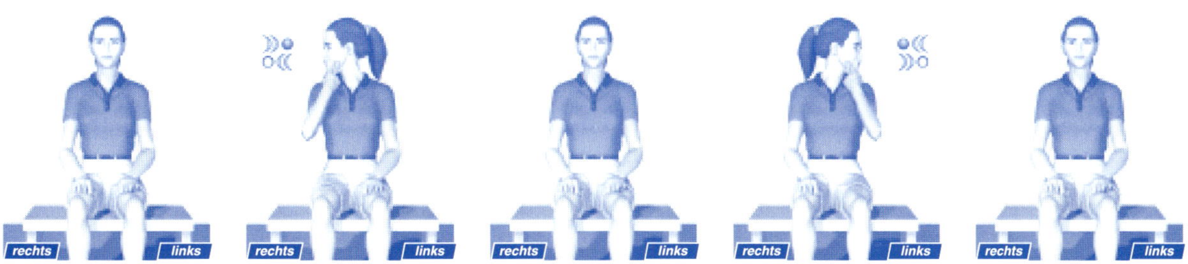

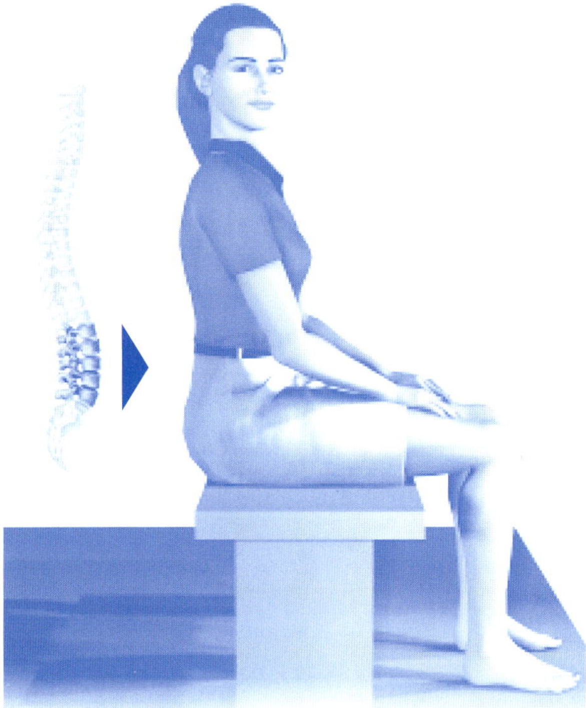

Eisvogel

Basis-Selbstbehandlung

Die SBH EISVOGEL mobilisiert hauptsächlich die Lendenwirbelsäule und wirkt entspannend auf die gesamte Rückenmuskulatur. Sie hilft bei Kreuz- und Lendenschmerzen, Ischias, neuralgischen Schmerzen mit Ausstrahlung in die Beine und bei Muskelverspannungen. Außerdem dient sie dem Ausgleich des Muskeltonus der Rückenmuskulatur auf beiden Seiten der Wirbelsäule.
Wenden Sie den EISVOGEL immer zusammen mit der SBH SCHWAN zu Beginn einer Übungssitzung an. Beide mobilisieren die gesamte Wirbelsäule und bereiten den Körper für die anderen SBH vor, die Sie ausführen werden. Deshalb nennen wir sie die Grundübungen.

Darauf müssen Sie beim Test und bei den Anwendungen besonders achten:

- Drehen Sie nur den Rumpf, nicht auch das Becken.
- Bleiben Sie in der Drehrichtung und lehnen Sie sich nicht nach vorn oder nach hinten.
- Verlagern Sie Ihr Gewicht gleichmäßig auf beide Gesäßhälften.
- Konzentrieren Sie sich beim Test darauf, was Sie bei der jeweiligen Bewegung spüren und welche Bewegung mehr eingeschränkt ist. Schließen Sie bei der Bewegung eventuell die Augen, wenn Sie sich dadurch besser konzentrieren können.
- Gehen Sie in der Bewegung nur so weit, wie Sie bequem kommen.
- Achten Sie darauf, dass Sie trotz der Drehung aufrecht und entspannt bleiben.
- Wiederholen Sie nach Ausführung der Selbstbehandlung sanft die Testbewegungen, um festzustellen, ob sich etwas verändert hat.
- Vorausgesetzt, Sie empfinden keine Schmerzen dabei, machen Sie die SBH EISVOGEL vor allen anderen Selbstbehandlungen.
- Benutzen Sie die Hand zum Festhalten am hinteren Stuhlrand nur, um die Stellung beizubehalten und die Rückenmuskulatur zu entlasten, aber nicht, um das Gewicht darauf abzustützen.

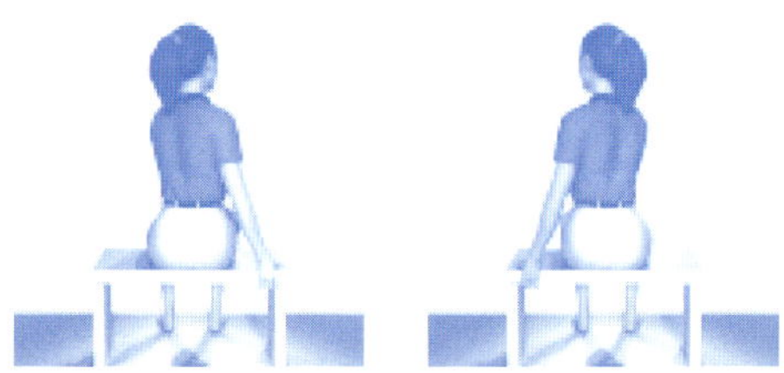

Die Testbewegungen für die Selbstbehandlung EISVOGEL:

Abbildung 1
Ausgangsstellung

Sitzen Sie aufrecht und entspannt.

Abbildung 2
Bewegung 1

Drehen Sie den Oberkörper langsam nach rechts, halten Sie sich mit der rechten Hand am hinteren Stuhlrand fest und legen Sie die linke Hand auf den rechten Oberschenkel.
Drehen Sie langsam zur Ausgangsstellung zurück.

Abbildung 3
Bewegung 2

Drehen Sie den Oberkörper langsam nach links, halten Sie sich mit der linken Hand am hinteren Stuhlrand fest und legen Sie die rechte Hand auf den linken Oberschenkel.
Drehen Sie langsam zur Ausgangsstellung zurück.

Stellen Sie dabei fest, welche Bewegung Schmerz oder Unbehagen auslöst bzw. welche Bewegung die Symptome verschlimmert oder eingeschränkt ist.

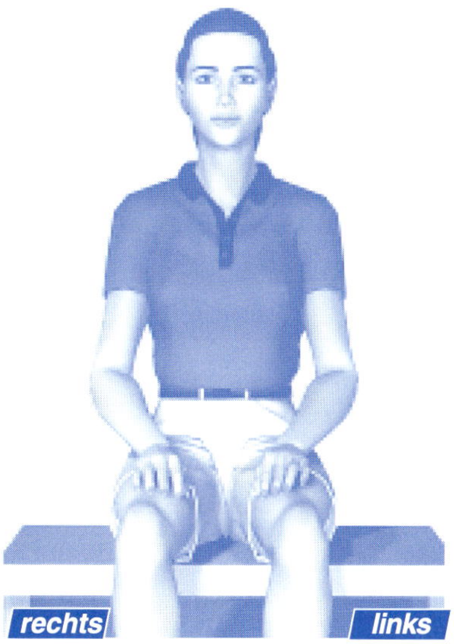

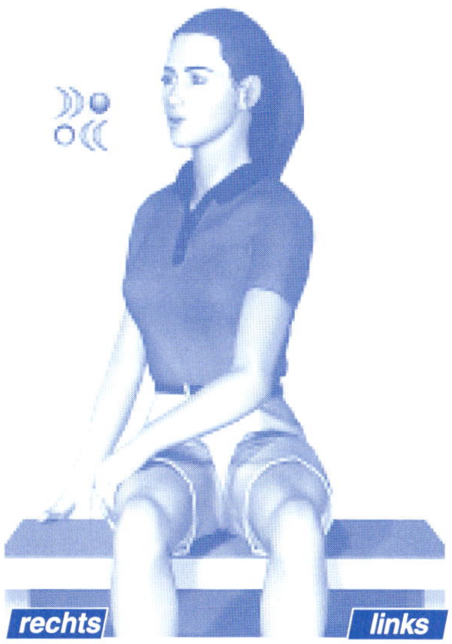

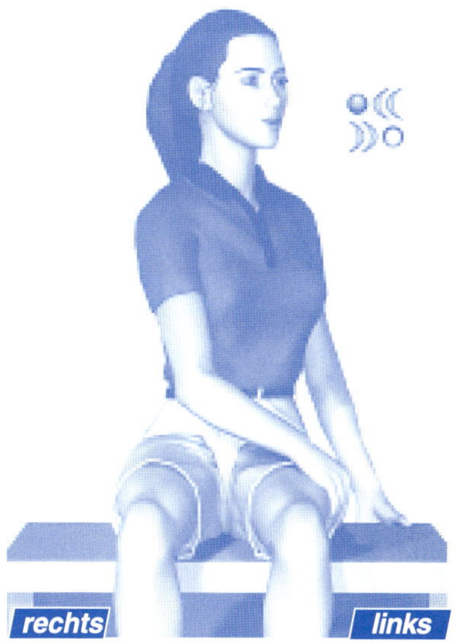

Die ZILGREI-Position für die Ausführung der Selbstbehandlung EISVOGEL:

Ausgangsstellung

Sitzen Sie aufrecht und entspannt.

ZILGREI-Position 1

Wenn Ihnen die Bewegung 2, Drehung des Oberkörpers nach links, Symptome verursacht, machen Sie den EISVOGEL in dieser Stellung:
Sie drehen den Oberkörper nach rechts,
- halten sich mit der rechten Hand am hinteren Stuhlrand fest,
- legen die linke Hand auf den rechten Oberschenkel,

ZILGREI-Position 2

Wenn die Bewegung 1, Drehung des Oberkörpers nach rechts, unangenehm oder eingeschränkt ist, machen Sie den EISVOGEL wie unter Position 1 beschrieben, aber nach links.

– verteilen das Gewicht gleichmäßig auf beide Gesäßhälften,
– drehen den Kopf so, dass das Kinn über dem Brustbein steht (wo beim Hemd die Knopfleiste verläuft).

Führen Sie in dieser Stellung nun 5 Zilgrei-Atmungszyklen aus: Einatmen (Bauch raus) – 5-Sekunden-Pause – Ausatmen (Bauch rein) – 5-Sekunden-Pause, insgesamt fünfmal wiederholen.
Beenden Sie die Selbstbehandlung, indem Sie beim 6. Einatmen in die Ausgangsstellung zurückkehren.

Die dynamische Variante der Selbstbehandlung EISVOGEL:

Die Stellung des EISVOGEL erfordert die Beachtung mehrerer kleiner Einzelheiten, deren Einhaltung aber grundlegend wichtig für den Erfolg der Selbstbehandlung ist. Deshalb ist die dynamische Variante nicht ratsam. Wenn Sie aber ein sehr gutes Körpergefühl haben und Ihnen die dynamische Ausführung gut tut, verfahren Sie nach folgendem Beispiel:

Abbildung 1

Ausgangsstellung:
Sitzen Sie aufrecht und entspannt. Atmen Sie ein und machen Sie die 5-Sekunden-Pause.

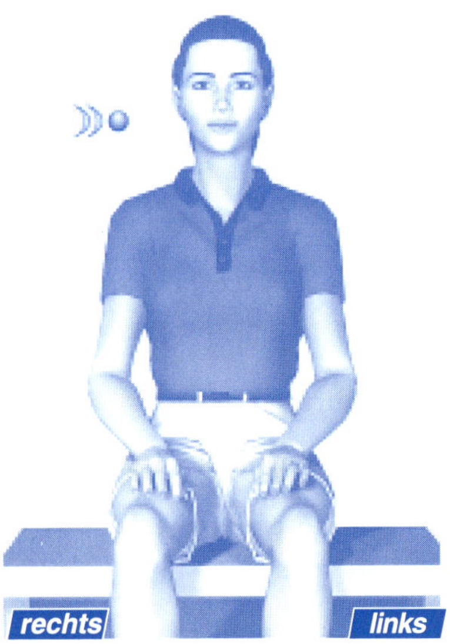

Abbildung 2

Während Sie ausatmen, drehen Sie den Rumpf langsam nach rechts, halten sich am hinteren Stuhlrand fest und legen die linke Hand auf den rechten Oberschenkel. Machen Sie die 5-Sekunden-Pause.

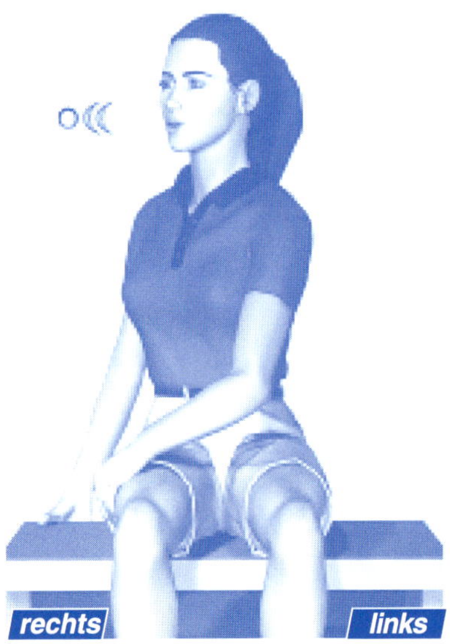

Abbildung 3

Während Sie einatmen, drehen Sie sich wieder langsam zur Ausgangsstellung zurück.
Machen Sie die 5-Sekunden-Pause.

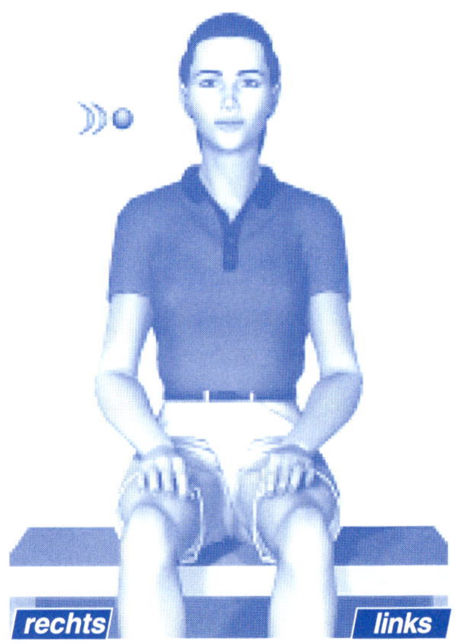

Wiederholen Sie den gesamten Vorgang insgesamt fünfmal und beenden Sie die Selbstbehandlung, indem Sie mit der 6. Einatmung in die Ausgangsstellung zurückkehren. Ist Ihre symptomauslösende Bewegung die Rumpfdrehung nach rechts, dann machen Sie das Gleiche wie beschrieben nach links.

Können Sie beim Test keinerlei Unterschied zwischen den beiden Bewegungen feststellen, dann wenden Sie den EISVOGEL in seiner allgemeinen Variante als Prophylaxe an, damit die Lendenwirbelsäule beweglich bleibt. Sie verfahren zuerst wie in Zilgrei-Position 1 beschrieben und führen im Anschluss Zilgrei-Position 2 aus, beide natürlich kombiniert mit jeweils 5 kompletten Zyklen der Zilgrei-Atmung.

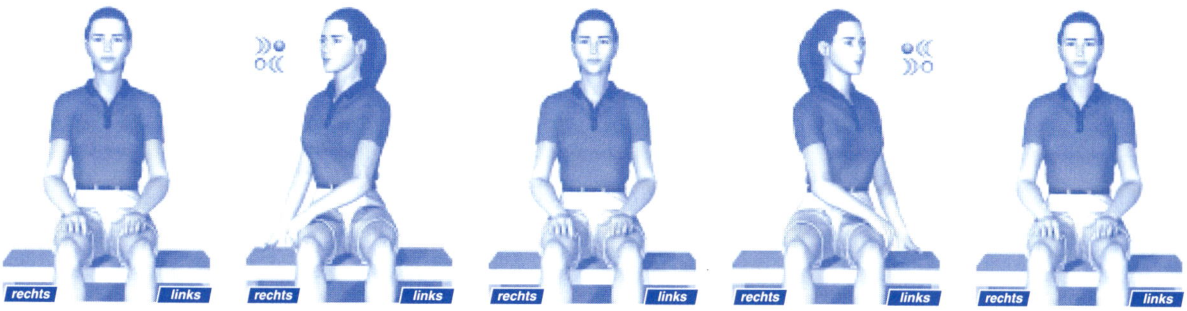

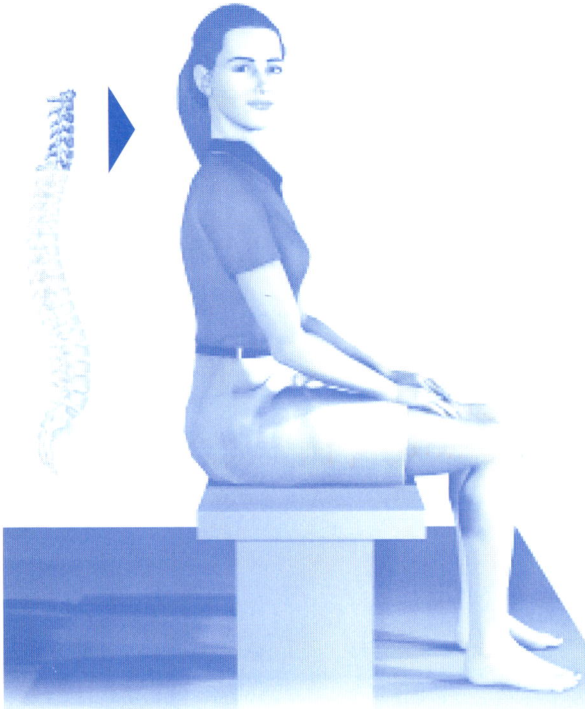

x Rotkehlchen

Die SBH ROTKEHLCHEN dient der Linderung und Beseitigung von Beschwerden in der Halswirbelsäule, auch solcher, die häufig der Arthrose zugeschrieben werden. Sie fördert die Wiederherstellung der Beweglichkeit der Halswirbelsäule und die Entspannung der Nackenmuskulatur, vor allem wenn man Schwierigkeiten hat, den Kopf nach vorn oder nach hinten zu bewegen. Das ROTKEHLCHEN ist besondes angezeigt für Menschen, deren Arbeit sie zwingt, den Kopf immer in einer halb gebeugten Stellung zu halten.

Das ROTKEHLCHEN ist wirksam bei steifem Hals, Schwindelgefühl, Gelenkknirschen bei Kopfbewegungen und bei Schweregefühl im Kopf, bei Kribbeln oder Gefühllosigkeit in den Armen und Händen und bei Schultersteife.

Darauf müssen Sie beim Test und bei den Anwendungen besonders achten:

- Legen Sie Ohrringe und Halsschmuck sowie sonstige Gegenstände oder Bedeckung des Kopfes und der Haare ab.
- Der Test und die Selbstbehandlung erfordern das Beugen des Kopfes nach vorn und das Strecken nach hinten. Es ist sehr wichtig, dass Sie insbesondere beim Beugen nach vorn bis an Ihre mögliche Bewegungsgrenze (Endstellung) gehen, dann bewusst die Muskulatur entspannen und erst in dieser entspannten Stellung die 5 Atmungszyklen ausführen. Wenn Sie den nach vorn gebeugten Kopf mit der rückwärtigen Nackenmuskulatur halten, können unter Umständen Ihre Beschwerden zunehmen.
- Die Nackenmuskulatur ist erfahrungsgemäß bei den meisten Menschen verkrampft, eben weil sie in ihrer Aufgabe, den auf die Hände gerichteten Kopf gegen die Schwerkraft zu halten, ständig angespannt ist. Dadurch sind diese Muskelpartien auch häufig verkürzt. Beim Beugen des Kopfes nach vorn verspürt man dann leicht ein Ziehen, manchmal bis zur Lendenwirbelsäule hinunter. Wenn es sich nicht um einen regelrechten Schmerz handelt, ist dieses Ziehen normal und nicht als Symptom im Sinne des Zilgrei-Tests zu werten.
- Das Bewegungsausmaß der Halswirbelsäule nach vorn und hinten ist normalerweise nicht gleich, deshalb kann man es auch nicht miteinander vergleichen. Verlassen Sie sich deshalb bei der Bestimmung der symptomauslösenden Bewegungsrichtung hauptsächlich auf das, was Sie empfinden.
- Bleiben Sie entspannt und aufrecht sitzen und bewegen Sie nur den Kopf und die Halswirbelsäule, nicht auch die Schultern und den Oberkörper.
- Wiederholen Sie nach Ausführung der Selbstbehandlung sanft die Testbewegungen, um festzustellen, ob sich etwas verändert hat.
- Augen nicht schließen

Die Testbewegungen für die Selbstbehandlung ROTKEHLCHEN:

Abbildung 1
Ausgangsstellung

Sitzen Sie aufrecht und entspannt.

Abbildung 2
Bewegung 1

Beugen Sie den Kopf langsam nach vorn, entspannen Sie den Nacken. Kehren Sie dann langsam zur Ausgangsstellung zurück.

Abbildung 3
Bewegung 2

Strecken Sie jetzt den Kopf nach hinten, öffnen Sie dabei sanft den Mund. Kehren Sie langsam zur Ausgangsstellung zurück

Stellen Sie dabei fest, welche Bewegung Schmerz oder Unbehagen auslöst bzw. welche Bewegung die Symptome verschlimmert oder eingeschränkt ist.

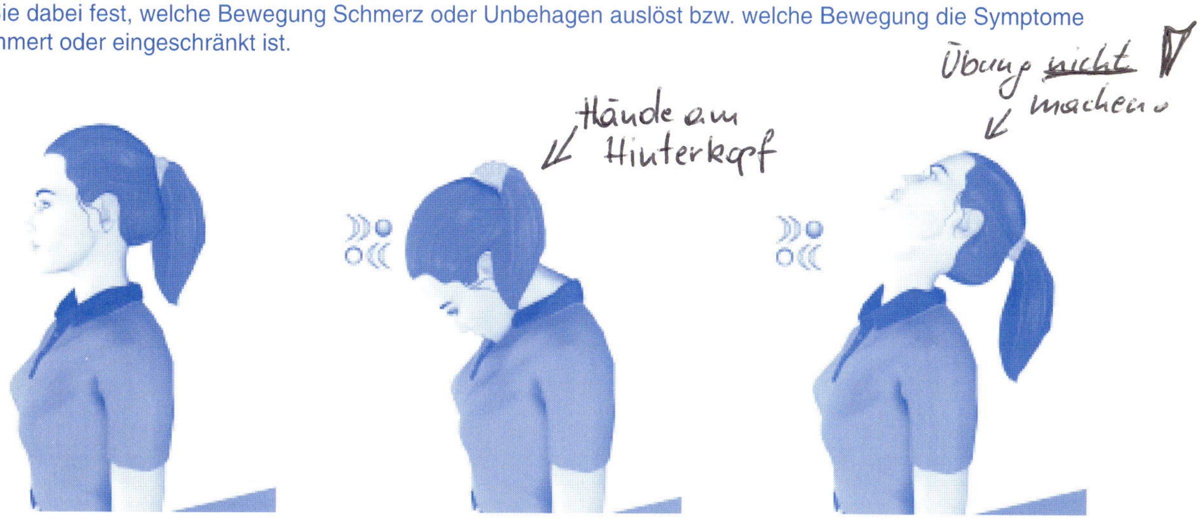

Die ZILGREI-Position für die Ausführung der Selbstbehandlung ROTKEHLCHEN:

Ausgangsstellung

Sitzen Sie aufrecht und entspannt.

ZILGREI-Position 1

Wenn Ihnen die Bewegung 2, Strecken des Kopfes nach hinten, Symptome verursacht, machen Sie das ROTKEHLCHEN in dieser Stellung: Beugen Sie den Kopf locker nach vorn bis an die mögliche Grenze und führen Sie in dieser Stellung 5 Zilgrei-Atmungszyklen aus: Einatmen (Bauch raus) – 5-Sekunden-Pause – Ausatmen (Bauch rein) – 5-Sekunden-Pause, insgesamt fünfmal wiederholen.
Beenden Sie die Selbstbehandlung, indem Sie beim 6. Einatmen in die Ausgangsstellung zurückkehren.

ZILGREI-Position 2

Wenn die Bewegung 1, Beugen des Kopfes nach vorn, unangenehm oder eingeschränkt ist, machen Sie das ROTKEHLCHEN wie abgebildet und beschrieben nach hinten.
Beenden Sie die Selbstbehandlung, indem Sie beim 5. Ausatmen in die Ausgangsstellung zurückkehren, die 5-Sekunden-Pause machen und dann normal weiteratmen.

Beispiel der dynamischen Variante der Selbstbehandlung ROTKEHLCHEN:

Abbildung 1

Ausgangsstellung:
Sitzen Sie aufrecht und entspannt. Atmen Sie ein und machen Sie die 5-Sekunden-Pause.

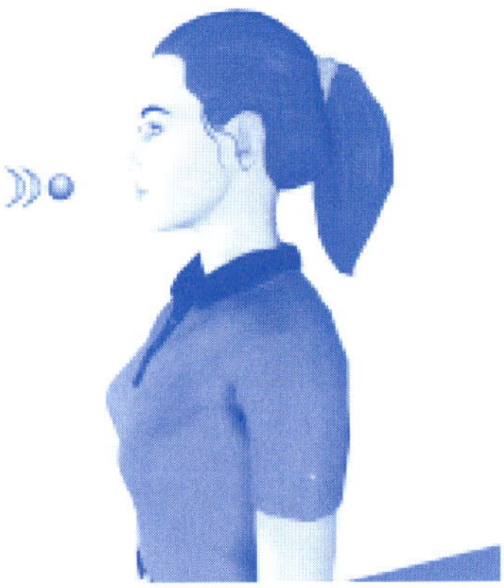

Abbildung 2

Während Sie ausatmen, beugen Sie den Kopf langsam wie eingangs beschrieben nach vorn. Machen Sie die 5-Sekunden-Pause.

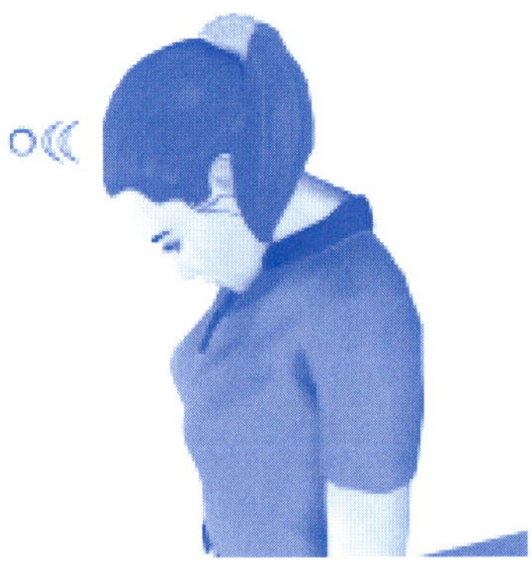

Abbildung 3

Während Sie einatmen, kehren Sie langsam wieder zur Ausgangsstellung zurück.
Machen Sie die 5-Sekunden-Pause.

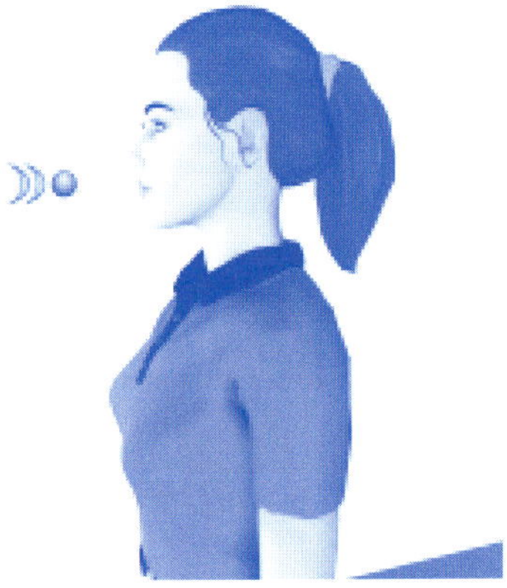

Wiederholen Sie den gesamten Vorgang insgesamt fünfmal und beenden Sie die Selbstbehandlung, indem Sie mit der 6. Einatmung wieder in die Ausgangsstellung zurückkehren.
Ist Ihre symptomauslösende Bewegung nach vorn, dann machen Sie das ROTKEHLCHEN nach hinten. Beachten Sie dann aber bitte folgende Koordinierung der Atmung mit der Bewegung:
Ausgangsstellung – während Sie einatmen, bewegen Sie den Kopf nach hinten, machen die 5-Sekunden-Pause und während Sie ausatmen, kehren Sie in die Ausgangsstellung zurück, machen wieder die 5-Sekunden-Pause und wiederholen diesen Zyklus insgesamt fünfmal.

Können Sie beim Test keinerlei Unterschied zwischen den beiden Bewegungen feststellen, dann wenden Sie das ROTKEHLCHEN in seiner allgemeinen Variante als Prophylaxe an, damit die Halswirbelsäule beweglich bleibt. Sie können dazu entweder die allgemein-statische Variante anwenden, wobei zuerst wie in Zilgrei-Position 1 beschrieben verfahren und im Anschluss Zilgrei-Position 2 ausgeführt wird, beide natürlich kombiniert mit jeweils 5 kompletten Zyklen der Zilgrei-Atmung; oder Sie wählen die allgemein-dynamische Variante, die folgendermaßen gemacht wird (*wiederholen Sie den gesamten Vorgang insgesamt fünfmal):*

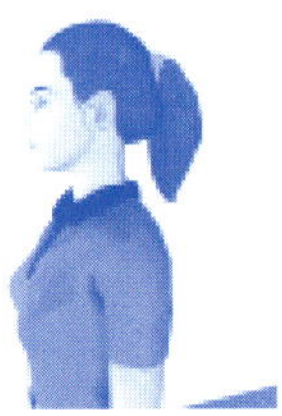

Ausgangsstellung:
Sitzen Sie aufrecht und entspannt.

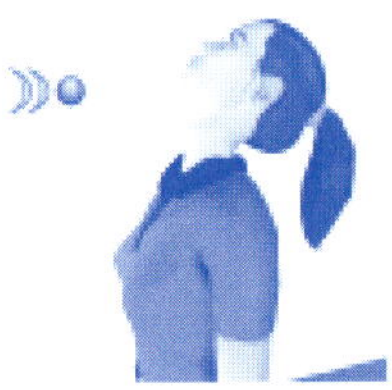

Während Sie einatmen, bewegen Sie den Kopf langsam und fließend nach hinten bis an die mögliche Grenze und machen Sie die 5-Sekunden-Pause.

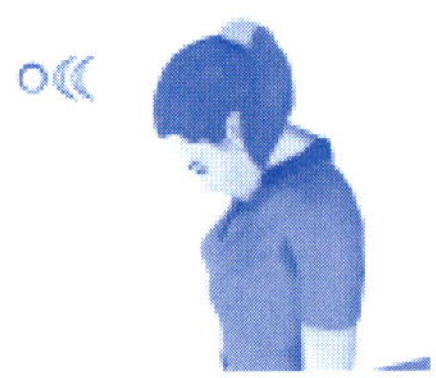

Während Sie ausatmen, bewegen Sie den Kopf langsam und fließend nach vorn, so weit es geht, ohne zu forcieren, und machen die 5-Sekunden-Pause.

Rosenstar

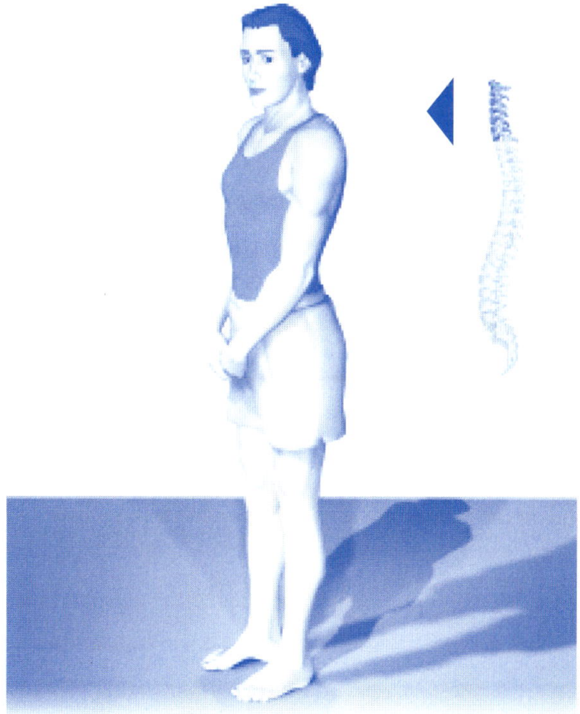

Die SBH ROSENSTAR hilft bei Kopf- und Nackenschmerzen, die häufig der Arthrose zugeschrieben werden. Sie dient der Wiederherstellung der Beweglichkeit der Halswirbelsäule und der Entspannung der Nackenmuskulatur, vor allem wenn man Schwierigkeiten hat, den Kopf seitlich zu neigen. Der ROSENSTAR ist besondes wirksam bei steifem Hals, Schwindelgefühl, Gelenkknirschen bei Kopfbewegungen und bei Schweregefühl im Kopf.

Außerdem hat sich die Anwendung als wirksam erwiesen bei Kribbeln oder Gefühllosigkeit in den Armen und Händen und bei Schultersteife.

Darauf müssen Sie beim Test und bei den Anwendungen besonders achten:

- Legen Sie Ohrringe und Halsschmuck sowie sonstige Gegenstände oder Bedeckung des Kopfes und der Haare ab.
- Neigen Sie den Kopf seitlich, als wollten Sie mit dem Ohr die Schulter erreichen (aber nicht mit der Schulter das Ohr!).
- Das Bewegungsausmaß ist gering; begnügen Sie sich damit und verkrampfen Sie sich nicht, um noch weiter zu kommen.
- Bleiben Sie entspannt und aufrecht sitzen, ohne die Schultern und den Oberkörper mitzubewegen.
- Üben Sie die Bewegung vor einem Spiegel, damit Sie auch wirklich die Bewegungsebene (Frontalebene) einhalten. Das ist nämlich gar nicht so einfach, denn man dreht beim ROSENSTAR häufig den Kopf nach vorn oder hinten ab.
- Konzentrieren Sie sich beim Test darauf, was Sie bei der jeweiligen Bewegung spüren und welche Bewegung mehr eingeschränkt ist. Schließen Sie bei der Bewegung eventuell die Augen, wenn Sie sich dadurch besser konzentrieren können.
- Gehen Sie in der Bewegung nur so weit, wie Sie bequem kommen; bedenken Sie immer, dass es beim Test nur darauf ankommt, den *Unterschied* in der Symptomatik zwischen den beiden Bewegungen festzustellen.
- Wiederholen Sie nach der Ausführung der Selbstbehandlung sanft die Testbewegungen, um festzustellen, ob sich etwas verändert hat.

Die Testbewegungen für die Selbstbehandlung ROSENSTAR:

Abbildung 1
Ausgangsstellung

Sitzen Sie aufrecht und entspannt.

Abbildung 2
Bewegung 1

Neigen Sie den Kopf seitlich langsam zur rechten Schulter hin.
Kehren Sie dann langsam zur Ausgangsstellung zurück.

Abbildung 3
Bewegung 2

Neigen Sie jetzt den Kopf zur linken Schulter hin.
Kehren Sie langsam zur Ausgangsstellung zurück.

Stellen Sie dabei fest, welche Bewegung Schmerz oder Unbehagen auslöst bzw. welche Bewegung die Symptome verschlimmert oder eingeschränkt ist.

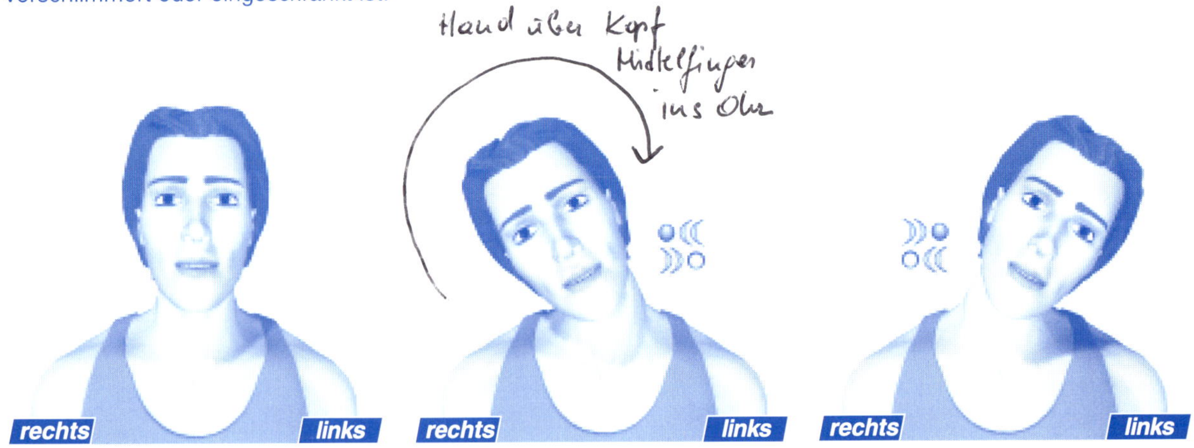

Die ZILGREI-Position für die Ausführung der Selbstbehandlung ROSENSTAR:

Ausgangsstellung

Sitzen Sie aufrecht und entspannt.

ZILGREI-Position 1

Wenn Ihnen die Bewegung 2, Neigen des Kopfes nach links, Symptome verursacht, dann machen Sie den ROSENSTAR in dieser Stellung: Neigen Sie den Kopf nach rechts bis an die bequem erreichbare Grenze und führen Sie in dieser Stellung 5 Zilgrei-Atmungszyklen aus: Einatmen (Bauch raus) – 5-Sekunden-Pause – Ausatmen (Bauch rein) – 5-Sekunden-Pause, insgesamt fünfmal wiederholen.
Beenden Sie die Selbstbehandlung, indem Sie beim 6. Einatmen in die Ausgangsstellung zurückkehren.

ZILGREI-Position 2

Wenn die Bewegung 1, Seitneigen des Kopfes nach rechts, unangenehm oder eingeschränkt ist, machen Sie den ROSENSTAR wie abgebildet und beschrieben nach links.

Beispiel der dynamischen Variante der Selbstbehandlung ROSENSTAR:

Abbildung 1

Ausgangsstellung:
Sitzen Sie aufrecht und entspannt. Atmen Sie ein und machen Sie die 5-Sekunden-Pause

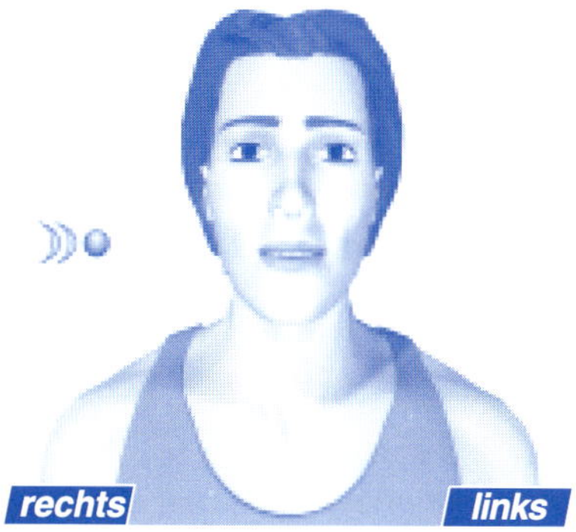

Abbildung 2

Während Sie ausatmen, neigen Sie den Kopf langsam zur rechten Schulter hin. Machen Sie die 5-Sekunden-Pause.

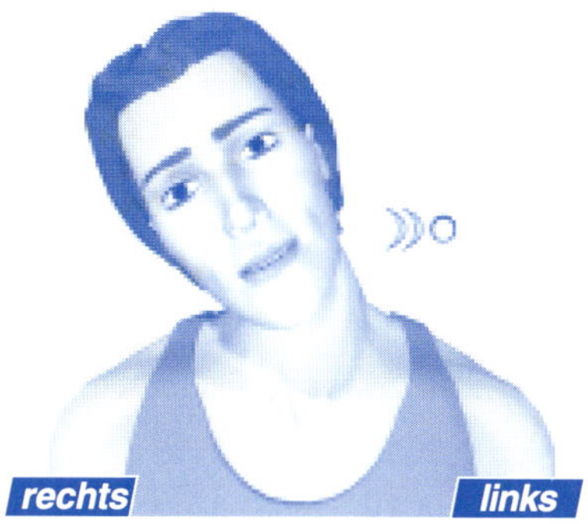

Abbildung 3

Während Sie einatmen, kehren Sie langsam wieder zur Ausgangsstellung zurück.
Machen Sie die 5-Sekunden-Pause.

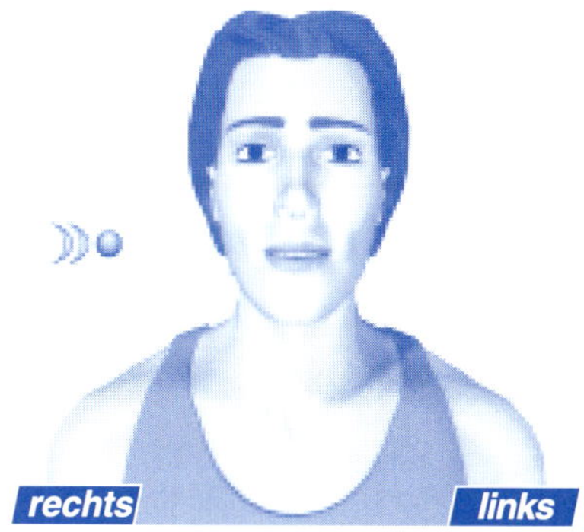

Wiederholen Sie den gesamten Vorgang insgesamt fünfmal und beenden Sie die Selbstbehandlung, indem Sie mit der 6. Einatmung wieder in die Ausgangsstellung zurückkehren.
Ist Ihre symptomauslösende Bewegung die Kopfneigung nach rechts, dann machen Sie das Gleiche wie beschrieben nach links.

Können Sie beim Test keinerlei Unterschied zwischen den beiden Bewegungen feststellen, dann wenden Sie den ROSENSTAR in seiner allgemeinen Variante als Prophylaxe an, damit die Halswirbelsäule beweglich bleibt. Sie verfahren zuerst wie in Zilgrei-Position 1 beschrieben und führen im Anschluss Zilgrei-Position 2 aus, beide natürlich kombiniert mit jeweils 5 kompletten Zyklen der Zilgrei-Atmung.

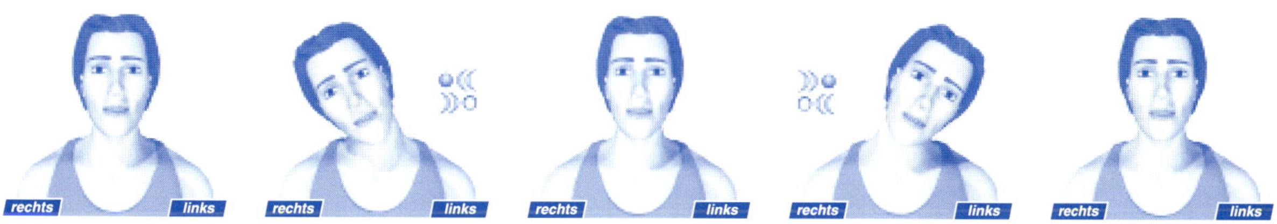

Zeisig

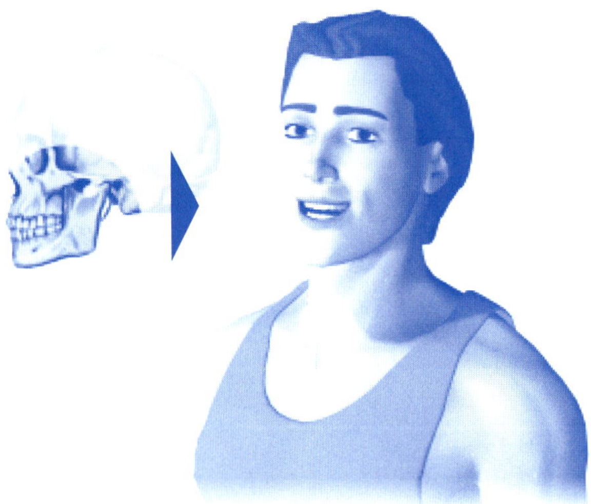

Die SBH ZEISIG dient der Linderung und Beseitigung von Beschwerden und Blockaden in den Kiefergelenken; sie hilft bei Knirsch- und Knackgeräuschen im Kiefergelenk und bei schmerzhaftem Öffnen oder Schließen des Mundes.

Der ZEISIG wird auch bei Kopfschmerzen, besonders bei jenen in der Schläfengegend und im Hinterkopf, eingesetzt und kann auch bei Hörstörungen helfen.

Darauf müssen Sie beim Test und bei den Anwendungen besonders achten:

- Legen Sie Ohrringe und Halsschmuck sowie sonstige Gegenstände oder Bedeckung des Kopfes und der Haare ab.
- Der Test und die Selbstbehandlung erfordern das Öffnen des Mundes und das *leichte (!)* Zusammenbeißen der Zähne.
- Die Ausgangsstellung ist – wie immer – von ausschlaggebender Bedeutung, aber beim ZEISIG ganz besonders; sitzen Sie wie üblich aufrecht und entspannt und achten Sie genau darauf, dass das Kinn nicht angehoben, sondern leicht nach innen (nicht nach unten) genommen wird. Dabei wird der Nacken lang, die Halswirbelsäule bleibt aber trotzdem locker.
- Öffnen Sie beim Test und bei der Selbstbehandlung den Mund nur so weit, wie es bequem geht, und beißen Sie die Zähne nur ganz sanft aufeinander. Forcieren könnte bei bestehenden Kieferbeschwerden die Gelenke blockieren.
- Wiederholen Sie nach Ausführung der Selbstbehandlung sanft die Testbewegungen, um festzustellen, ob sich etwas verändert hat.
- Wenden Sie nicht nur den ZEISIG zur Behebung Ihrer Kiefergelenkbeschwerden an. Die besten Ergebnisse erzielen Sie dann, wenn Sie gleichzeitig und regelmäßig die Basis-Selbstbehandlungen für die Wirbelsäule und das Becken ausführen (für die Wirbelsäule SCHWAN und EISVOGEL oder statt dieser beiden den ADLER, außerdem den KRANICH oder das PERLHUHN für das Becken).

Die Testbewegungen für die Selbstbehandlung ZEISIG:

Abbildung 1
Ausgangsstellung

Sitzen Sie aufrecht und entspannt. Die Lippen sind geschlossen, der Kiefer ist locker.

Abbildung 2
Bewegung 1

Öffnen Sie den Mund bis an die mögliche Bewegungsgrenze, aber ohne zu forcieren.

Abbildung 3
Bewegung 2

Schließen Sie den Mund und beißen Sie ganz sanft die Zähne aufeinander.

Stellen Sie dabei fest, welche Bewegung Schmerz oder Unbehagen auslöst bzw. welche Bewegung die Symptome verschlimmert oder eingeschränkt ist.

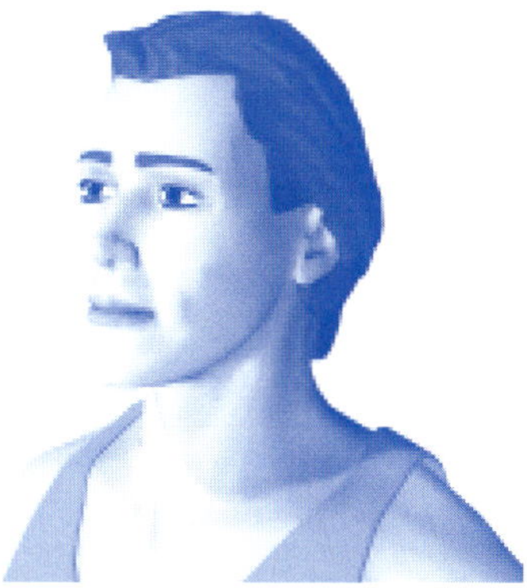

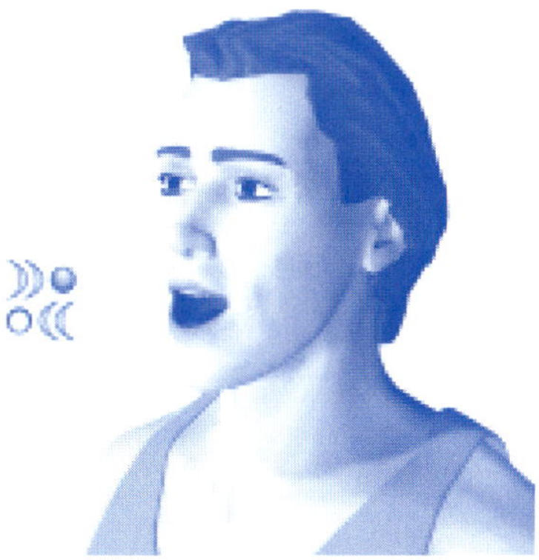

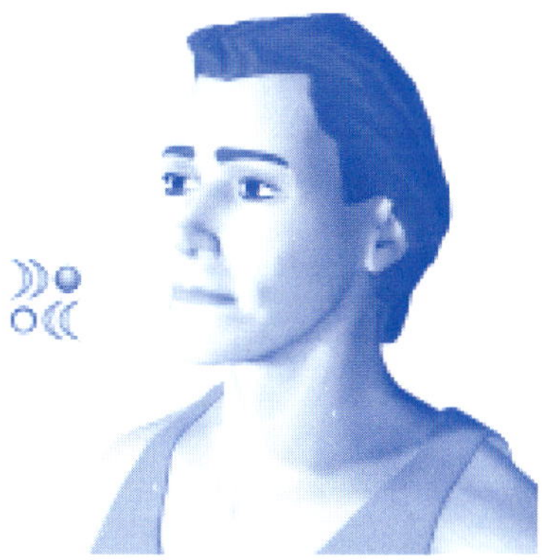

Die ZILGREI-Position für die Ausführung der Selbstbehandlung ZEISIG:

Ausgangsstellung

Sitzen Sie aufrecht und entspannt. Die Lippen sind geschlossen, der Kiefer ist locker.

ZILGREI-Position 1

Wenn Ihnen die Bewegung 2, Schließen des Mundes und Aufeinanderbeißen der Zähne, Symptome verursacht, machen Sie den ZEISIG in dieser Stellung: Öffnen Sie den Mund bis an die bequeme Grenze, ohne zu forcieren, und führen Sie in dieser Stellung nun 5 Zilgrei-Atmungszyklen aus: Einatmen (Bauch raus) – 5-Sekunden-Pause – Ausatmen (Bauch rein) – 5-Sekunden-Pause, insgesamt fünfmal wiederholen. Atmen Sie durch die Nase ein und durch den Mund aus.

ZILGREI-Position 2

Wenn die Bewegung 1, Öffnen des Mundes, unangenehm oder eingeschränkt ist, machen Sie den ZEISIG, indem Sie die Zähne ganz leicht (!) aufeinanderbeißen und in dieser Stellung die 5 Zilgrei-Atmungszyklen ausführen. Atmen Sie durch die Nase ein und aus.

Beispiel der dynamischen Variante der Selbstbehandlung ZEISIG:

Abbildung 1

Ausgangsstellung:
Sitzen Sie aufrecht und entspannt. Die Lippen sind geschlossen, der Kiefer ist entspannt. Atmen Sie durch die Nase ein und machen Sie die 5-Sekunden-Pause.

Abbildung 2

Während Sie durch den Mund ausatmen, öffnen Sie ihn langsam wie beschrieben. Machen Sie die 5-Sekunden-Pause.

Abbildung 3

Während Sie durch die Nase einatmen, schließen Sie den Mund, ohne die Zähne zusammenzubeißen. Machen Sie die 5-Sekunden-Pause.

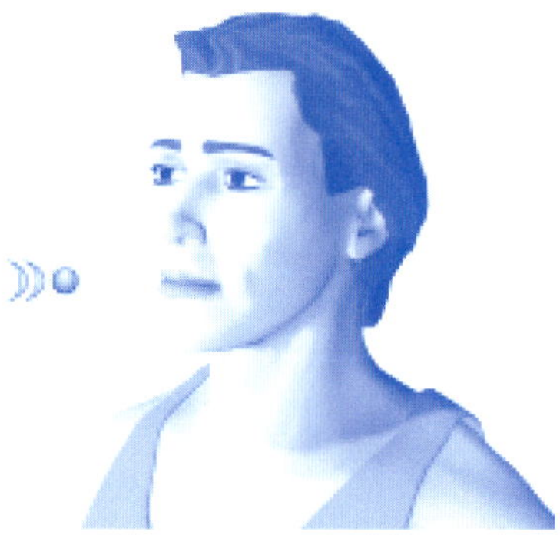

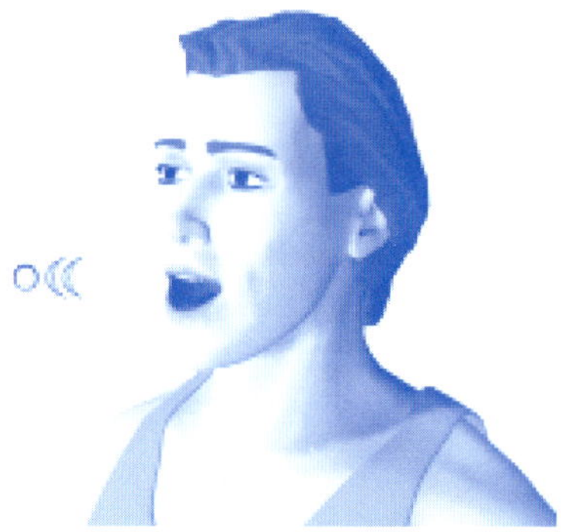

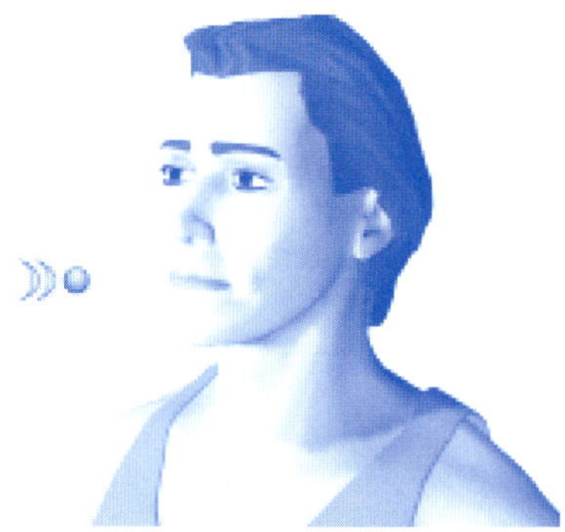

Wiederholen Sie den gesamten Vorgang insgesamt fünfmal und beenden Sie die Selbstbehandlung, indem Sie mit der 6. Einatmung in die Ausgangsstellung zurückkehren. Ist Ihre symptomauslösende Bewegung das Öffnen des Mundes, dann machen Sie den ZEISIG folgendermaßen: Atmen Sie in der Ausgangsstellung – die Lippen sind dabei geschlossen, aber der Kiefer ist locker – durch die Nase ein, machen Sie die 5-Sekunden-Pause; atmen Sie aus und beißen Sie dabei leicht (!) die Zähne aufeinander; machen Sie die 5-Sekunden-Pause. Atmen Sie wieder ein, entspannen Sie dabei den Kiefer, aber halten Sie die Lippen geschlossen, und machen Sie die 5-Sekunden- Pause. Wiederholen Sie den gesamten Vorgang fünfmal.

Können Sie beim Test keinerlei Unterschied zwischen den beiden Bewegungen feststellen, dann wenden Sie den ZEISIG in seiner allgemein-dynamischen Variante als Prophylaxe an, damit das Kiefergelenk beweglich bleibt. Verfahren Sie folgendermaßen:

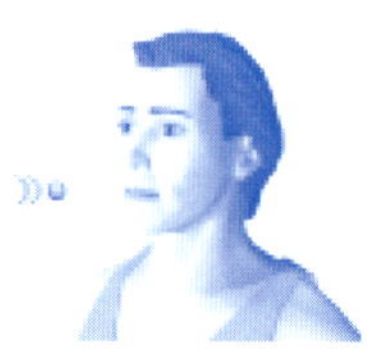

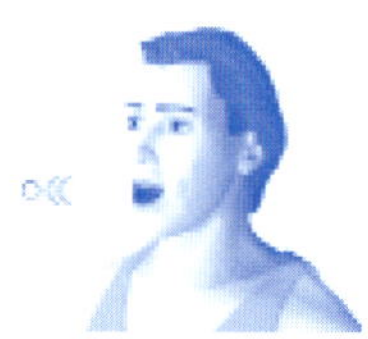

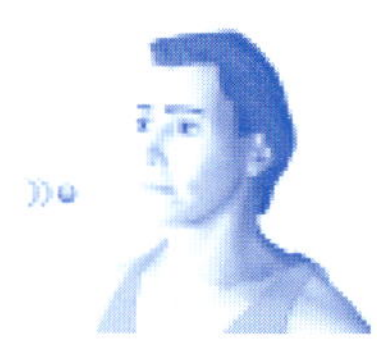

Ausgangsstellung: Sitzen Sie aufrecht und entspannt. Die Lippen sind geschlossen, der Kiefer ist entspannt. Atmen Sie ein und machen Sie die 5-Sekunden-Pause.

Während Sie durch den Mund ausatmen, öffnen Sie den Mund, ohne zu forcieren, und machen Sie die 5-Sekunden-Pause.

Während Sie durch die Nase einatmen, schließen Sie den Mund und beißen Sie leicht (!) die Zähne aufeinander und machen die 5-Sekunden-Pause.

Wiederholen Sie den gesamten Vorgang insgesamt fünfmal.

Drossel

Die SBH DROSSEL mobilisiert hauptsächlich die Brustwirbelsäule und die Schultern. Sie entspannt die Rückenmuskulatur und kann gezielt bei Rundrücken oder Flachrücken eingesetzt werden.

Die DROSSEL hilft bei Schmerzen und Blockierungen im Brustraum und in der Brustwirbelsäule.

Die dynamische Variante der DROSSEL hat sich auch als wirksam bei stressbedingten Asthmaanfällen erwiesen.

Sie dient aber auch der Erleichterung bei Bedrücktheit und bei psychischem Stress. Zu diesem Zweck wenden Sie die DROSSEL so oft wie nötig an, aber ohne zu übertreiben.

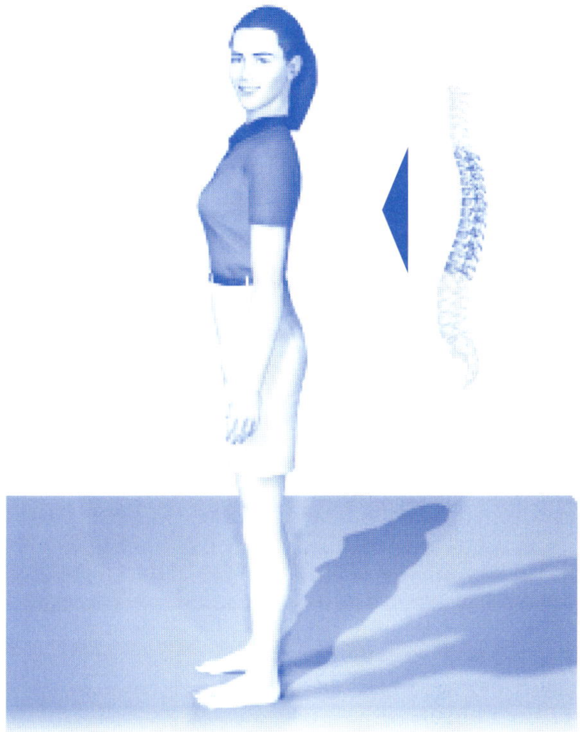

Darauf müssen Sie beim Test und bei den Anwendungen besonders achten:

- Die SBH DROSSEL kann auf einem Hocker sitzend oder im Stehen ausgeübt werden.
- Der Test und die Selbstbehandlung erfordern einerseits das Blockieren des Brustkorbs und die Verstärkung der Rundung der Brustwirbelsäule durch das „Sich Umarmen“, andererseits das Abflachen der Brustwirbelsäule durch das Anheben nach hinten oben der gestreckten Arme mit den verschlossenen Händen.
- Die Bewegungen sollen ruhig und flüssig, keineswegs aber ruckartig oder hastig sein.
- Umfassen Sie sich in der Höhe der Schultern, sodass die Hände von hinten sichtbar sind.
- Das Ziel dieser SBH ist es, die Brustwirbelsäule, die bei sehr vielen Menschen sehr steif und unbeweglich ist, wieder mobil zu machen. Zu diesem Zweck wird in der Einatmung der Brustkorb vorn blockiert, sodass sich die Atembewegung nur nach hinten richtig entfalten kann.
- Befolgen Sie die Anweisungen in Bezug auf die Koordinierung von Atmung und Bewegung. Verspüren Sie dabei aber Unbehagen, drehen Sie Atmung und Bewegung um.
- Wenn Ihre Schultern leicht ermüden, wählen Sie lieber die dynamische Anwendungsvariante.
- Konzentrieren Sie sich beim Test darauf, was Sie in der jeweiligen Stellung spüren, und schließen Sie dabei die Augen, wenn Sie sich dann besser konzentrieren können.
- Wiederholen Sie nach Ausführung der Selbstbehandlung sanft die Testbewegungen, um festzustellen, ob sich etwas verändert hat.

Die Testbewegungen für die Selbstbehandlung DROSSEL:

Abbildung 1
Ausgangsstellung

Stehen oder sitzen Sie aufrecht und entspannt, wie eingangs beschrieben wurde.

Abbildung 2
Bewegung 1

Umfassen Sie Ihre Schultern mit gekreuzten Armen, als umarmten Sie sich.
Kehren Sie wieder in die Ausgangsstellung zurück.

Abbildung 3
Bewegung 2

Verschließen Sie die Hände hinter dem Rücken und entfernen Sie die gestreckten Arme ein wenig vom Körper nach hinten oben. Kehren Sie wieder in die Ausgangsstellung zurück.

Stellen Sie dabei fest, welche Bewegung Schmerz oder Unbehagen auslöst bzw. welche Bewegung die Symptome verschlimmert oder eingeschränkt ist.

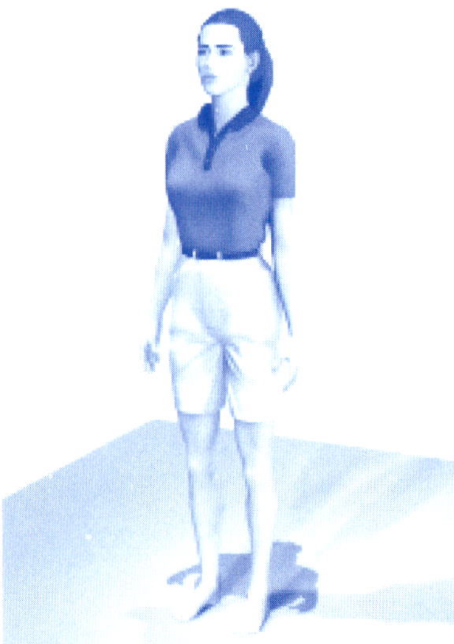

Bei Flachrücken

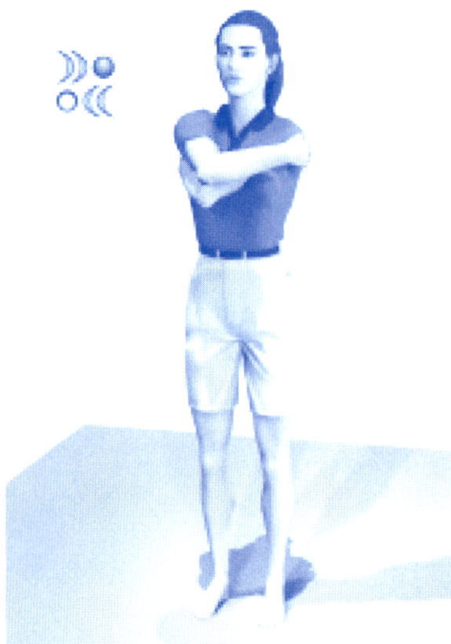

Bei Rundrücken

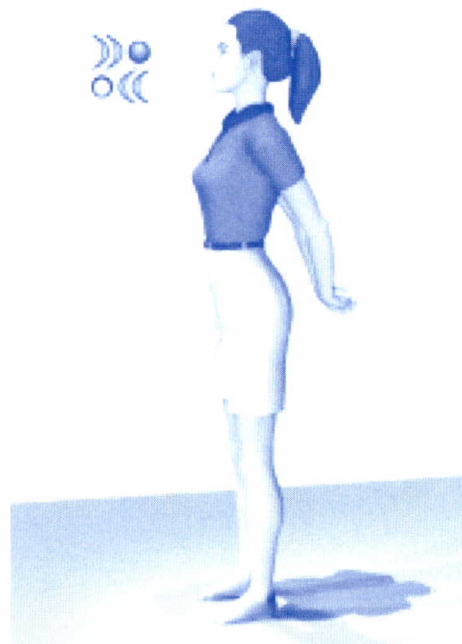

Die ZILGREI-Position für die Ausführung der Selbstbehandlung DROSSEL:

Ausgangsstellung

Stehen oder sitzen Sie aufrecht und entspannt.

ZILGREI-Position 1

Wenn Ihnen die Bewegung 2, das Anheben der gestreckten Arme mit verschlossenen Händen nach hinten, unangenehm oder schmerzhaft ist, machen Sie die DROSSEL wie abgebildet, indem Sie sich mit gekreuzten Armen in Schulterhöhe möglichst fest, ohne dass es unangenehm ist, umarmen und in dieser Stellung 5

ZILGREI-Position 2

Wenn die Bewegung 1, das „Sich Umarmen", Symptome verursacht, machen Sie die DROSSEL, indem Sie die gestreckten Arme mit verschlossenen Händen nach hinten oben anheben und in dieser Stellung die 5 Zilgrei-Atmungszyklen ausführen. Beenden Sie die Selbstbehandlung, indem Sie während der 6. Ein-

Zilgrei-Atmungszyklen ausführen: Einatmen (Bauch raus) – 5-Sekunden-Pause – Ausatmen (Bauch rein) – 5-Sekunden-Pause, insgesamt fünfmal wiederholen.
Beenden Sie die Selbstbehandlung, indem Sie beim 6. Einatmen die Umarmung auflösen und normal weiteratmen.

atmung in die Ausgangsstellung zurückkehren und normal weiteratmen.

Die dynamische Variante der Selbstbehandlung DROSSEL: Bei Flachrücken

Die DROSSEL eignet sich gut für die dynamische Anwendung, auch zur Linderung von Asthmaanfällen oder wenn Ihre Schultern leicht ermüden:

Abbildung 1

Ausgangsstellung:
Stehen oder sitzen Sie wie erläutert. Umfassen Sie Ihre Schultern locker in Schulterhöhe.

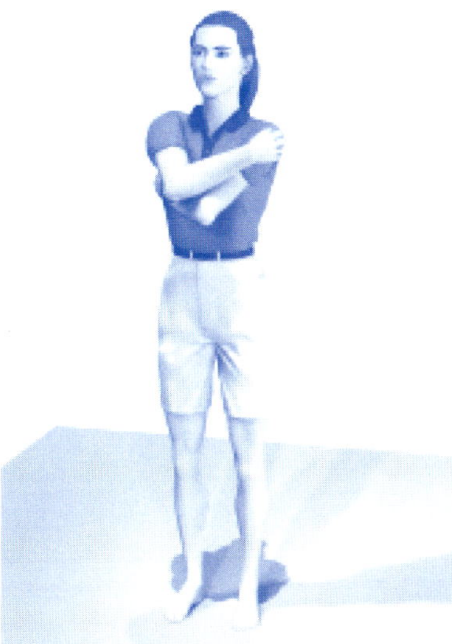

Abbildung 2

Während Sie einatmen, verstärken Sie die Umarmung und blockieren Sie somit den Brustkorb. Machen Sie die 5-Sekunden-Pause.

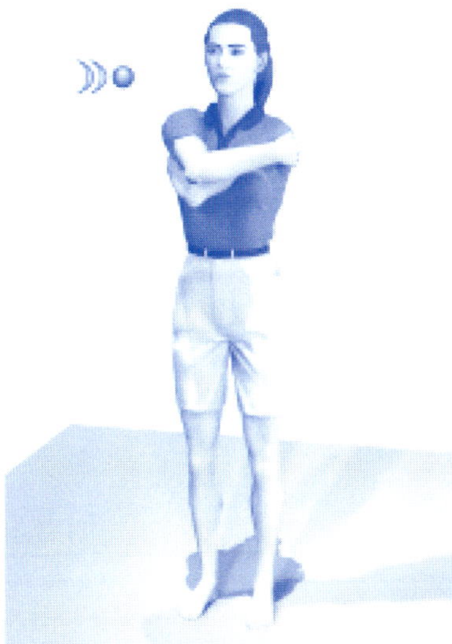

Abbildung 3

Während Sie ausatmen, lockern Sie die Umarmung und machen Sie die 5-Sekunden-Pause.

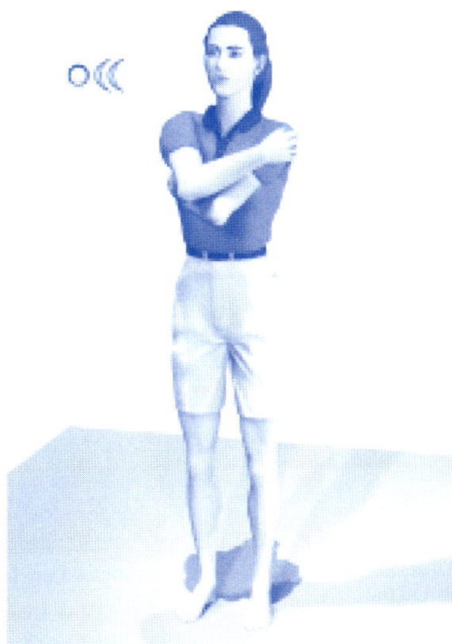

Wiederholen Sie den gesamten Vorgang insgesamt fünfmal und beenden Sie die Selbstbehandlung, indem Sie mit der 6. Einatmung die Umarmung auflösen und dann normal weiteratmen.

Ist Ihre symptomauslösende Stellung die Umarmung, dann verfahren Sie folgendermaßen: Stehen oder sitzen Sie aufrecht und entspannt, verschließen Sie die Hände hinter dem Rücken und strecken Sie die Arme, atmen Sie ein und machen Sie die 5-Sekunden-Pause. Während Sie ausatmen, heben Sie die verschlossenen Hände mit gestreckten Armen ein wenig nach hinten oben an und machen Sie die 5-Sekunden-Pause. Während des Einatmens entspannen Sie die Arme, bewegen Sie sie zum Körper zurück und machen die 5-Sekunden-Pause. Wiederholen Sie den gesamten Vorgang insgesamt fünfmal und beenden Sie die Selbstbehandlung, indem Sie mit der 6. Einatmung in die normale Ausgangsstellung zurückkehren und normal weiteratmen.

Bei Rundrücken

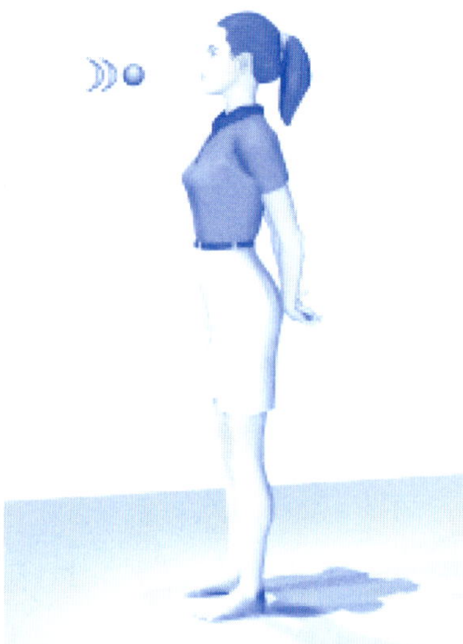

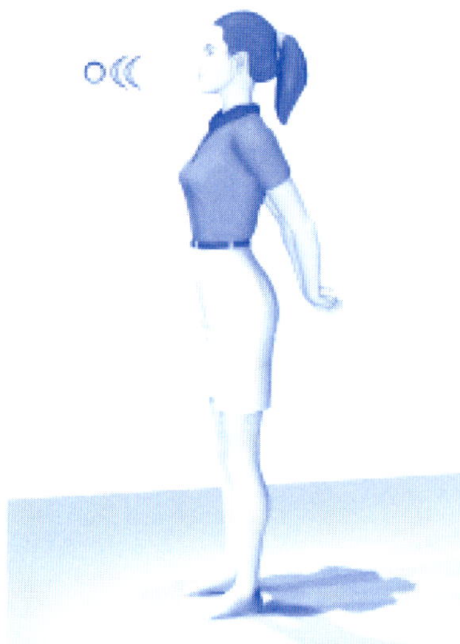

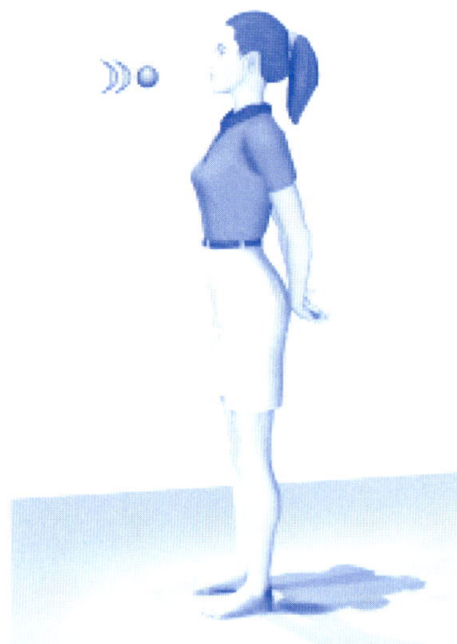

Können Sie beim Test keinerlei Unterschied zwischen den beiden Bewegungen feststellen, dann wenden Sie die DROSSEL in ihrer allgemeinen Variante als Prophylaxe oder zur Stressbekämpfung an. Sie verfahren zuerst wie in Zilgrei-Position 1 beschrieben und führen im Anschluss Zilgrei-Position 2 aus, beide natürlich kombiniert mit jeweils 5 kompletten Zyklen der Zilgrei-Atmung. Ziehen Sie die allgemein-dynamische Variante vor, befolgen Sie den Bewegungs-/Atmungsablauf wie folgt und wiederholen Sie den gesamten Vorgang fünfmal:

Bei schöner S-Form im Wechsel

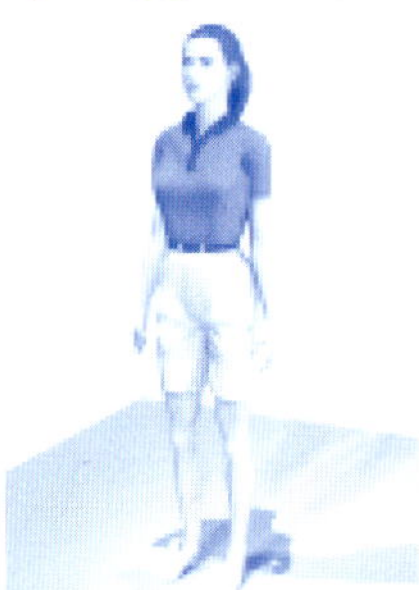

Sitzen bzw. stehen Sie aufrecht und entspannt.

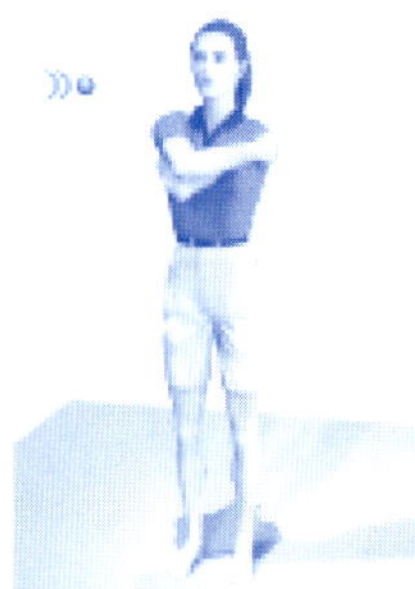

Während Sie einatmen, umfassen Sie Ihre Schultern, umarmen Sie sich fest und machen Sie die 5-Sekunden-Pause.

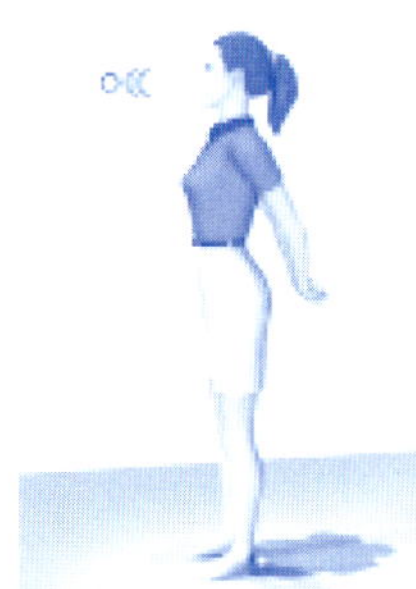

Während Sie ausatmen, strecken Sie die Arme nach hinten, verschließen Sie die Hände und heben Sie die Hände nach hinten oben an. Machen Sie die 5-Sekunden-Pause.

Schwalbe

Die SBH SCHWALBE mobilisiert hauptsächlich die Brustwirbelsäule und die Schultern. Sie entspannt und gleicht die Rückenmuskulatur aus.

Die SCHWALBE hilft bei Schmerzen im Brustraum, zwischen den Rippen und in der Brustwirbelsäule. Sie ist auch wirksam bei Schulterbeschwerden und Schmerzen in der unteren Halswirbelsäule.

Die dynamische Variante der SCHWALBE hat sich auch als ausgesprochen wirksam bei stressbedingten Asthmaanfällen erwiesen.

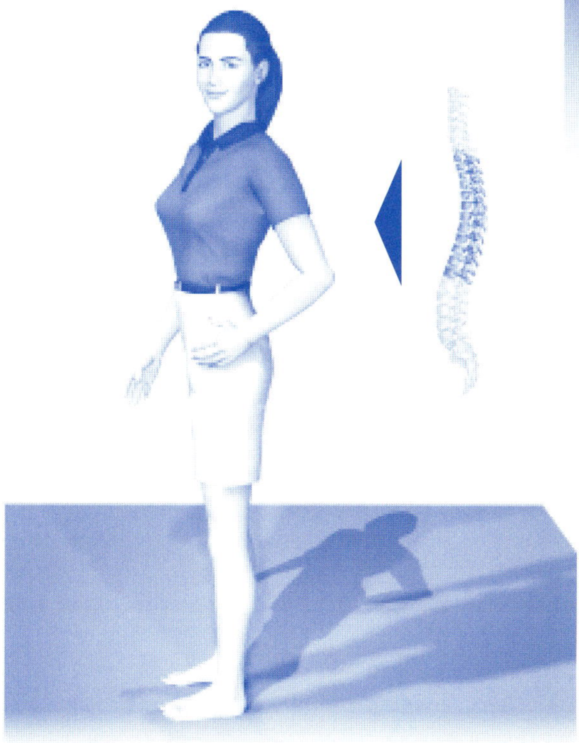

Darauf müssen Sie beim Test und bei den Anwendungen besonders achten:

- Die SBH SCHWALBE kann im Sitzen und im Stehen ausgeführt werden.
- Winkeln Sie in der Ausgangsstellung die Arme an, sodass die Oberarme parallel mit dem Körper sind und die Unterarme mit dem Boden.
- Die Selbstbehandlung erfordert das entgegengesetzte Ausstrecken und Nach-hinten-Schieben der angewinkelten Arme.
- Bei beiden Bewegungen sollen die (Unter-)Arme parallel zum Boden bleiben.
- Die Bewegungen sollen flüssig und nicht ruckartig sein.
- Bewegen Sie nur die Arme aus den Schultern heraus, nicht das Becken oder den Oberkörper. Um dies zu vermeiden, stellen Sie sich mit den Beinen an einen Tischrand.
- Wenn Ihre Schultern leicht ermüden, wählen Sie lieber die dynamische Anwendungsvariante.
- Konzentrieren Sie sich beim Test darauf, was Sie in der jeweiligen Stellung spüren, und schließen Sie dabei die Augen (sofern das nicht Ihr Gleichgewicht stört).
- Wiederholen Sie nach der Ausführung der Selbstbehandlung sanft die Testbewegungen, um festzustellen, ob sich etwas verändert hat.

Die Testbewegungen für die Selbstbehandlung SCHWALBE:

Abbildung 1
Ausgangsstellung

Stehen Sie aufrecht und entspannt, wie eingangs beschrieben. Winkeln Sie die Arme an.

Abbildung 2
Bewegung 1

Strecken Sie den rechten Arm nach vorn und schieben Sie gleichzeitig den linken nach hinten. Kehren Sie wieder in die Ausgangsstellung zurück.

Abbildung 3
Bewegung 2

Strecken Sie nun den linken Arm nach vorn und schieben den rechten nach hinten.
Kehren Sie wieder in die Ausgangsstellung zurück.

Stellen Sie dabei fest, welche Bewegung Schmerz oder Unbehagen auslöst bzw. welche Bewegung die Symptome verschlimmert oder eingeschränkt ist.

nur bei extrem { Bei Rundrücken beide Hände zurück. Bei Flachrücken beide Hände vor.

Austesten im Wechsel (für alle Muskeln)

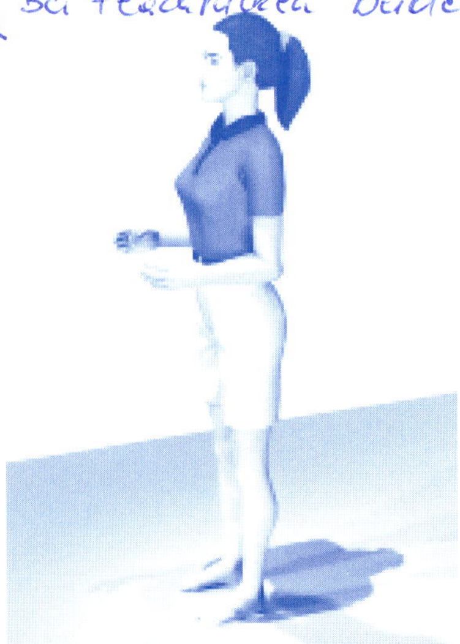

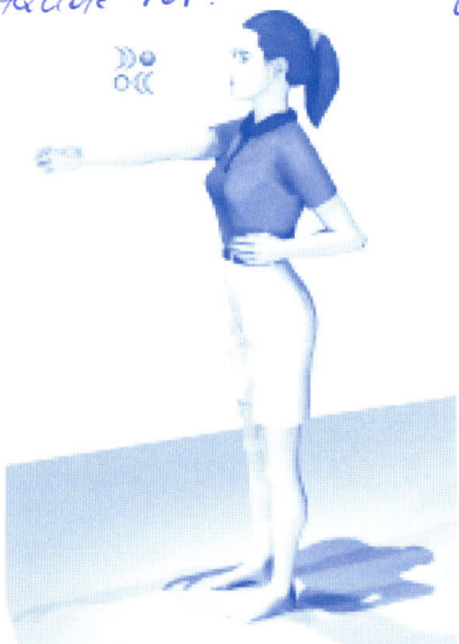

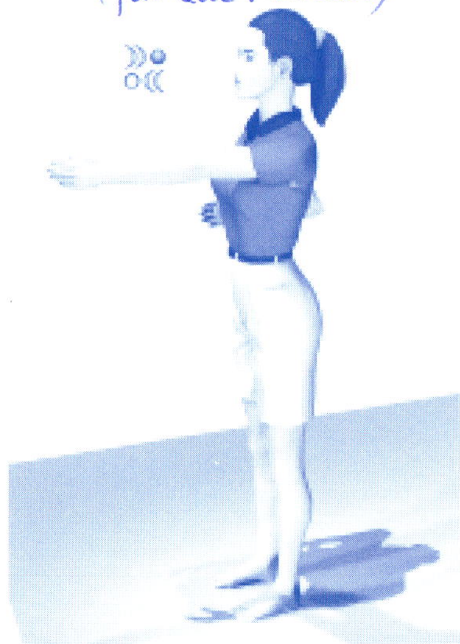

Die ZILGREI-Position für die Ausführung der Selbstbehandlung SCHWALBE:

Ausgangsstellung

Stehen Sie aufrecht und entspannt, winkeln Sie die Arme an.

ZILGREI-Position 1

Wenn Ihnen die Bewegung 2, linker Arm vorn, rechter Arm hinten, unangenehm oder schmerzhaft ist, machen Sie die SCHWALBE wie abgebildet, indem Sie den rechten Arm nach vorn ausstrecken und den linken nach hinten schieben und in dieser Stellung 5 Zilgrei-Atmungszyklen ausführen: Einatmen (Bauch raus) –

ZILGREI-Position 2

Wenn Ihnen die Bewegung 1, rechter Arm vorn, linker Arm hinten, Symptome verursacht, machen Sie die SCHWALBE, indem Sie den linken Arm nach vorn strecken und den rechten Arm nach hinten schieben und in dieser Stellung die 5 Zilgrei-Atmungszyklen ausführen. Beenden Sie die Selbstbehandlung, indem Sie

5-Sekunden-Pause – Ausatmen (Bauch rein) – 5-Sekunden-Pause, insgesamt fünfmal wiederholen.
Beenden Sie die Selbstbehandlung, indem Sie mit dem 6. Einatmen wieder in die Ausgangsstellung zurückkehren und normal weiteratmen.

während des 6. Einatmens in die Ausgangsstellung zurückkehren und normal weiteratmen.

Die dynamische Variante der Selbstbehandlung Schwalbe:

Die SCHWALBE eignet sich gut für die dynamische Anwendung, auch zur Linderung von Asthmaanfällen oder wenn Ihre Schultern leicht ermüden:

Abbildung 1

Ausgangsstellung:
Stehen Sie hüftbreit aufrecht und entspannt, Knie locker; winkeln Sie die Arme an. Atmen Sie ein und machen Sie die 5-Sekunden-Pause.

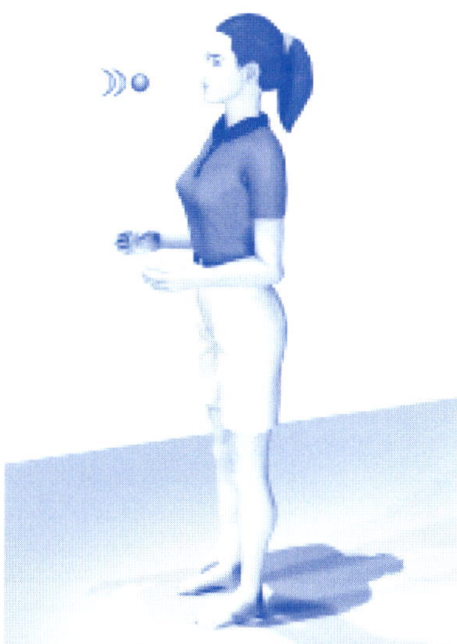

Abbildung 2

Während Sie ausatmen, strecken Sie den rechten Arm nach vorn und schieben den linken nach hinten. Machen Sie die 5-Sekunden-Pause.

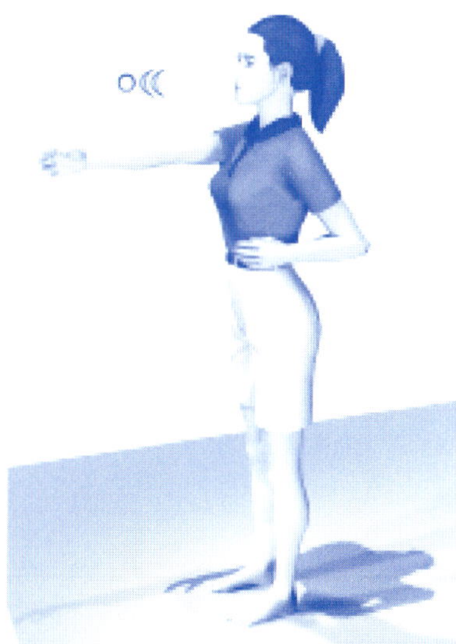

Abbildung 3

Während Sie einatmen, kehren Sie wieder langsam zur Ausgangsstellung zurück.
Machen Sie die 5-Sekunden-Pause.

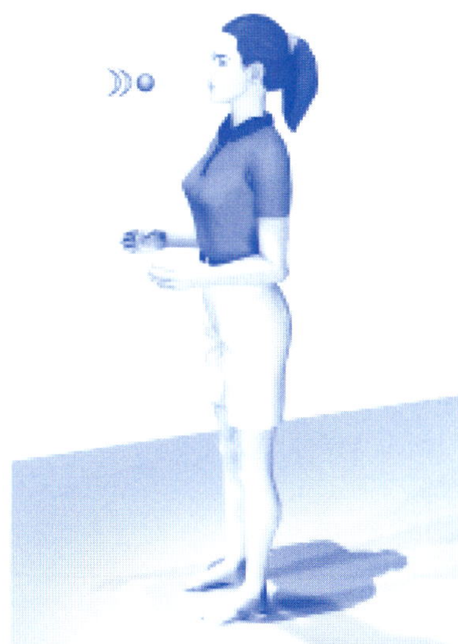

Wiederholen Sie den gesamten Vorgang insgesamt fünfmal und beenden Sie die Selbstbehandlung, indem Sie mit der 6. Einatmung in die Ausgangsstellung zurückkehren und dann normal weiteratmen.
Ist Ihre symptomauslösende Richtung die umgekehrte Armstellung wie abgebildet, dann führen Sie die Selbstbehandlung aus, indem Sie den linken Arm nach vorn strecken und den rechten nach hinten schieben und den gesamten Vorgang, koordiniert mit der Atmung, insgesamt fünfmal wiederholen.
Können Sie beim Test keinerlei Unterschied zwischen den beiden Bewegungen feststellen, dann wenden Sie die SCHWALBE in ihrer allgemein-dynamischen Variante als Prophylaxe oder zur Stressbekämpfung an. Der Bewegungs-/Atmungsablauf ist dann folgendermaßen:

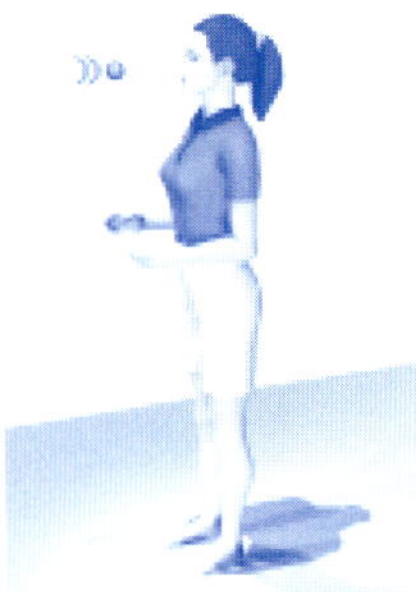

Ausgangsstellung: Stehen Sie aufrecht und entspannt, winkeln Sie die Arme an. Atmen Sie ein und machen Sie die 5-Sekunden-Pause.

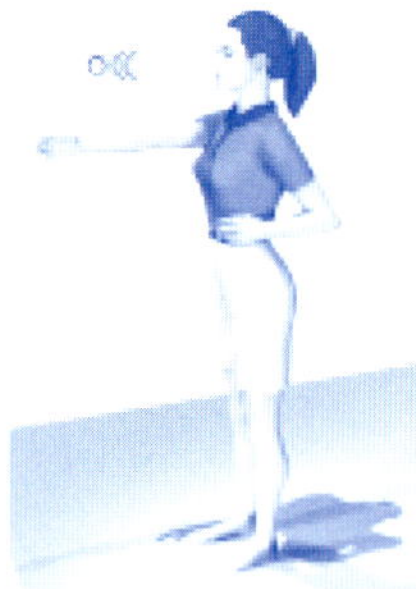

Während Sie ausatmen, strecken Sie den rechten Arm nach vorn und schieben den linken nach hinten – machen Sie die 5-Sekunden-Pause.

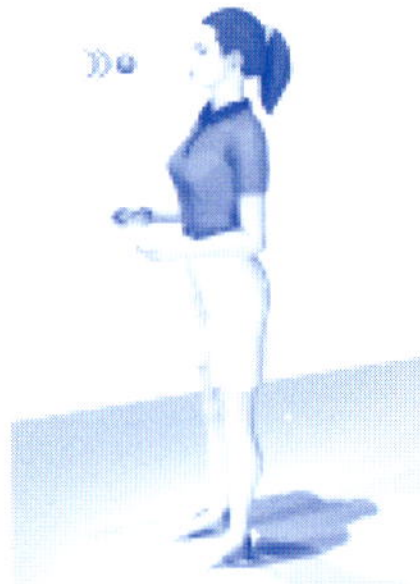

Während Sie einatmen, kehren Sie in die Ausgangsstellung zurück und machen Sie die 5-Sekunden-Pause.

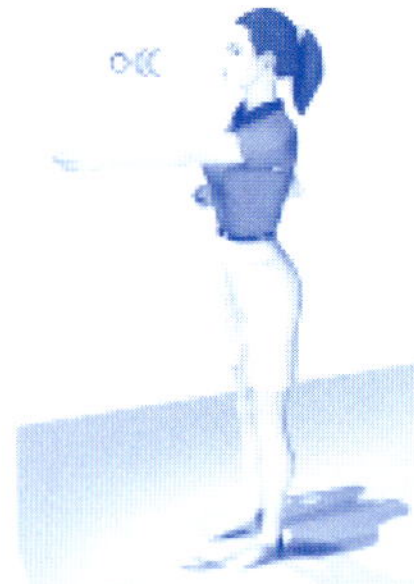

Während Sie ausatmen, strecken Sie den linken Arm nach vorn und schieben den rechten zurück – machen Sie die 5-Sekunden-Pause.

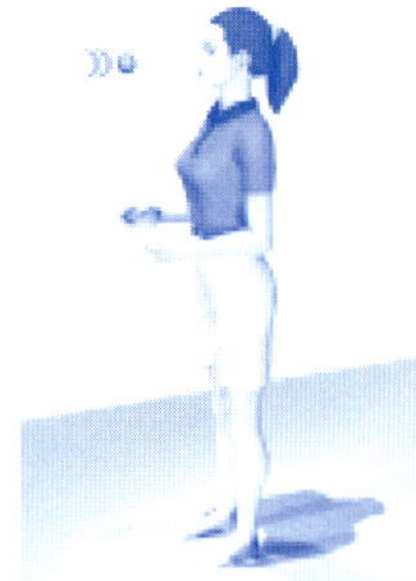

Während Sie einatmen, kehren Sie wieder in die Ausgangsstellung zurück und machen die 5-Sekunden-Pause.

Fink

Die SBH FINK mobilisiert vor allem die Brustwirbelsäule und den Schultergürtel.

Der FINK hilft deshalb bei Schmerzen, Beschwerden und Bewegungseinschränkung in den Schultergelenken und im gesamten Schulterbereich. Er ist wirksam beim so genannten „steifen Rücken" und bringt Linderung bei allgemeinen Rückenbeschwerden.

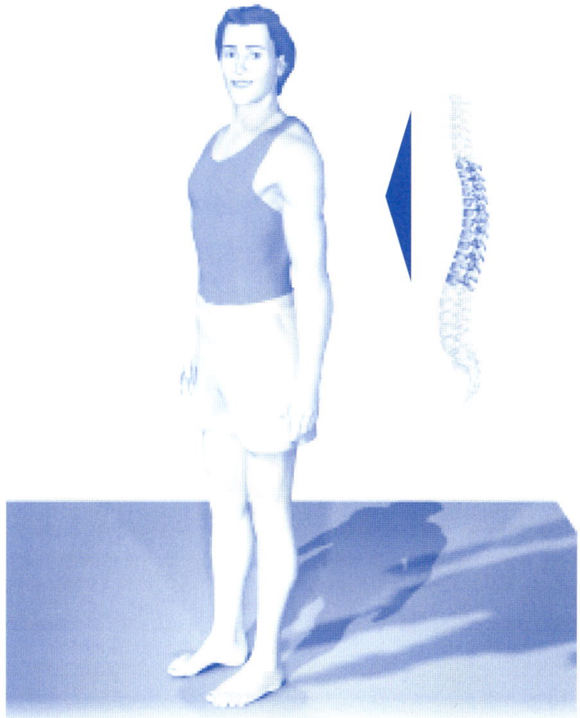

Darauf müssen Sie beim Test und bei den Anwendungen besonders achten:

- Am besten führen Sie den Fink auf dem Boden aus, denn Rücken und Becken sollen nicht einsinken.
- Legen Sie sich mit ausgestreckten, leicht geöffneten Beinen auf den Rücken. Wenn Ihnen das Beschwerden verursacht, winkeln Sie die Beine an.
- Beide Arme werden in der Ausgangsstellung in einem Winkel von 90° zum Körper in Richtung der Zimmerdecke gestreckt. Die Handflächen zeigen dabei zur Körpermitte. Die Arme sind zwar gestreckt, bleiben aber trotzdem locker, sodass die Schulterblätter auf dem Boden aufliegen.
- Wenn möglich, verzichten Sie darauf, ein Kissen unter den Kopf zu legen, denn dadurch kann die Wirkung auf die Wirbelsäule beeinträchtigt werden. Achten Sie aber darauf, dass das Kinn nach innen genommen und der Nacken dadurch lang wird.
- Der Test und die Selbstbehandlung erfordern die Scherenbewegung der Arme, ausgehend von der hier beschriebenen Ausgangsstellung.
- Wenn Ihre Bewegungen eingeschränkt sind und es Ihnen nicht möglich ist, die gestreckten Arme auf dem Boden abzulegen, legen Sie bei der Ausführung der Selbstbehandlung Kissen unter die Arme, je nachdem eines unter den oberen und/oder eines unter den unteren Arm, damit die Arme während der Anwendung entspannt bleiben können.
- Verbinden Sie die Bewegungen mit den Atmungsphasen, wie erläutert.
- Konzentrieren Sie sich beim Test darauf, was Sie bei der jeweiligen Bewegung spüren und welche Bewegung mehr eingeschränkt ist. Schließen Sie bei der Bewegung eventuell die Augen, wenn Sie sich dadurch besser konzentrieren können.
- Wiederholen Sie nach Ausführung der Selbstbehandlung sanft die Testbewegungen, um festzustellen, ob sich etwas verändert hat.

Die Testbewegungen für die Selbstbehandlung FINK:

Abbildung 1
Ausgangsstellung

Legen Sie sich entspannt, wie eingangs beschrieben, auf den Boden. Strecken Sie beide Arme gegen die Decke.

Abbildung 2
Bewegung 1

Bewegen Sie langsam den rechten Arm nach oben und gleichzeitig den linken nach unten.
Kehren Sie in die Ausgangsstellung zurück.

Abbildung 3
Bewegung 2

Bewegen Sie nun langsam den linken Arm nach oben und den rechten nach unten.
Kehren Sie in die Ausgangsstellung zurück.

Stellen Sie dabei fest, welche Bewegung Schmerz oder Unbehagen auslöst bzw. welche Bewegung die Symptome verschlimmert oder eingeschränkt ist.

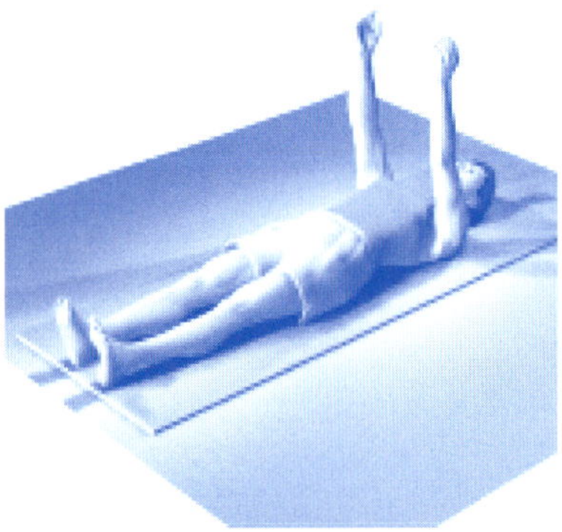

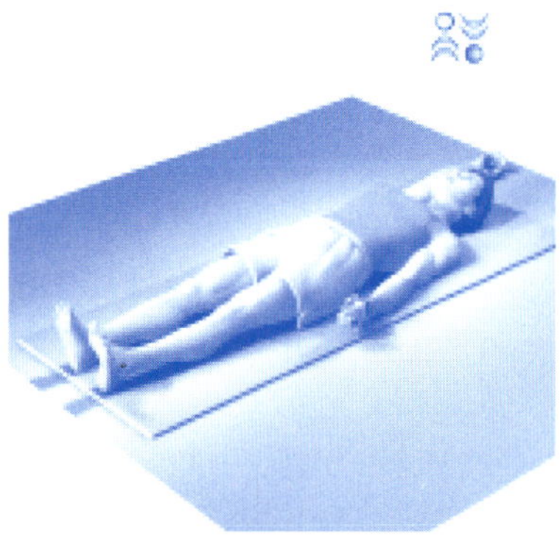

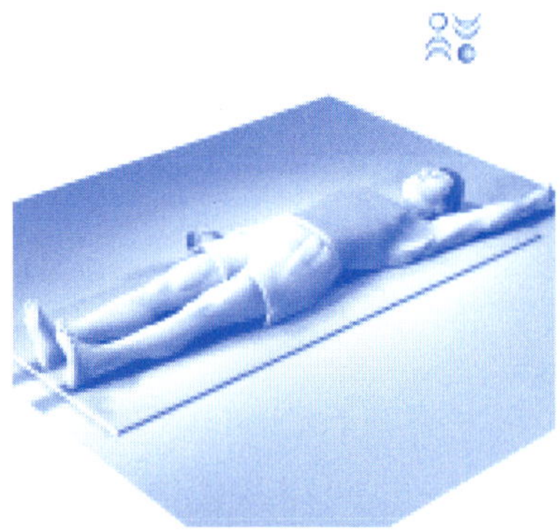

Die ZILGREI-Position für die Ausführung der Selbstbehandlung FINK:

Ausgangsstellung

Legen Sie sich entspannt auf den Boden. Strecken Sie beide Arme gegen die Decke.

ZILGREI-Position 1

Wenn Ihnen die Bewegung 2, linker Arm oben und rechter unten, Symptome verursacht, führen Sie den FINK aus, indem Sie den rechten Arm nach oben bewegen und den linken nach unten.
Machen Sie fünf komplette Atmungszyklen und beenden Sie die Selbstbehandlung, indem Sie bei der 6. Einatmung den oben liegenden Arm nach unten bewegen und ihn neben dem Körper ablegen.

ZILGREI-Position 2

Wenn Ihnen die Bewegung 1, rechter Arm oben und linker Arm unten, Beschwerden verursacht oder wenn die Bewegungen mehr eingeschränkt sind, machen Sie den FINK, indem Sie den linken Arm nach oben legen und den rechten nach unten und die 5 Atmungszyklen in dieser Stellung ausführen. Enden Sie, indem Sie bei der 6. Einatmung den linken Arm neben den Körper legen.

Die spezifisch-dynamische Variante der Selbstbehandlung FINK:

Abbildung 1

Ausgangsstellung:
Liegen Sie entspannt, wie beschrieben, auf dem Boden. Strecken Sie beide Arme gegen die Decke. Atmen Sie ein und machen Sie die 5-Sekunden-Pause.

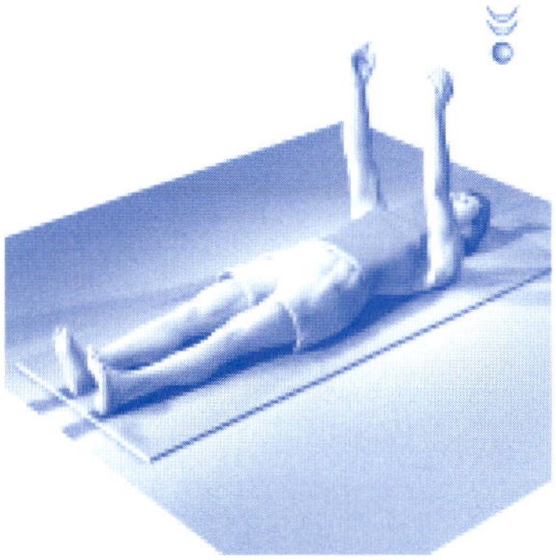

Abbildung 2

Während Sie ausatmen, bewegen Sie den rechten Arm nach oben und den linken nach unten. Machen Sie die 5-Sekunden-Pause.

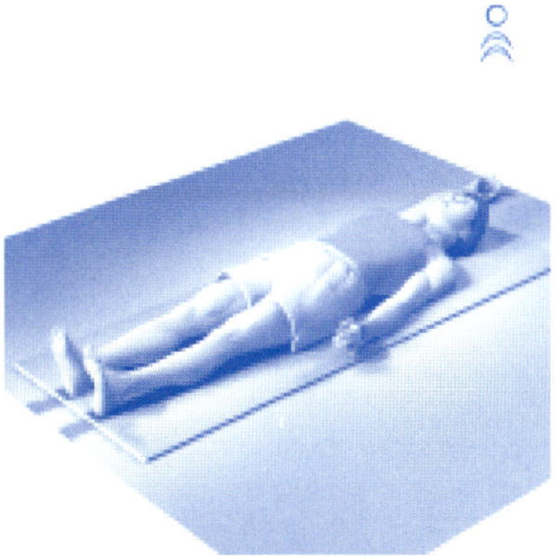

Abbildung 3

Während Sie einatmen, kehren Sie in die Ausgangsstellungzurück und machen Sie die 5-Sekunden-Pause.

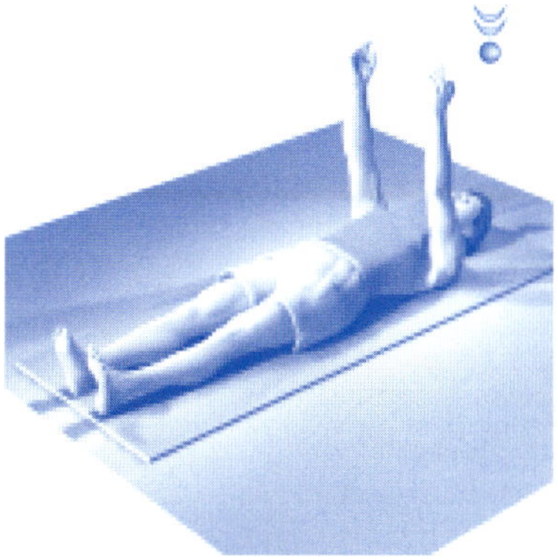

Wiederholen Sie den gesamten Vorgang fünfmal und beenden Sie die Selbstbehandlung, indem Sie beim 6. Einatmen in die Ausgangsstellung zurückkehren und normal weiteratmen.
Ist Ihre symptomauslösende Bewegung der rechte Arm nach oben und der linke nach unten, führen Sie den FINK wie oben beschrieben aus, aber indem Sie den linken Arm nach oben und den rechten nach unten bewegen.
Können Sie beim Test keinerlei Unterschied zwischen den beiden Bewegungen feststellen, dann wenden Sie den FINK in seiner allgemeinen Variante als Prophylaxe an, damit die Brustwirbelsäule beweglich bleibt. Sie können dazu entweder die allgemein-statische Variante anwenden, wobei Sie zuerst wie in Zilgrei-Position 1 beschrieben verfahren, und im Anschluss Zilgrei-Position 2 ausführen, beide natürlich kombiniert mit jeweils 5 kompletten Zyklen der Zilgrei-Atmung; oder Sie wählen die allgemein-dynamische Variante, die wie unten abgebildet ausgeführt wird *(wiederholen Sie den gesamten Vorgang insgesamt fünfmal):*

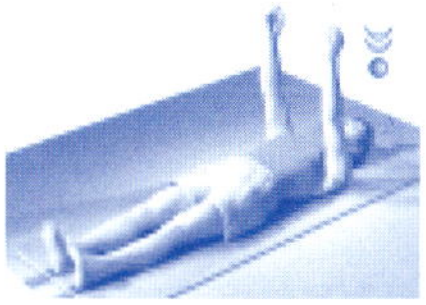

Atmen Sie in der Ausgangsstellung ein; machen Sie die 5-Sekunden-Pause.

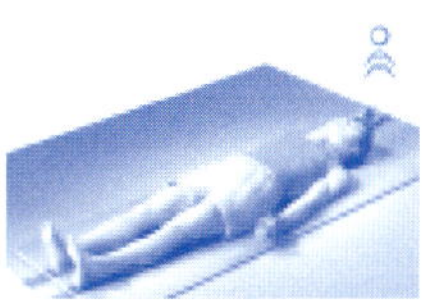

Während Sie ausatmen, bewegen Sie gleichzeitig den rechten Arm nach oben und den linken nach unten – machen Sie die 5-Sekunden-Pause.

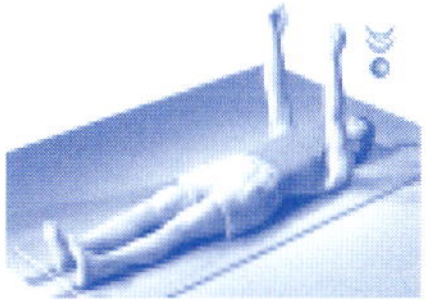

Während Sie einatmen, kehren Sie zur Ausgangsstellung zurück und machen die 5-Sekunden-Pause.

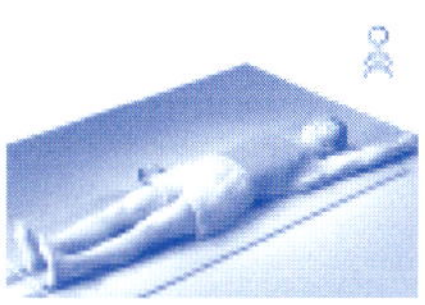

Während Sie ausatmen, bewegen Sie gleichzeitig den linken Arm nach oben und den rechten nach unten; machen Sie die 5-Sekunden-Pause.

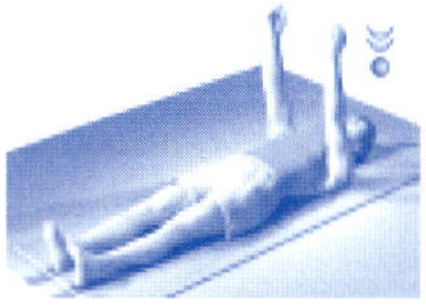

Während Sie einatmen, kehren Sie wieder zur Ausgangsstellung zurück und machen die 5-Sekunden-Pause.

Kolibri

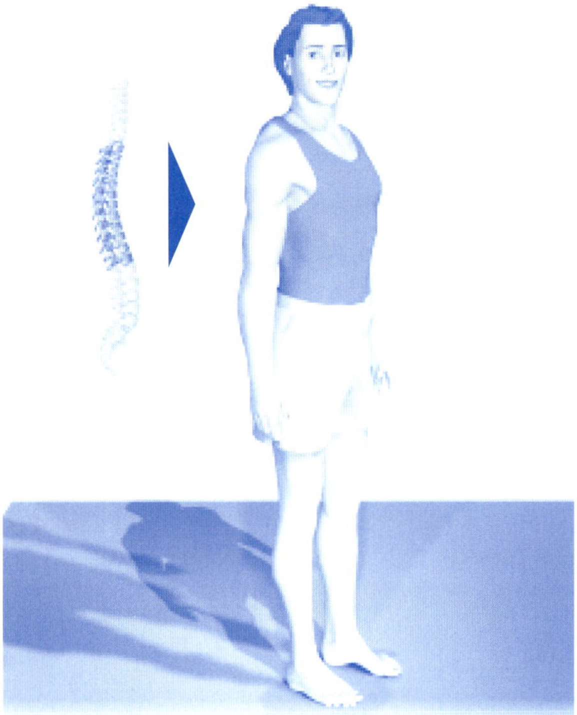

Die SBH KOLIBRI mobilisiert hauptsächlich die Brustwirbelsäule und die Schultern. Sie entspannt die Rückenmuskulatur und kann gezielt bei Rundrücken oder Flachrücken eingesetzt werden.

Der KOLIBRI hilft bei Schmerzen im Brustraum, zwischen den Rippen und in der Brustwirbelsäule.

Er dient der Beruhigung bei einem Gefühl von Beklemmung im Brustraum. Zu diesem Zweck wenden Sie den KOLIBRI so oft wie nötig an, aber ohne zu übertreiben.

Die dynamische Variante des KOLIBRI hat sich auch als wirksam bei stressbedingten Asthmaanfällen erwiesen.

Darauf müssen Sie beim Test und bei den Anwendungen besonders achten:

- Die SBH KOLIBRI kann im Sitzen und im Stehen ausgeführt werden. Im Stehen bleiben die Knie locker.
- Winkeln Sie in der Ausgangsstellung die Arme an, sodass die Oberarme parallel mit dem Körper sind und die Unterarme mit dem Boden.
- Die Selbstbehandlung erfordert das Ausstrecken der Arme nach vorn und das Schieben der angewinkelten Arme nach hinten. Die Hände bleiben dabei entspannt.
  Bei beiden Bewegungen sollen die (Unter-)Arme parallel zum Boden bleiben.
- Die Bewegungen sollen flüssig und nicht ruckartig sein.
- Befolgen Sie die Anweisungen in Bezug auf die Koordinierung von Atmung und Bewegung. Verspüren Sie dabei Unbehagen, drehen Sie die Atmung und Bewegung um.
- Wenn Ihre Schultern leicht ermüden, wählen Sie lieber die dynamische Anwendungsvariante.
- Konzentrieren Sie sich beim Test darauf, was Sie in der jeweiligen Stellung spüren, und schließen Sie dabei die Augen (sofern das nicht Ihr Gleichgewicht stört).
- Wiederholen Sie nach Ausführung der Selbstbehandlung sanft die Testbewegungen, um festzustellen, ob sich etwas verändert hat.

Die Testbewegungen für die Selbstbehandlung KOLIBRI:

Abbildung 1
Ausgangsstellung

Stehen Sie aufrecht und entspannt, Knie locker, wie eingangs beschrieben, winkeln Sie die Arme an.

Abbildung 2
Bewegung 1

Strecken Sie die Arme locker nach vorn.
Kehren Sie wieder in die Ausgangsstellung zurück.

Abbildung 3
Bewegung 2

Schieben Sie die Arme nach hinten. Kehren Sie wieder in die Ausgangsstellung zurück.

Stellen Sie dabei fest, welche Bewegung Schmerz oder Unbehagen auslöst bzw. welche Bewegung die Symptome verschlimmert oder eingeschränkt ist.

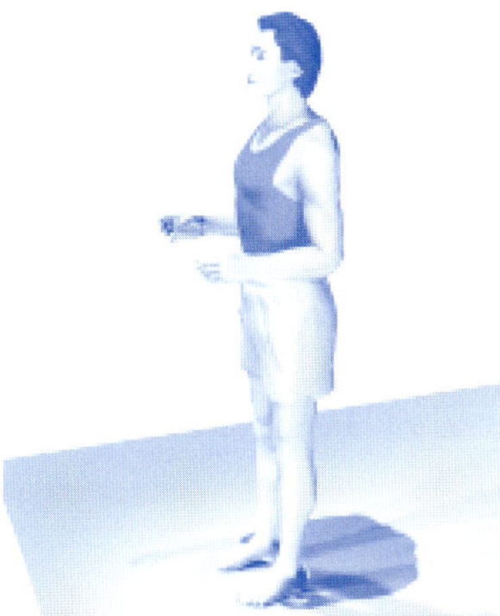

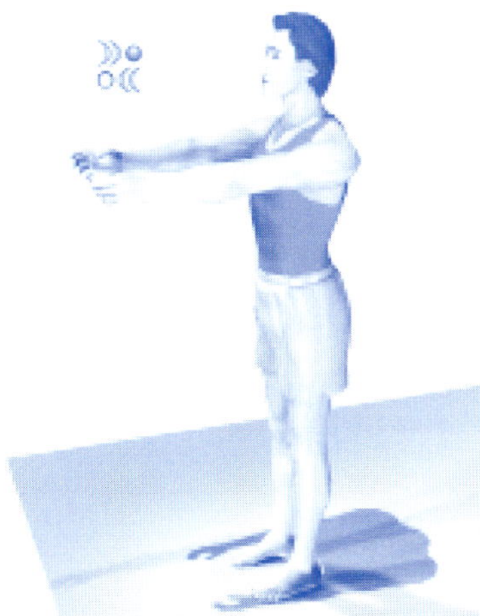

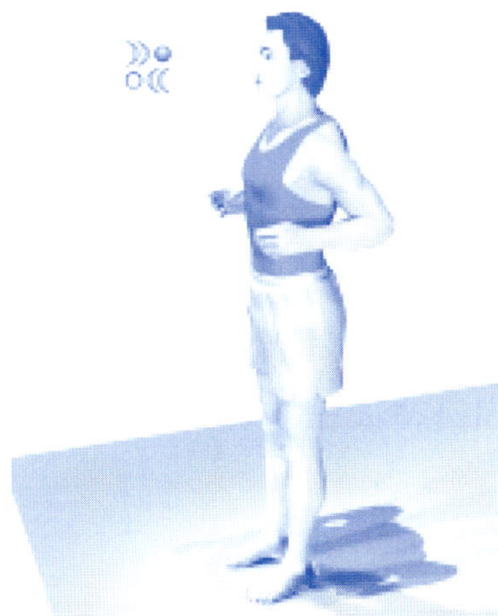

Die ZILGREI-Position für die Ausführung der Selbstbehandlung KOLIBRI:

Ausgangsstellung

Stehen Sie aufrecht und entspannt. Winkeln Sie die Arme an.

ZILGREI-Position 1

Wenn Ihnen die Bewegung 2, Schieben der Arme nach hinten, unangenehm oder schmerzhaft ist, machen Sie den KOLIBRI wie abgebildet, indem Sie die Arme nach vorn ausstrecken und in dieser Stellung 5 Zilgrei-Atmungszyklen ausführen: Einatmen (Bauch raus) – 5-Sekunden-Pause – Ausatmen (Bauch rein) – 5-Sekunden-Pause, insgesamt fünfmal wiederholen.
Beenden Sie die Selbstbehandlung, indem Sie mit dem 5. Ausatmen wieder in die Ausgangsstellung zurückkehren, die 5-Sekunden-Pause machen und dann normal weiteratmen.

ZILGREI-Position 2

Wenn die Bewegung 1, Strecken der Arme nach vorn Symptome verursacht, machen Sie den KOLIBRI, indem Sie die Arme nach hinten schieben und in dieser Stellung die 5 Zilgrei-Atmungszyklen ausführen. Beenden Sie die Selbstbehandlung, indem Sie während der 6. Einatmung in die Ausgangsstellung zurückkehren und normal weiteratmen.

Beispiel der dynamischen Variante der Selbstbehandlung KOLIBRI:

Der KOLIBRI eignet sich gut für die dynamische Anwendung, auch zur Linderung von Asthmaanfällen oder wenn Ihre Schultern leicht ermüden:

Abbildung 1

Ausgangsstellung:
Stehen Sie hüftbreit aufrecht und entspannt; winkeln Sie die Arme an.

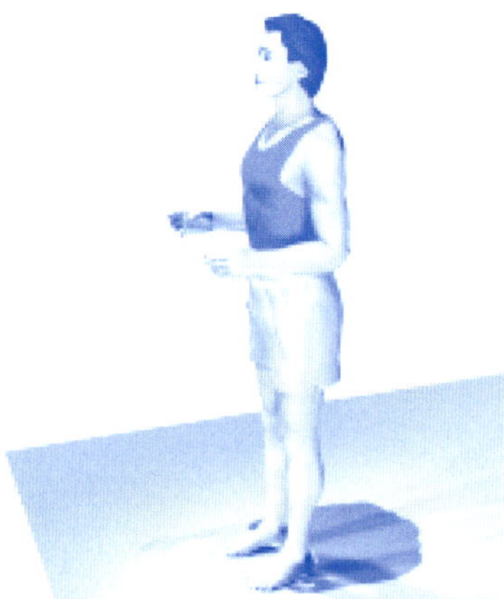

Abbildung 2

Während Sie einatmen, strecken Sie die Arme nach vorn. Machen Sie die 5-Sekunden-Pause.

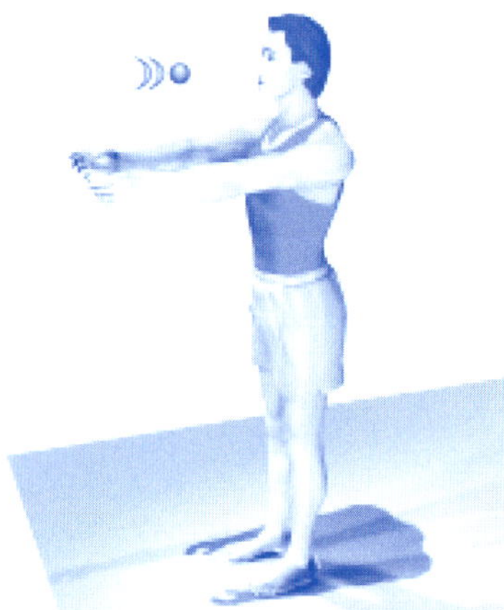

Abbildung 3

Während Sie ausatmen, kehren Sie wieder langsam zur Ausgangsstellung zurück. Machen Sie die 5-Sekunden-Pause.

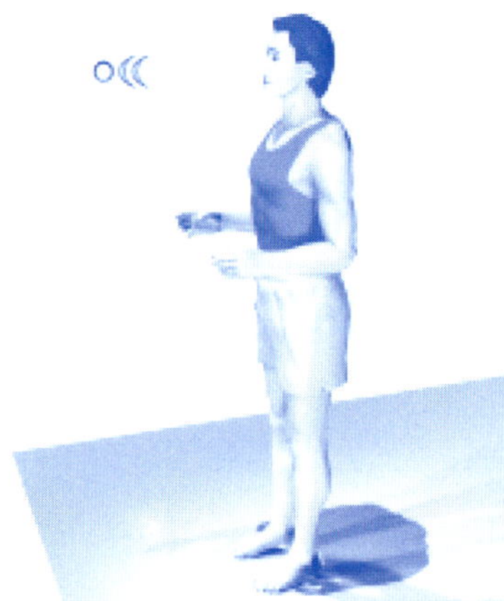

Wiederholen Sie den gesamten Vorgang insgesamt fünfmal und beenden Sie die Selbstbehandlung, indem Sie mit der 5. Ausatmung in die Ausgangsstellung zurückkehren, die 5-Sekunden-Pause machen und dann normal weiteratmen.
Ist Ihre symptomauslösende Richtung die Armstellung nach vorn, dann verfahren Sie folgendermaßen: Atmen Sie in der Ausgangsstellung ein und machen Sie die 5-Sekunden-Pause. Während Sie ausatmen, schieben Sie die Arme nach hinten und machen die 5-Sekunden-Pause. Während des Einatmens kehren Sie in die Ausgangsstellung zurück und machen die 5-Sekunden-Pause. Wiederholen Sie den gesamten Vorgang insgesamt fünfmal. Können Sie beim Test keinerlei Unterschied zwischen den beiden Bewegungen feststellen, dann wenden Sie den KOLIBRI in seiner allgemein-dynamischen Variante als Prophylaxe oder zur Stressbekämpfung an. Wiederholen Sie den gesamten Vorgang insgesamt fünfmal. Der Bewegungs-/Atmungsablauf ist dann folgendermaßen:

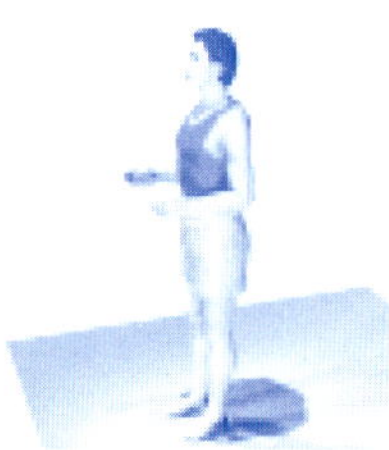

Ausgangsstellung

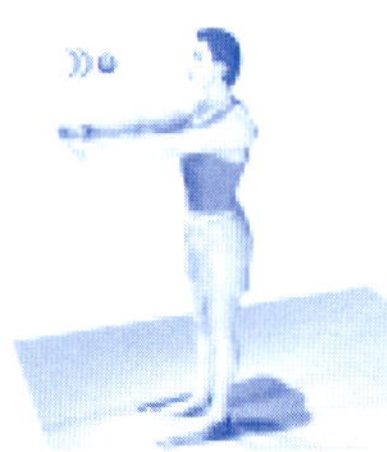

Während Sie einatmen, strecken Sie die Arme nach vorn; machen Sie die 5-Sekunden-Pause.

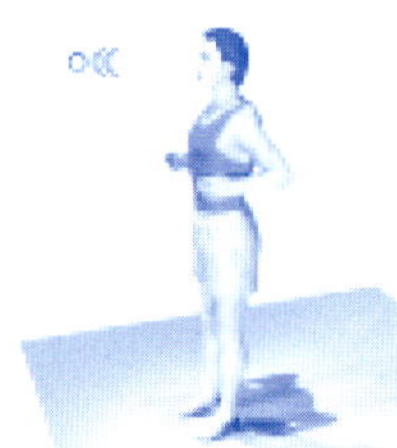

Während Sie ausatmen, schieben Sie die Arme nach hinten; machen Sie die 5-Sekunden-Pause.

Rauchschwalbe

Die SBH RAUCHSCHWALBE hilft bei Rücken-, Kreuz- und Beckenschmerzen. Sie fördert die Beweglichkeit der Brust- und Lendenwirbelsäule, vor allem bei Schwierigkeiten, den Oberkörper seitlich zu neigen.

Sie dient der Entspannung und sanften Dehnung der seitlichen Rumpfmuskulatur und sollte von Menschen, die eine sitzende Tätigkeit haben, mit einer gewissen Regelmäßigkeit angewendet werden.

Außerdem hat die RAUCHSCHWALBE schon wahre Wunder bei Schulterbeschwerden vollbracht, besonders dann, wenn die Schulter dermaßen schmerzhaft ist, dass man sie nicht bewegen kann.

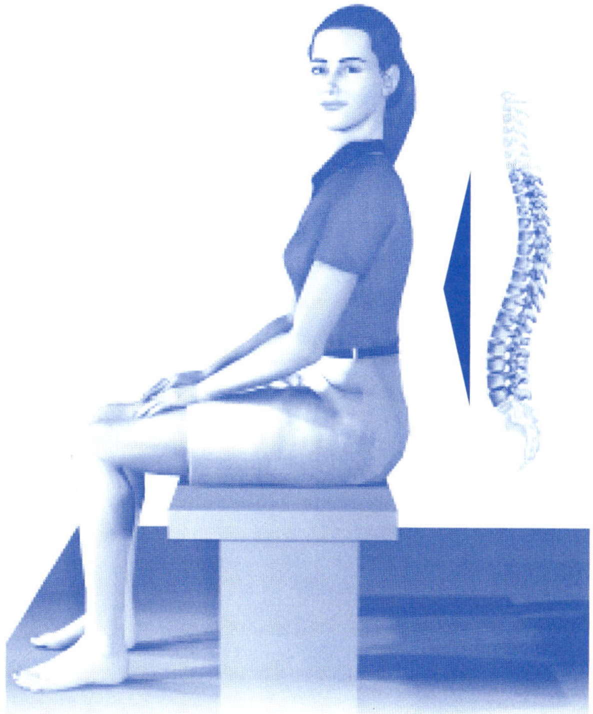

Darauf müssen Sie beim Test und bei den Anwendungen besonders achten:

- Setzen Sie sich nahe an den vorderen Rand auf einen Stuhl mit harter Sitzfläche und ohne Armlehnen, damit die Arme frei schwingen können.
- Die Beine sind hüftbreit geöffnet, die Füße stehen fest auf dem Boden, die Oberschenkel sind parallel zum Boden, die Mitte der Knie steht über der mittleren Zehe.
- Sie sitzen aufrecht und entspannt und haben das Gewicht gleichmäßig auf beide Gesäßhälften verteilt.
- Der Test und die Selbstbehandlung erfordern das seitliche Neigen des Oberkörpers, nicht das Verlagern des Gewichtes von einer Gesäßhälfte auf die andere.
- Die Bewegung bzw. Stellung kommt zustande durch das „Abknicken" des Oberkörpers in der Taille.
- Das Bewegungsausmaß ist nicht sehr groß; sobald Sie spüren, dass sich Ihr Gewicht merklich verlagert, haben Sie die Bewegung bereits übertrieben; andererseits sollten Sie aber auch nicht vor der möglichen Grenze einhalten, denn das könnte zu einem unklaren Testergebnis führen.
- Überprüfen Sie, dass Sie sich bei der Seitneigung mit dem Oberkörper nicht auch nach vorn lehnen oder gar das Kreuz durchdrücken; das kann zu Spannung im Kreuz führen.
- Der Kopf begleitet den Oberkörper und dreht nicht nach unten ab. Schauen Sie deshalb geradeaus und nicht auf den Boden.
- Üben Sie die Bewegung vor einem Spiegel, damit Sie auch wirklich die Bewegungsebene (Frontalebene) einhalten.
- Konzentrieren Sie sich beim Test darauf, was Sie bei der jeweiligen Bewegung spüren und welche Bewegung mehr eingeschränkt ist.
- Wiederholen Sie nach Ausführung der Selbstbehandlung sanft die Testbewegungen, um festzustellen, ob sich etwas verändert hat.

Die Testbewegungen für die Selbstbehandlung RAUCHSCHWALBE:

Abbildung 1
Ausgangsstellung

Sitzen Sie aufrecht und entspannt.

Abbildung 2
Bewegung 1

Neigen Sie den Rumpf langsam wie beschrieben nach rechts. Kehren Sie dann zur Ausgangsstellung zurück.

Abbildung 3
Bewegung 2

Neigen Sie jetzt den Rumpf langsam nach links. Kehren Sie dann zur Ausgangsstellung zurück.

Stellen Sie dabei fest, welche Bewegung Schmerz oder Unbehagen auslöst bzw. welche Bewegung die Symptome verschlimmert oder eingeschränkt ist.

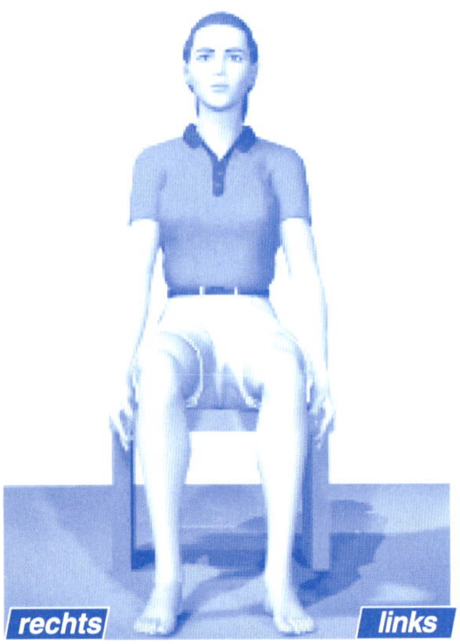

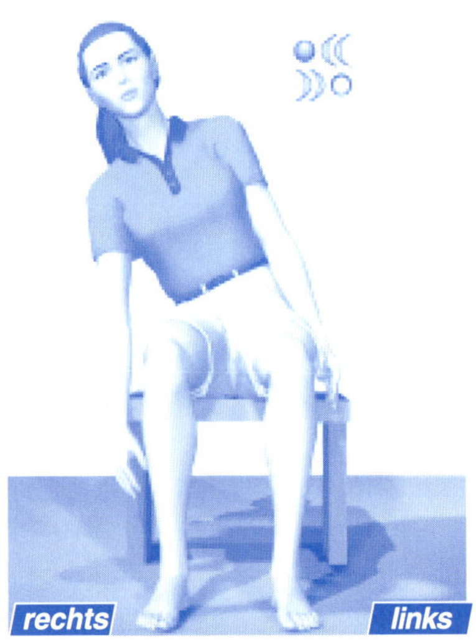

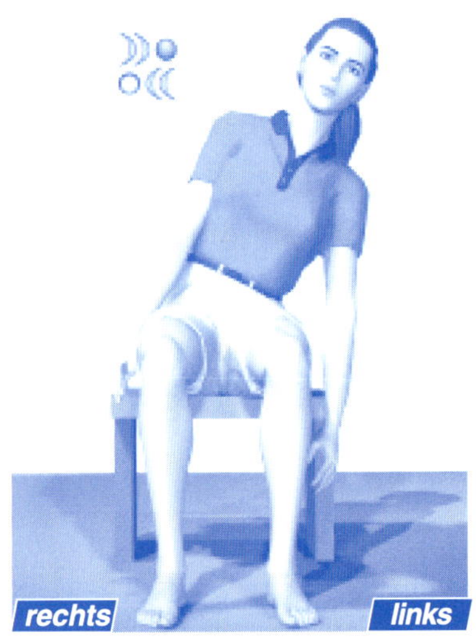

Die ZILGREI-Position für die Ausführung der Selbstbehandlung RAUCHSCHWALBE:

Ausgangsstellung

Sitzen Sie aufrecht und entspannt.

ZILGREI-Position 1

Wenn Ihnen die Bewegung 2, Neigen des Rumpfes nach links, Symptome verursacht, machen Sie die RAUCHSCHWALBE in dieser Stellung: Neigen Sie den Rumpf nach rechts bis an die mögliche Grenze und führen Sie in dieser Stellung 5 Zilgrei-Atmungszyklen aus: Einatmen (Bauch raus) – 5-Sekunden-Pause –

ZILGREI-Position 2

Wenn die Bewegung 1, Seitneigen des Rumpfes nach rechts, unangenehm oder eingeschränkt ist, machen Sie die RAUCHSCHWALBE wie abgebildet und beschrieben nach links.

Ausatmen (Bauch rein) – 5-Sekunden-Pause, insgesamt fünfmal wiederholen.
Beenden Sie die Selbstbehandlung, indem Sie beim 6. Einatmen in die Ausgangsstellung zurückkehren.

Die dynamische Variante der Selbstbehandlung RAUCHSCHWALBE:

Abbildung 1

Ausgangsstellung:
Sitzen Sie aufrecht und entspannt. Atmen Sie ein und machen Sie die 5-Sekunden-Pause.

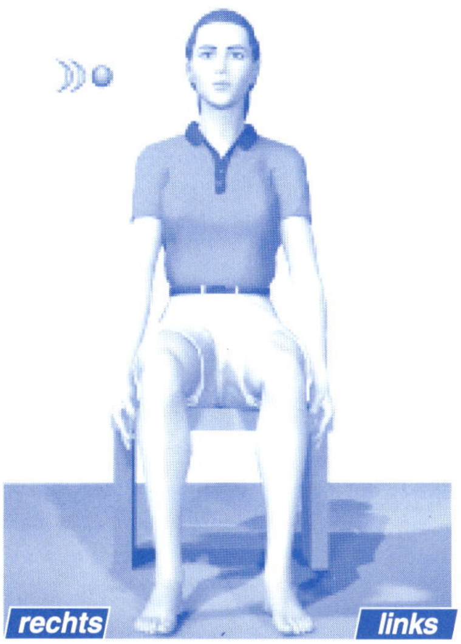

Abbildung 2

Während Sie ausatmen, neigen Sie den Rumpf langsam nach rechts. Machen Sie die 5-Sekunden-Pause.

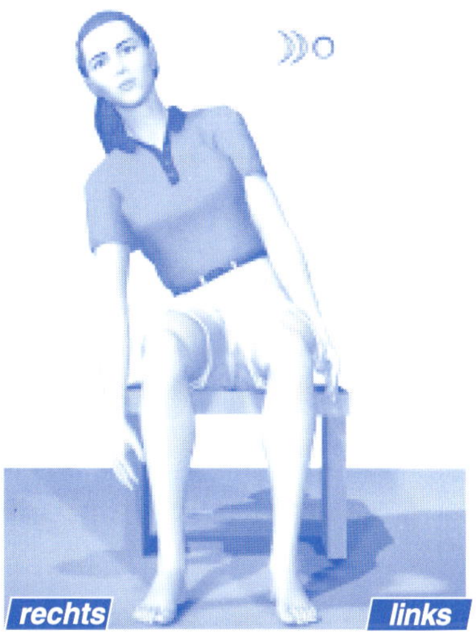

Abbildung 3

Während Sie einatmen, kehren Sie langsam wieder zur Ausgangsstellung zurück.
Machen Sie die 5-Sekunden-Pause.

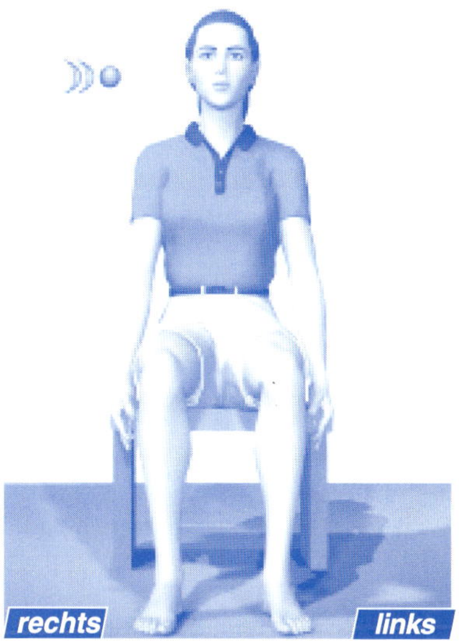

Wiederholen Sie den gesamten Vorgang insgesamt fünfmal und beenden Sie die Selbstbehandlung, indem Sie mit der 6. Einatmung wieder in die Ausgangsstellung zurückkehren.
Ist Ihre symptomauslösende Bewegung die Seitneigung nach rechts, dann machen Sie das Gleiche wie beschrieben nach links.
Können Sie beim Test keinerlei Unterschied zwischen den beiden Bewegungen feststellen, dann wenden Sie die RAUCHSCHWALBE in ihrer allgemeinen Variante als Prophylaxe an, damit die Wirbelsäule beweglich bleibt. In der allgemein-statischen Variante verfahren Sie zuerst wie in Zilgrei-Position 1 beschrieben und führen im Anschluss Zilgrei-Position 2 aus, beide natürlich kombiniert mit jeweils 5 kompletten Zyklen der Zilgrei-Atmung.

Ziehen Sie die allgemein-dynamische Variante vor, verfahren Sie folgendermaßen:

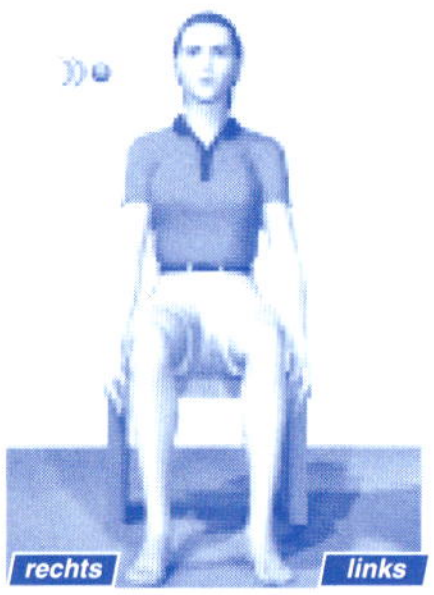

Atmen Sie in der Ausgangsstellung (Mitte) ein; machen Sie die 5-Sekunden-Pause.

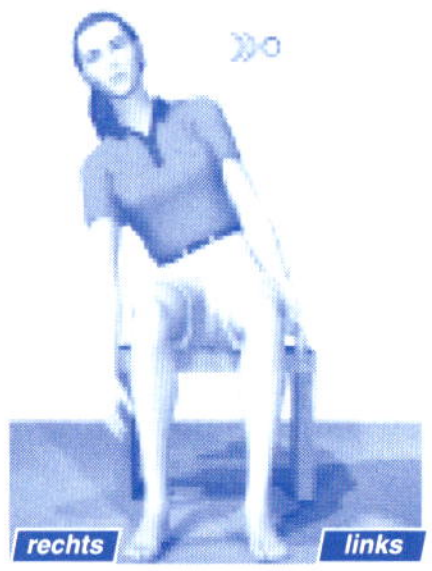

Während Sie ausatmen, neigen Sie sich nach rechts; machen Sie die 5-Sekunden-Pause.

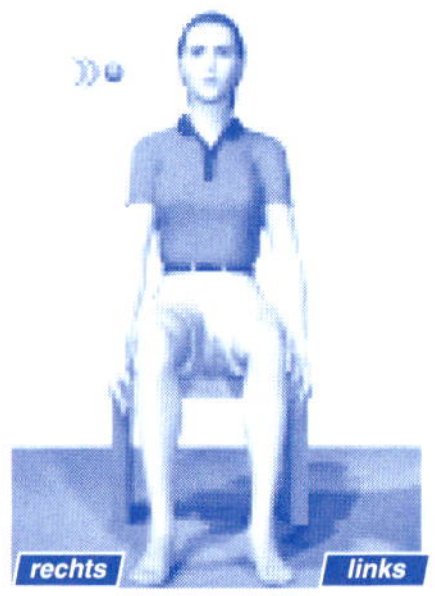

Während Sie einatmen, bewegen Sie sich zurück zur Mitte; machen Sie die 5-Sekunden-Pause.

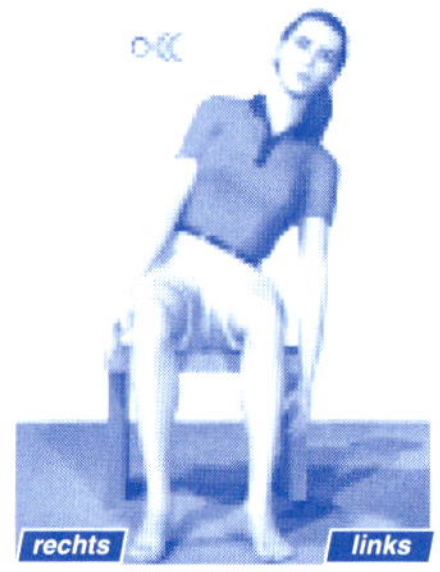

Während Sie ausatmen, neigen Sie sich nach links; machen Sie die 5-Sekunden-Pause.

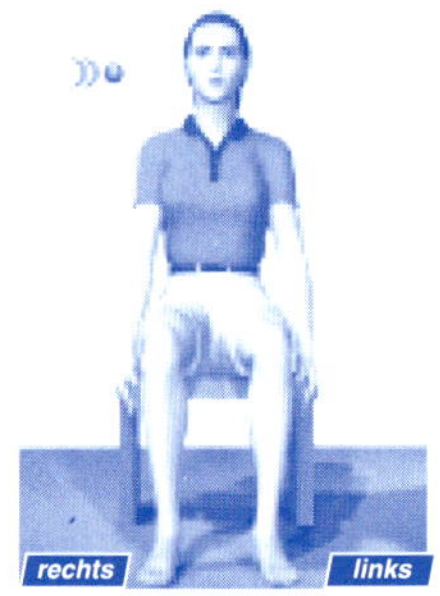

Während Sie einatmen, bewegen Sie sich wieder zur Mitte zurück; machen Sie die 5-Sekunden-Pause.

Wiederholen Sie den gesamten Vorgang fünfmal.

Seidenschwanz

Die SBH SEIDENSCHWANZ mobilisiert hauptsächlich das Becken und die Lendenwirbelsäule. Sie begünstigt die Lockerung der Iliosakralgelenke, wirkt den schädlichen Auswirkungen der einseitigen Körperbelastung entgegen und entspannt die Rückenmuskulatur. Sie hilft bei Kreuz-, Lenden- und Beckenschmerzen, bei Rückenschmerzen ganz allgemein und bei Ischias.

Die allgemein-dynamische Variante des SEIDENSCHWANZ hat sich auch als wirksam bei psychischem Stress erwiesen. Sie dient der Beruhigung bei einem Gefühl von innerer Unruhe, wie überhaupt ganz allgemein der Entspannung. Zu diesem Zweck wenden Sie den SEIDENSCHWANZ so oft wie nötig an, aber ohne zu übertreiben.

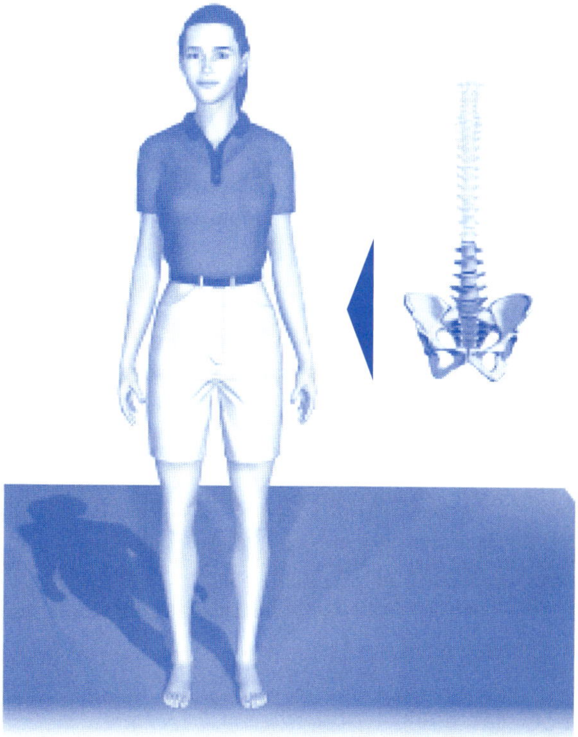

Darauf müssen Sie beim Test und bei den Anwendungen besonders achten:

- Ziehen Sie auf jeden Fall die Schuhe aus.
- Stellen Sie sich breitbeinig hin und achten Sie darauf, dass Sie einen festen Stand haben.
- Stehen Sie gerade und entspannt, mit dem Blick nach vorn gerichtet.
- Bleiben Sie locker in den Knien.
- Die Selbstbehandlung erfordert die seitliche Verlagerung des Körpers auf das eine und das andere Bein.
- Achten Sie darauf, dass Sie bei der Bewegung das Becken nicht drehen, sondern das Körpergewicht von der Mitte aus nur sanft zur Seite, auf das eine oder auf das andere Bein verlagern.
- Übertreiben Sie das Bewegungsausmaß nicht: Die korrekte Bewegung bringt die Wirkung, nicht die große. Vor allem bleiben beide Füße immer auf dem Boden, d.h., die Ferse des entlasteten Fußes hebt nicht ab.
- Der Oberkörper bleibt dabei immer aufrecht und wird nicht zur Seite geneigt.
- Konzentrieren Sie sich beim Test darauf, was Sie in der jeweiligen Stellung spüren, und schließen Sie dabei die Augen (sofern das nicht Ihr Gleichgewicht stört).
- Wiederholen Sie nach der Ausführung der Selbstbehandlung sanft die Testbewegungen, um festzustellen, ob sich etwas verändert hat.

Die Testbewegungen für die Selbstbehandlung SEIDENSCHWANZ:

Abbildung 1
Ausgangsstellung

Stehen Sie aufrecht und entspannt, mit gespreizten Beinen, wie eingangs beschrieben.

Abbildung 2
Bewegung 1

Verlagern Sie Ihr Gewicht wie beschrieben seitlich auf das rechte Bein. Kehren Sie wieder in die Ausgangsstellung zurück.

Abbildung 3
Bewegung 2

Verlagern Sie Ihr Gewicht wie beschrieben seitlich auf das linke Bein. Kehren Sie wieder in die Ausgangsstellung zurück.

Stellen Sie dabei fest, welche Bewegung Schmerz oder Unbehagen auslöst bzw. welche Bewegung die Symptome verschlimmert oder eingeschränkt ist.

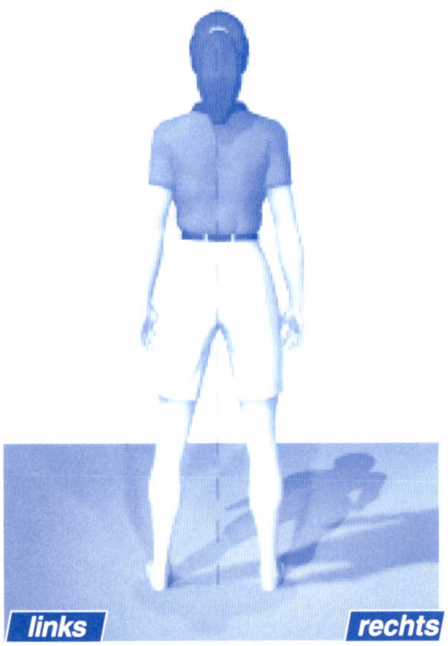

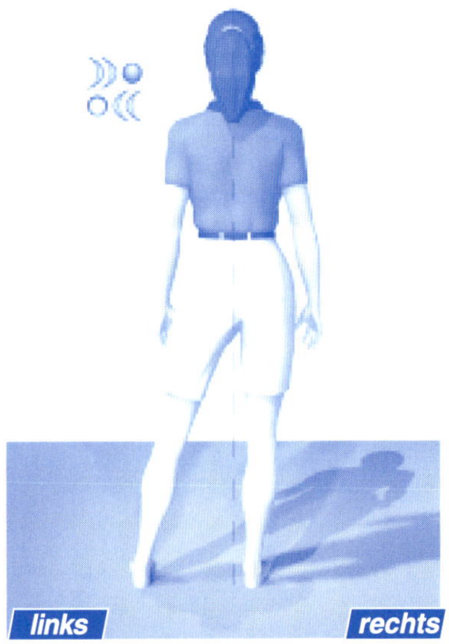

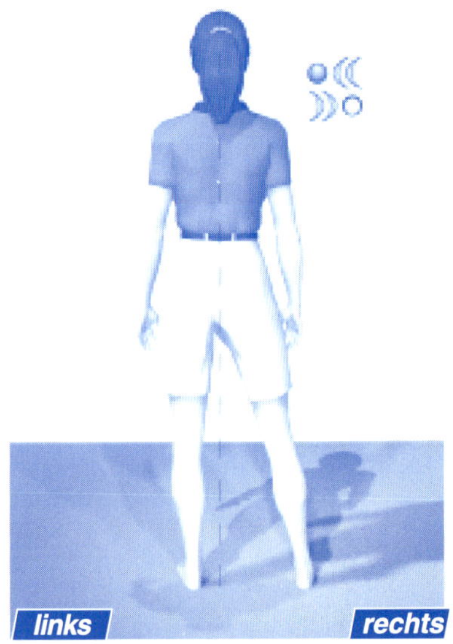

Die ZILGREI-Position für die Ausführung der Selbstbehandlung SEIDENSCHWANZ:

Ausgangsstellung

Stehen Sie aufrecht und entspannt.

ZILGREI-Position 1

Wenn Ihnen die Bewegung 2, Verlagerung des Gewichtes auf das linke Bein, unangenehm oder schmerzhaft ist, dann machen Sie den SEIDENSCHWANZ wie beschrieben, indem Sie Ihr Gewicht auf das rechte Bein verlagern und in dieser Stellung 5 Zilgrei-Atmungszyklen ausführen: Einatmen (Bauch raus) – 5-Sekunden-Pause – Ausatmen (Bauch rein) – 5-Sekunden-Pause, insgesamt fünfmal wiederholen.

ZILGREI-Position 2

Wenn die Bewegung 1, Verlagerung des Gewichtes auf das rechte Bein, Symptome verursacht, machen Sie den SEIDENSCHWANZ wie beschrieben nach links.

Beenden Sie die Selbstbehandlung, indem Sie mit dem 6. Einatmen wieder in die Ausgangsstellung zurückkehren.

Die dynamische Variante der Selbstbehandlung SEIDENSCHWANZ:

Der SEIDENSCHWANZ eignet sich besonders gut für die dynamische Anwendung, insbesondere zur Bekämpfung von Stress.

Abbildung 1

Ausgangsstellung:
Stehen Sie breitbeinig aufrecht und entspannt. Atmen Sie ein und machen Sie die 5-Sekunden-Pause.

Abbildung 2

Während Sie ausatmen, verlagern Sie Ihr Gewicht seitlich auf das rechte Bein.
Machen Sie die 5-Sekunden-Pause.

Abbildung 3

Während Sie einatmen, kehren Sie wieder langsam zur Ausgangsstellung zurück.
Machen Sie die 5-Sekunden-Pause.

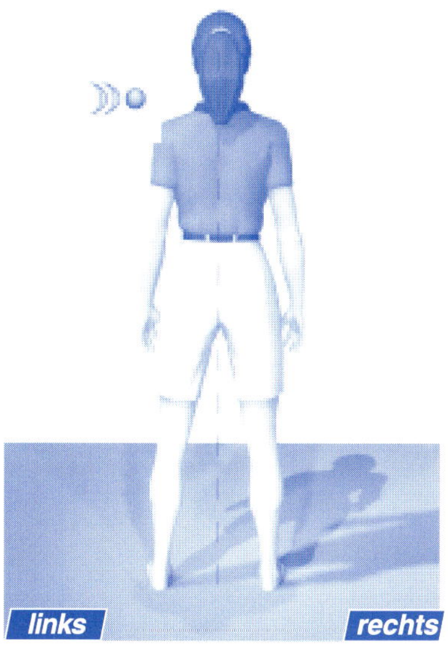

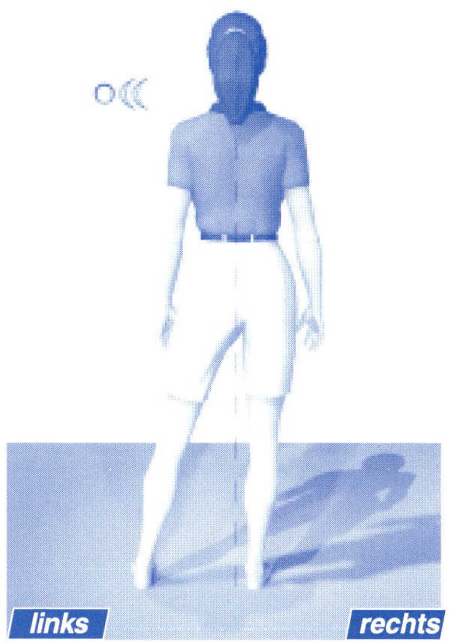

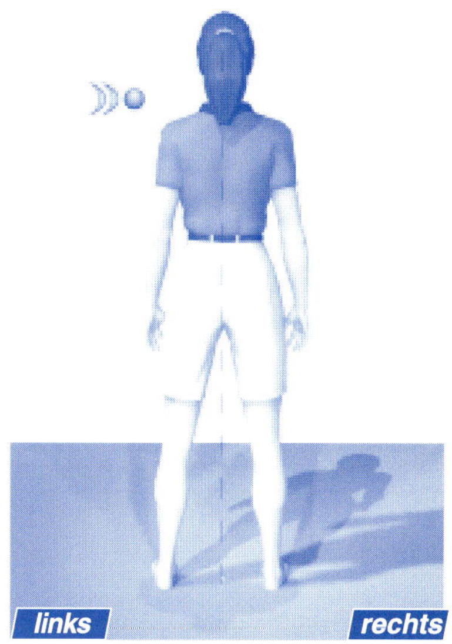

Wiederholen Sie den gesamten Vorgang insgesamt fünfmal und beenden Sie die Selbstbehandlung, indem Sie mit der 6. Einatmung wieder in die Ausgangsstellung zurückkehren.
Ist Ihre symptomauslösende Bewegung die Verlagerung nach rechts, dann machen Sie das Gleiche wie beschrieben nach links.

Können Sie beim Test keinerlei Unterschied zwischen den beiden Bewegungen feststellen, dann wenden Sie den SEIDENSCHWANZ in seiner allgemein-dynamischen Variante als Prophylaxe oder zur Stressbekämpfung an. Der kombinierte Bewegungs-/Atmungsablauf ist dann folgendermaßen:

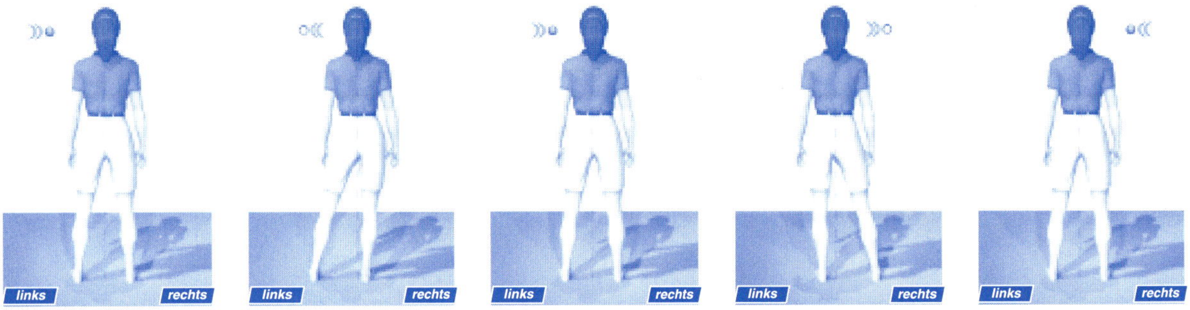

Atmen Sie in der Ausganggstellung (Mitte) ein; machen Sie die 5-Sekunden-Pause.

Während Sie ausatmen, bewegen Sie sich nach rechts; machen Sie die 5-Sekunden-Pause.

Während Sie einatmen, bewegen Sie sich zur Mitte zurück; machen Sie die 5-Sekunden-Pause.

Während Sie ausatmen, bewegen Sie sich nach links; machen Sie die 5-Sekunden-Pause.

Während Sie einatmen, bewegen Sie sich wieder zur Mitte zurück; machen Sie die 5-Sekunden-Pause.

Wiederholen Sie den gesamten Vorgang insgesamt fünfmal.

x Adler Schokiseite

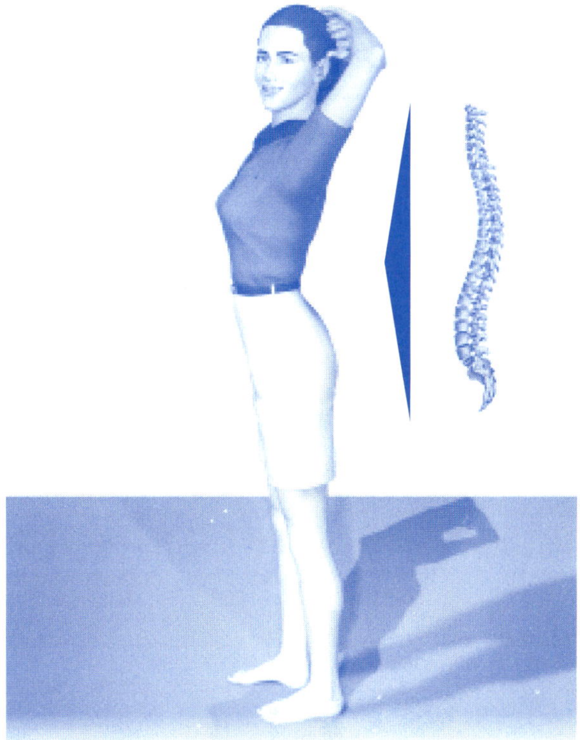

Die SBH ADLER mobilisiert die gesamte Wirbelsäule und fördert die Beweglichkeit und Elastizität der Wirbelgelenke. Sie wirkt entspannend bei Stress und Schlafstörungen, dient dem Ausgleich des Tonus der Rückenmuskulatur zu beiden Seiten der Wirbelsäule, beseitigt Blockierungen und regt die Blutzirkulation an.

Der ADLER hilft hervorragend bei Kreuzschmerzen mit Ausstrahlung in die Beine, Hexenschuss und bei allgemeinen Rückenbeschwerden.

Bei täglicher Anwendung sorgt der ADLER einerseits für Entspannung, andererseits für die Spannkraft des gesamten Organismus. Als wunderbaren Einstieg in den Tag machen Sie ihn vor dem Aufstehen und als guten Tagesabschluss vor dem Einschlafen. 5 Zilgrei-Atmungszyklen dauern ja nicht mehr als etwa eineinhalb Minuten. Gönnen Sie sich diesen kleinen Luxus!

Der ADLER ist eine gute Alternative zu den Basis- Selbstbehandlungen SCHWAN und EISVOGEL, wenn Sie im Sitzen Beschwerden haben, aber gut auf dem Rücken liegen können.

Darauf müssen Sie beim Test und bei den Anwendungen besonders achten:

- Legen Sie sich mit angewinkelten Beinen hin, am besten auf den Boden, damit der Rücken und das Becken nicht einsinken.
- Die Arme liegen locker in einem Winkel von ca. 45° neben dem Körper, und Schulter und Arme haften wärend der gesamten Anwendung am Boden. Die Handflächen sollten deshalb nach oben zeigen.
- Drehen Sie den Kopf und die Beine jeweils in entgegengesetzter Richtung. Ist die Kopfdrehung schmerzhaft, drehen Sie nur die Beine.
- Die Knöchel müssen in der Ausgangsstellung nicht aneinanderliegen und in den beiden Bewegungsrichtungen möglichst aufeinander. (Hüftbreit)
- Forcieren Sie die Bewegung nicht, sondern gehen Sie nur so weit, wie Sie bequem kommen. Wenn Sie nicht bis an die Endstellung kommen, legen Sie so viele Kissen unter die Beine wie Sie brauchen, um entspannt zu sein, oder lehnen Sie die Beine an die Wand. Keinesfalls sollten Sie sich in der jeweiligen Stellung verkrampfen.
- Konzentrieren Sie sich beim Test darauf, was Sie bei der jeweiligen Bewegung spüren und welche Bewegung mehr eingeschränkt ist. Schließen Sie bei der Bewegung eventuell die Augen, wenn Sie sich dadurch besser konzentrieren können.
- Wiederholen Sie nach Ausführung der Selbstbehandlung sanft die Testbewegungen, um festzustellen, ob sich etwas verändert hat.
- Hände auf und zu bewegen

Die Testbewegungen für die Selbstbehandlung ADLER:

Abbildung 1
Ausgangsstellung

Legen Sie sich entspannt, wie eingangs beschrieben, auf den Boden.

Abbildung 2
Bewegung 1

Lassen Sie die Beine locker nach rechts sinken und drehen Sie den Kopf gleichzeitig nach links.
Kehren Sie in die Ausgangsstellung zurück.

Abbildung 3
Bewegung 2

Bewegen Sie nun die Beine nach links und den Kopf nach rechts. Kehren Sie in die Ausgangsstellung zurück.

Stellen Sie dabei fest, welche Bewegung Schmerz oder Unbehagen auslöst bzw. welche Bewegung die Symptome verschlimmert oder eingeschränkt ist.

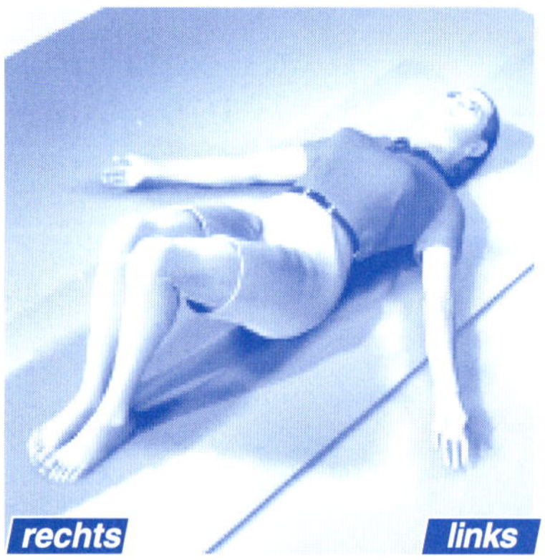

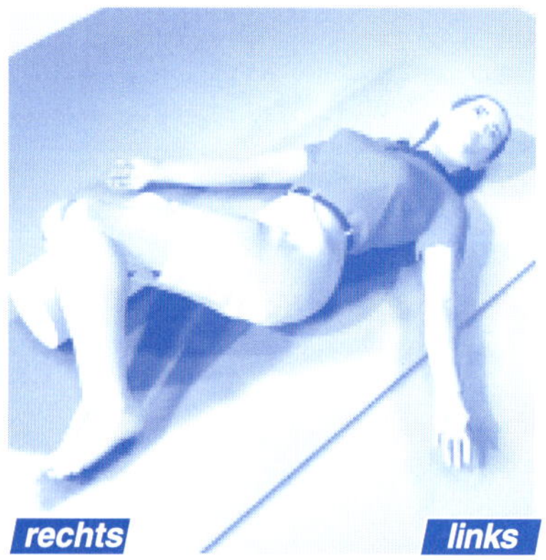

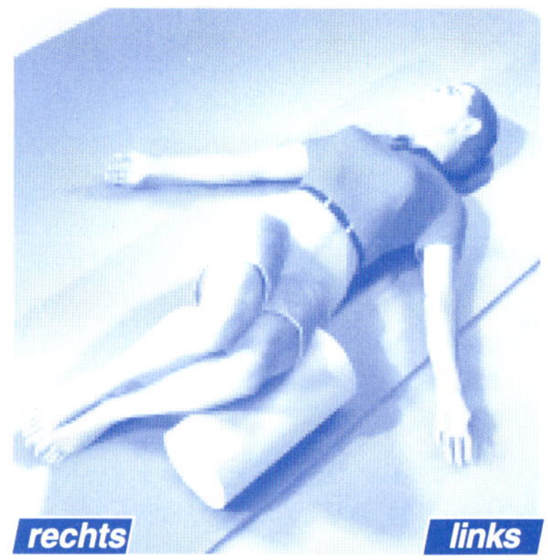

Die ZILGREI-Position für die Ausführung der Selbstbehandlung ADLER:

Ausgangsstellung

Legen Sie sich entspannt auf den Boden.

ZILGREI-Position 1

Wenn Ihnen die Bewegung 2, Drehen der Beine nach links und des Kopfes nach rechts, Symptome verursacht, führen Sie den ADLER in dieser Stellung aus, indem Sie die Beine nach rechts und gleichzeitig den Kopf nach links bewegen, und machen 5 Zilgrei-Atmungszyklen: Einatmen (Bauch raus) – 5-Sekunden-Pause – Ausatmen (Bauch rein) – 5-Sekunden-Pause, insgesamt fünfmal wiederholen.
Beenden Sie die Selbstbehandlung, indem Sie beim 6. Einatmen in die Ausgangsstellung zurückkehren.

ZILGREI-Position 2

Wenn die Bewegung 1, Drehen der Beine nach rechts und des Kopfes nach links, unangenehm oder eingeschränkt ist, machen Sie den ADLER, indem Sie die Beine nach links und den Kopf nach rechts drehen und in dieser Stellung die 5 Atmungszyklen machen.

Beispiel der dynamischen Variante der Selbstbehandlung ADLER:

Abbildung 1

Liegen Sie entspannt, wie eingangs beschrieben, auf dem Boden. Atmen Sie ein und machen Sie die 5-Sekunden-Pause.

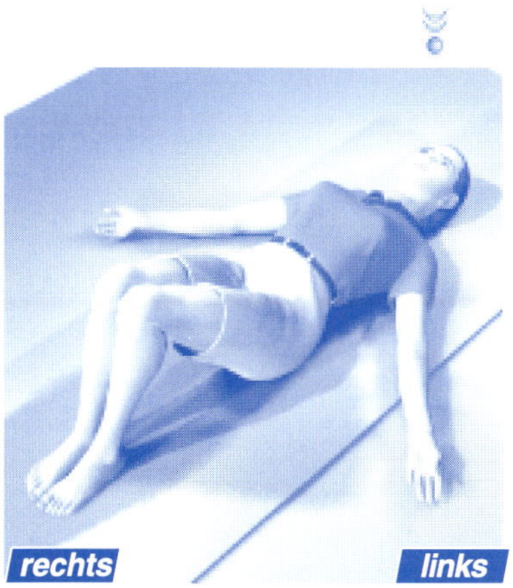

Abbildung 2

Während Sie ausatmen, drehen Sie die Beine langsam nach rechts und den Kopf nach links und machen die 5-Sekunden-Pause.

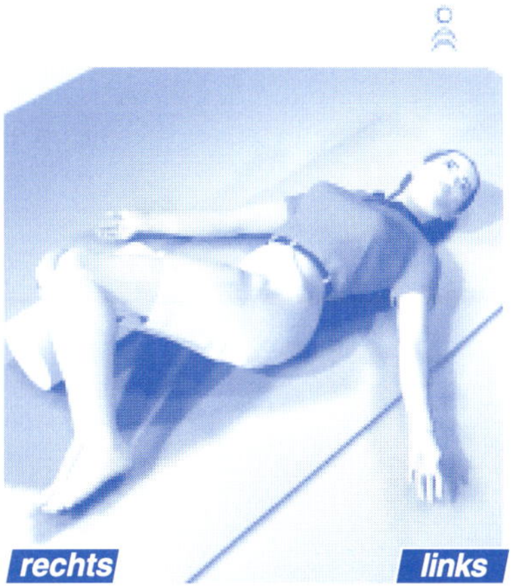

Abbildung 3

Während Sie einatmen, kehren Sie wieder langsam zur Ausgangsstellung zurück und machen die 5-Sekunden-Pause.

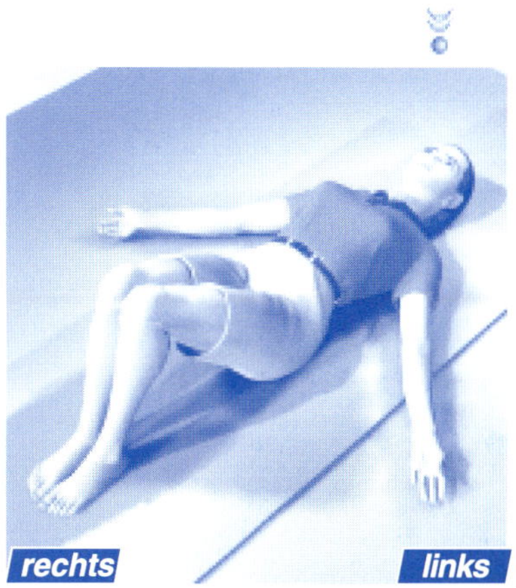

Wiederholen Sie den gesamten Vorgang insgesamt fünfmal und beenden Sie die Selbstbehandlung, indem Sie mit der 6. Einatmung wieder in die Ausgangsstellung zurückkehren.

Ist Ihre symptomauslösende Bewegung die Drehung der Beine nach rechts und des Kopfes nach links, dann machen Sie das Gleiche wie beschrieben in entgegengesetzter Richtung.

Können Sie beim Test keinerlei Unterschied zwischen den beiden Bewegungen feststellen, dann wenden Sie den ADLER in seiner allgemeinen Variante als Prophylaxe an, damit die Wirbelsäule beweglich bleibt. In der statischen Version verfahren Sie zuerst wie in Zilgrei-Position 1 beschrieben und führen im Anschluss Zilgrei-Position 2 aus, beide natürlich kombiniert mit jeweils 5 kompletten Zyklen der Zilgrei-Atmung. Ziehen Sie die dynamische Version vor, gehen Sie wie folgt vor und wiederholen Sie den gesamten Vorgang fünfmal:

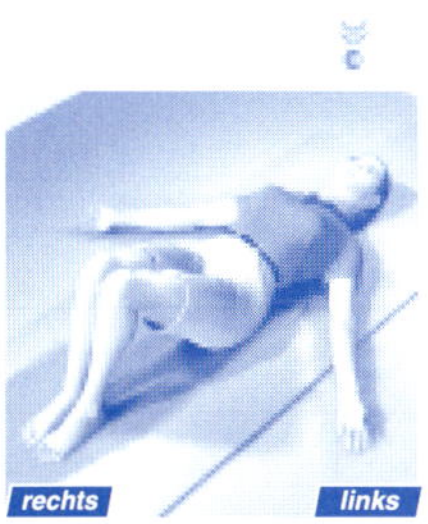

Atmen Sie in der Ausgangsstellung (Mitte) ein; machen Sie die 5-Sekunden-Pause.

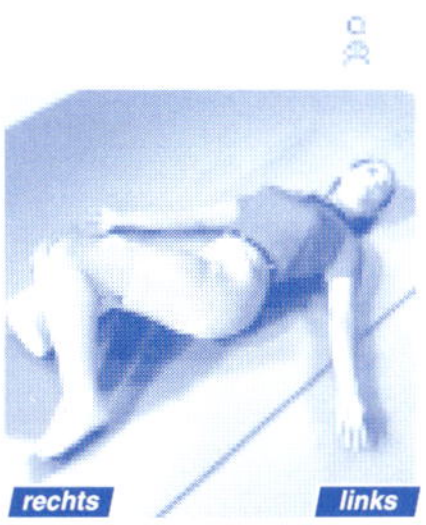

Während Sie ausatmen, drehen Sie die Beine nach rechts und den Kopf nach links; machen Sie die 5-Sekunden-Pause.

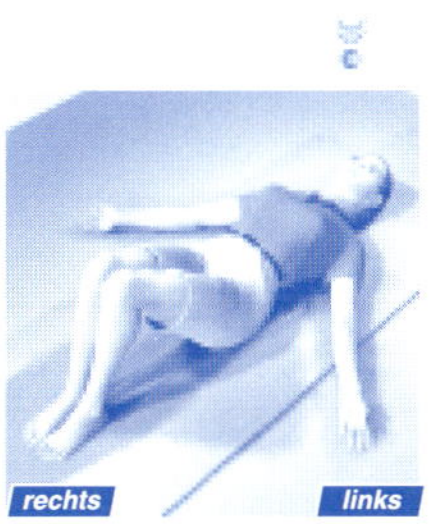

Während Sie einatmen, bewegen Sie sich zurück zur Mitte; machen Sie die 5-Sekunden-Pause.

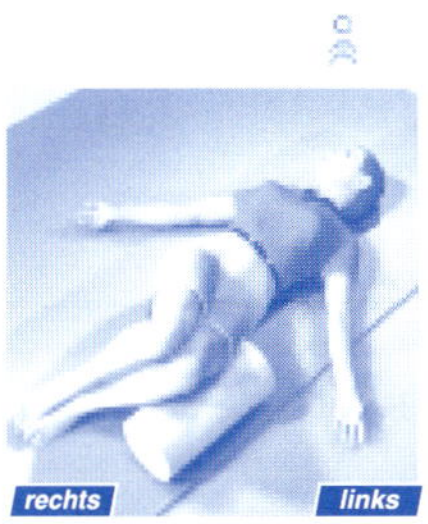

Während Sie ausatmen, drehen Sie die Beine nach links und den Kopf nach rechts; machen Sie die 5-Sekunden-Pause.

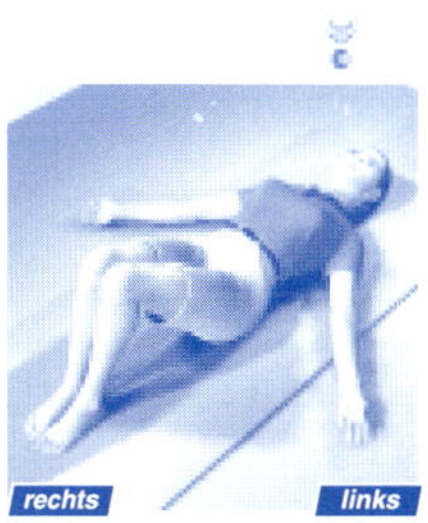

Während Sie einatmen, bewegen Sie sich wieder zur Mitte zurück; machen Sie die 5-Sekunden-Pause.

Bengalin

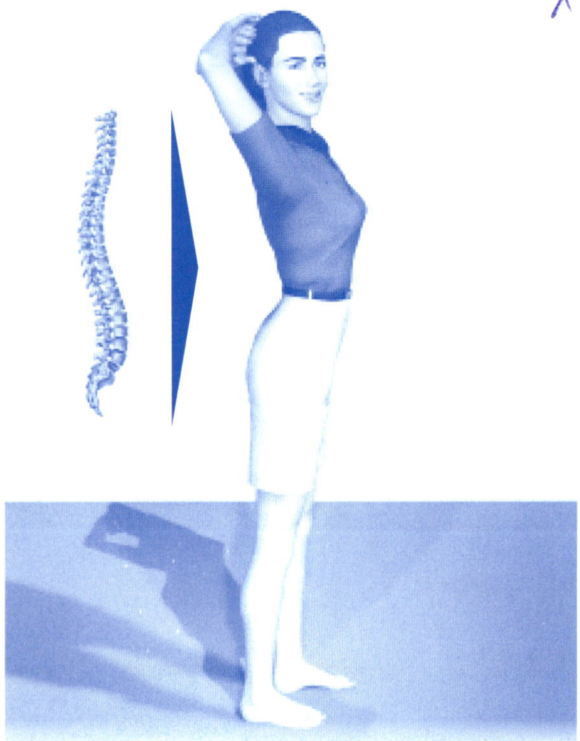

Der Name „Bengalin“ ist ein Kunstwort, von dem italienischen Namen „Bengalino“ (Amandava amandava, Südasien) hergeleitet.
Ornithologen mögen uns verzeihen!

Die SBH BENGALIN wirkt auf die gesamte Wirbelsäule; sie macht sie beweglicher und leistungsfähiger. Entsprechend wird sie angewendet, um Beschwerden in allen drei Wirbelsäulenabschnitten (Hals-, Brust- und Lendenwirbelsäule) zu lindern und zu beseitigen. Sie hilft bei Kreuz- und Lendenschmerzen mit und ohne Ausstrahlung in die Beine, bei Hexenschuss, Ischialgien, Bandscheibenproblemen, Arthrose im Hals- und Lendenwirbelbereich, Beschwerden im Bereich des Beckens und der Beckenorgane.

Die tägliche Anwendung des BENGALIN hilft auch bei Darmträgheit. Bei Menstruationsbeschwerden wird die Selbstbehandlung so oft wie nötig angewendet.

Der BENGALIN fördert ganz allgemein die Spannkraft und das Wohlbefinden.

Darauf müssen Sie beim Test und bei den Anwendungen besonders achten:

- Stehen Sie mit hüftbreit geöffneten Beinen und lockeren Knien etwa eine halbe Rumpflänge von einem Tisch entfernt, der entsprechend der Körpergröße nicht zu hoch und nicht zu tief ist. Ist der Tisch zu niedrig für Sie, suchen Sie sich ein geeigneteres Möbelstück.
  Achten Sie unbedingt darauf, dass Sie einen festen Stand haben.
- Legen Sie die Unterarme auf den Tisch, stützen Sie Ihr Körpergewicht in den Schultern ab und vermeiden Sie, im Kreuz durchzusacken. Idealerweise sollten der Rücken und Kopf eine gerade Linie bilden.
- Der Test und die Selbstbehandlung erfordern das Schieben des Körpers nach vorn und nach hinten. Dabei heben Sie den Kopf und gehen leicht ins Hohlkreuz, wenn Sie nach vorn schieben, und lassen den Kopf locker bis an seine mögliche Grenze fallen und machen den Rücken rund, wenn Sie nach hinten schieben.
- Diese Bewegungen sollen sanft und flüssig sein. Ist Ihnen die Kopfbewegung unangenehm, halten Sie den Kopf gerade und bewegen nur den Körper nach vorn und nach hinten.
- Es ist sehr wichtig, dass Sie die Bewegungen nach vorn und hinten nicht übertreiben, denn dadurch kann die Wirkung der Selbstbehandlung verloren gehen.
- Das Bewegungsausmaß der Wirbelsäule in dieser Stellung nach vorn und hinten ist normalerweise nicht gleich, deshalb kann man es auch nicht miteinander vergleichen. Verlassen Sie sich deshalb bei der Bestimmung der symptomauslösenden Bewegungsrichtung hauptsächlich auf das, was Sie empfinden.
- Die Atmungsphasen sollten am besten wie angegeben mit den Bewegungen koordiniert werden.
- Wiederholen Sie nach Ausführung der Selbstbehandlung sanft die Testbewegungen, um festzustellen, ob sich etwas verändert hat.

Die Testbewegungen für die Selbstbehandlung BENGALIN:

Abbildung 1
Ausgangsstellung

Stehen Sie, wie eingangs beschrieben, mit den Unterarmen auf einen Tisch gestützt.

Abbildung 2
Bewegung 1

Schieben Sie Ihren Körper so weit, wie es für Sie bequem ist, nach vorn. Kehren Sie dann langsam zur Ausgangsstellung zurück.

Abbildung 3
Bewegung 2

Schieben Sie nun Ihren Körper nach hinten.
Kehren Sie langsam zur Ausgangsstellung zurück.

Stellen Sie dabei fest, welche Bewegung Schmerz oder Unbehagen auslöst bzw. welche Bewegung die Symptome verschlimmert oder eingeschränkt ist.

Kopf nicht in den Nacken legen

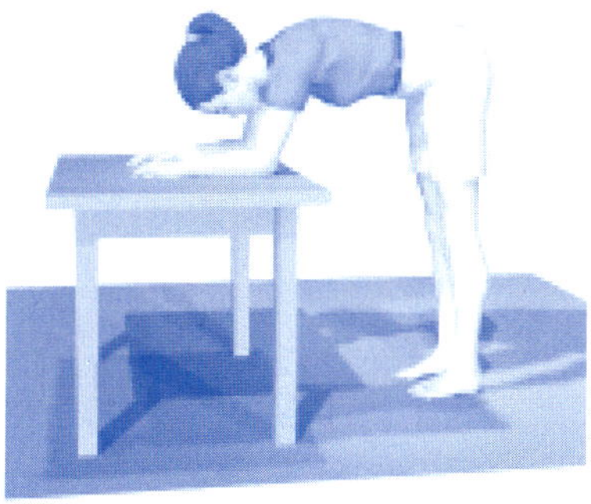

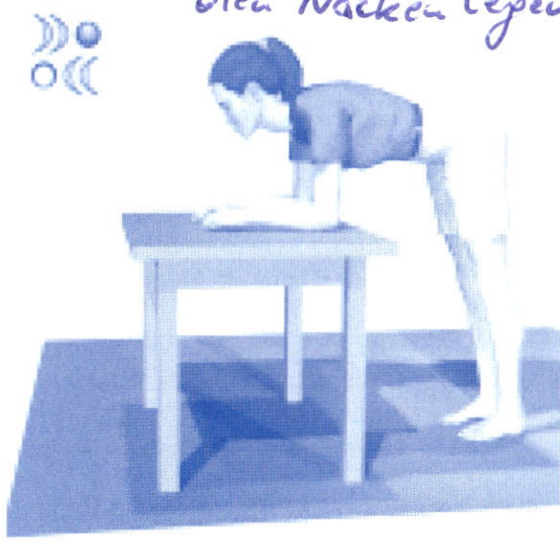

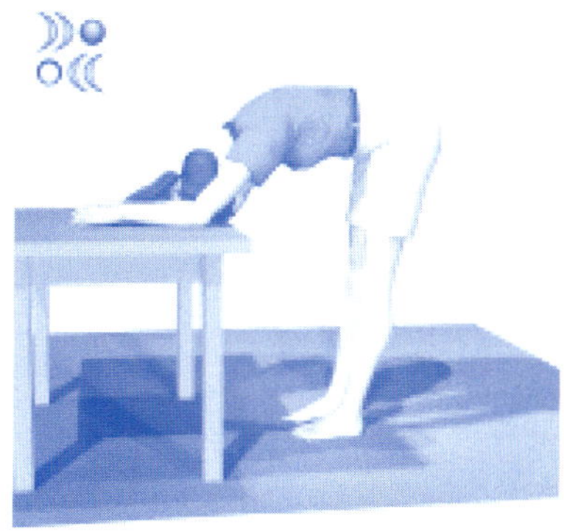

Die ZILGREI-Position für die Ausführung der Selbstbehandlung BENGALIN:

Ausgangsstellung

Stehen Sie wie beschrieben.

ZILGREI-Position 1

Wenn Ihnen die Bewegung 2, Schieben des Körpers nach hinten, Symptome verursacht, machen Sie den BENGALIN in dieser Stellung: Schieben Sie den Körper nach vorn und, wenn bequem, heben Sie dabei den Kopf. Führen Sie in dieser Stellung 5 Zilgrei-Atmungszyklen aus: Einatmen (Bauch raus) – 5-Sekunden-Pause – Ausatmen (Bauch rein) – 5-Sekunden-Pause, insgesamt fünfmal wiederholen.
Beenden Sie die Selbstbehandlung, indem Sie beim letzten Ausatmen in die Ausgangsstellung zurückkehren.

ZILGREI-Position 2

Wenn Ihnen die Bewegung 1, Schieben des Körpers nach vorn, unangenehm ist, machen Sie den BENGALIN wie abgebildet und beschrieben nach hinten.

Beispiel der dynamischen Variante der Selbstbehandlung BENGALIN:

Wie die meisten Selbstbehandlungen, die auf der Sagittalebene ausgeführt werden, eignet sich der BENGALIN ausgezeichnet zur dynamischen Anwendung. Verfahren Sie dabei fogendermaßen:

Abbildung 1

Stehen Sie wie beschrieben an einem Tisch.

Abbildung 2

Während Sie einatmen, schieben Sie Ihren Körper langsam nach vorn und heben dabei den Kopf. Machen Sie die 5-Sekunden-Pause.

Abbildung 3

Während Sie ausatmen, kehren Sie langsam wieder zur Ausgangsstellung zurück.
Machen Sie die 5-Sekunden-Pause.

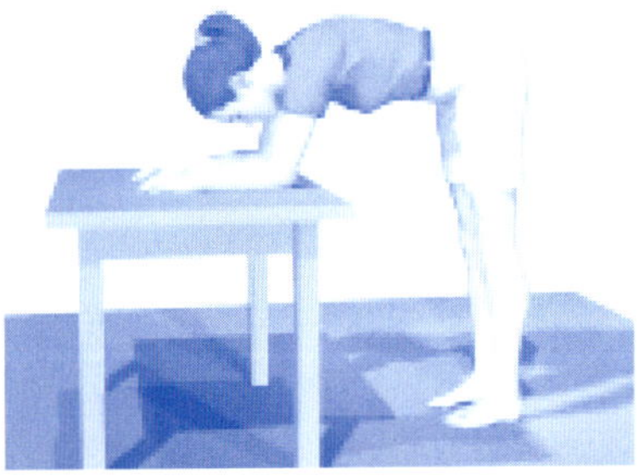

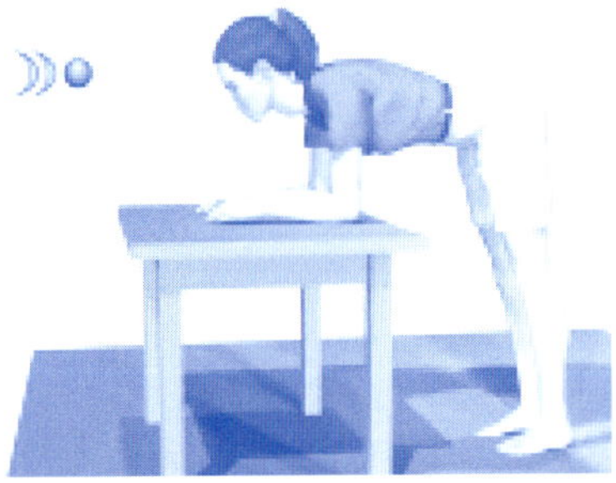

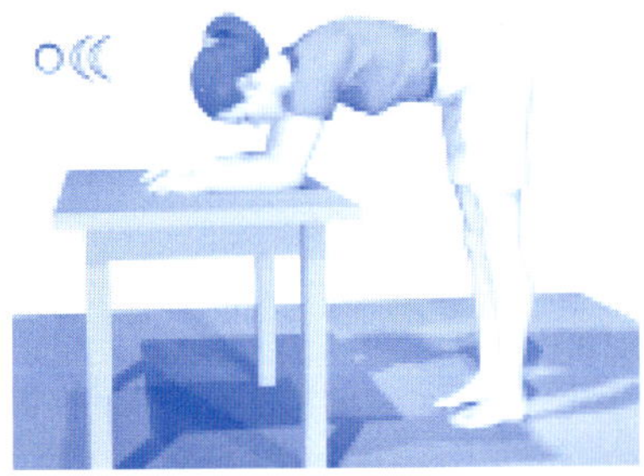

Wiederholen Sie den gesamten Vorgang insgesamt fünfmal und beenden Sie die Selbstbehandlung, indem Sie mit der letzten Ausatmung in die Ausgangsstellung zurückkehren, die 5-Sekunden-Pause machen und dann normal weiteratmen.
Ist Ihre symptomauslösende Bewegung nach vorn, dann machen Sie den BENGALIN nach hinten. Beachten Sie dann aber bitte folgende Koordinierung der Atmung mit der Bewegung:
Ausgangsstellung – während Sie ausatmen, schieben Sie Ihren Körper nach hinten und lassen den Kopf locker fallen, machen die 5-Sekunden-Pause; während Sie einatmen, kehren Sie in die Ausgangsstellung zurück, machen wieder die 5-Sekunden-Pause und wiederholen diesen Zyklus insgesamt fünfmal.
Können Sie beim Test keinerlei Unterschied zwischen den beiden Bewegungen feststellen, dann wenden Sie den BENGALIN in seiner allgemeinen Variante als Prophylaxe an, damit die Wirbelsäule beweglich bleibt. Sie können dazu entweder die allgemein-statische Variante anwenden, wobei Sie zuerst wie in Zilgrei-Position 1 beschrieben verfahren, und im Anschluss Zilgrei-Position 2 ausführen, beide natürlich kombiniert mit jeweils 5 kompletten Zyklen der Zilgrei-Atmung; oder Sie wählen die allgemein-dynamische Variante, die folgendermaßen gemacht wird *(wiederholen Sie den gesamten Vorgang insgesamt fünfmal)*:

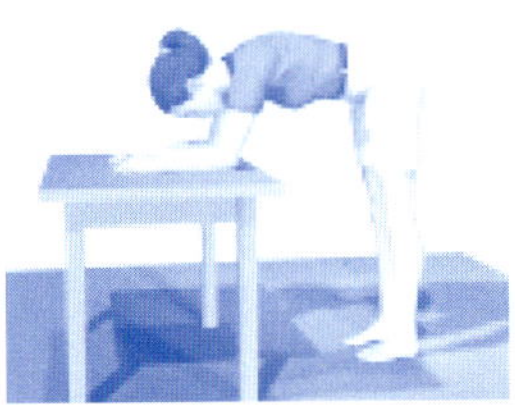

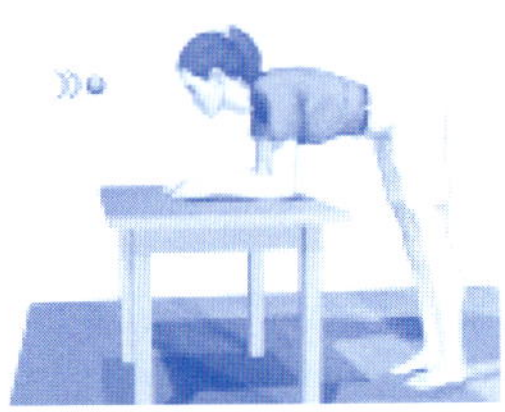

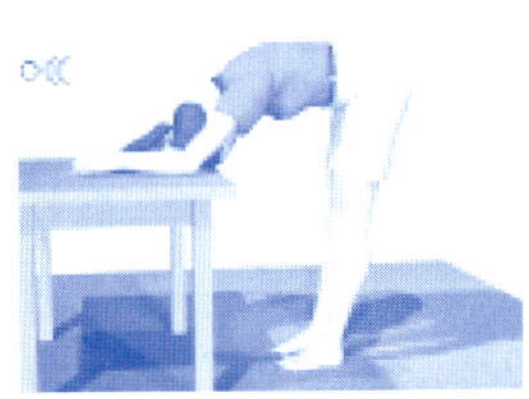

Stehen Sie wie beschrieben an einem Tisch.

Während Sie einatmen, bewegen Sie den Körper langsam und fließend nach vorn und machen Sie die 5-Sekunden-Pause.

Während Sie ausatmen, schieben Sie sich langsam und fließend nach hinten und machen Sie die 5-Sekunden-Pause.

X Blaukehlchen

keine Schokiseite -> dynamisch

Die SBH BLAUKEHLCHEN wirkt auf die gesamte Wirbelsäule; sie macht sie beweglicher und leistungsfähiger. Entsprechend wird sie angewendet, um Beschwerden in allen drei Wirbelsäulen-Abschnitten (Hals-, Brust- und Lendenwirbelsäule) zu lindern und zu beseitigen. Dazu gehören Ischialgien, Hexenschuss, Bandscheibenprobleme, Arthrose im Hals-, Brust- und Lendenwirbelbereich.

Die allgemein-dynamische Variante des BLAUKEHLCHEN wirkt beruhigend bei Stress und bei stressbedingten Asthmaanfällen. Sie hilft auch bei Erkältungserkrankungen und bei Grippe; häufig wird dadurch die Erkrankung stark gelindert oder sogar abgewendet.
Auch ist diese Selbstbehandlung eine hervorragende Vorbereitung auf schwere oder anstrengende Arbeiten. Die Anwendungshäufigkeit kann in diesen Fällen individuell, nach Bedarf, gestaltet werden.

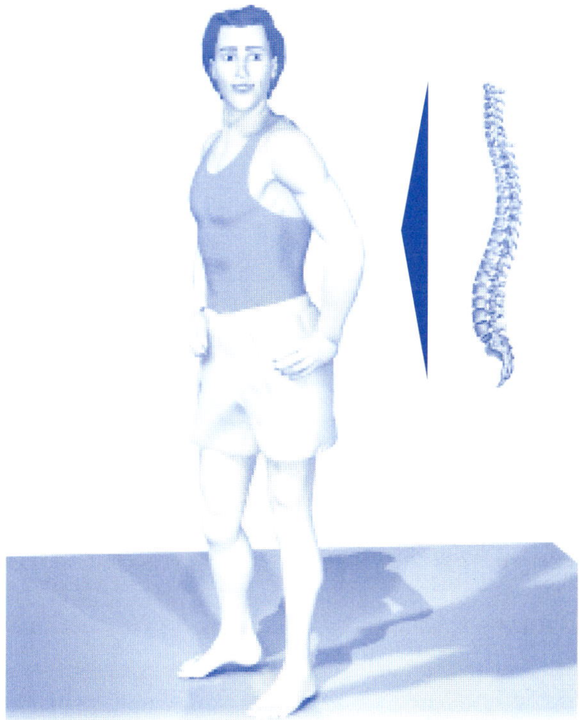

Darauf müssen Sie beim Test und bei den Anwendungen besonders achten:

- Stehen Sie mit hüftbreit geöffneten Beinen und lockeren Knien aufrecht und entspannt gut im Gleichgewicht.
- Der Test und die Selbstbehandlung erfordern das Beugen und Strecken des Rumpfes nach vorn und nach hinten. Diese Bewegungen sollen sanft und flüssig sein.
- Es ist sehr wichtig, dass Sie die Bewegungen nicht übertreiben, denn dadurch kann die Wirkung der Selbstbehandlung verloren gehen. Sie können das Bewegungsausmaß am Abstand zwischen Ihren Händen und den Oberschenkeln überprüfen: Beim Beugen nach vorn sind die kleinen Finger etwa 5 cm vor den Oberschenkeln, beim Strecken nach hinten sind die Daumen etwa in der Mitte der Oberschenkel.
- Lassen Sie beim Beugen nach vorn den Kopf so weit wie möglich locker hängen.
- Das Bewegungsausmaß der Wirbelsäule nach vorn und hinten ist normalerweise nicht gleich, deshalb kann man es auch nicht miteinander vergleichen. Verlassen Sie sich deshalb bei der Bestimmung der symptomauslösenden Bewegungsrichtung hauptsächlich auf das, was Sie empfinden.
- Die Arme hängen locker und verändern ihre Stellung nur durch das sanfte Vor- und Rückwärtspendeln des Rumpfes.
- Die Atmungsphasen werden am besten wie angegeben mit den Bewegungen koordiniert.
- Wenden Sie bei Erkältungskrankheiten das BLAUKEHLCHEN jede halbe Stunde an, bis die Symptome abnehmen, und dann je nach Bedarf in längeren Abständen.
- Wiederholen Sie nach Ausführung der Selbstbehandlung sanft die Testbewegungen, um festzustellen, ob sich etwas verändert hat.

Die Testbewegungen für die Selbstbehandlung BLAUKEHLCHEN:

Dynamische Bewegung → keine Ausgangsposition in der Mitte

Abbildung 1
Ausgangsstellung

Stehen Sie aufrecht und entspannt.

Abbildung 2
Bewegung 1

Beugen Sie sich sanft, wie eingangs beschrieben, nach vorn.
Kehren Sie dann langsam zur Ausgangsstellung zurück.

Abbildung 3
Bewegung 2

Strecken Sie sich nach hinten. Kehren Sie langsam zur Ausgangsstellung zurück.

Stellen Sie dabei fest, welche Bewegung Schmerz oder Unbehagen auslöst bzw. welche Bewegung die Symptome verschlimmert oder eingeschränkt ist.

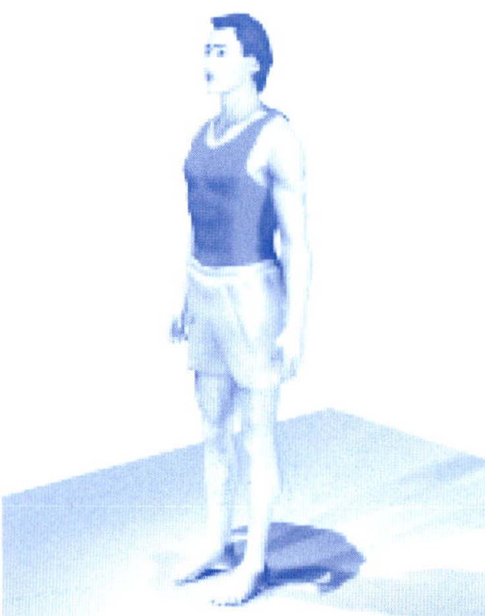

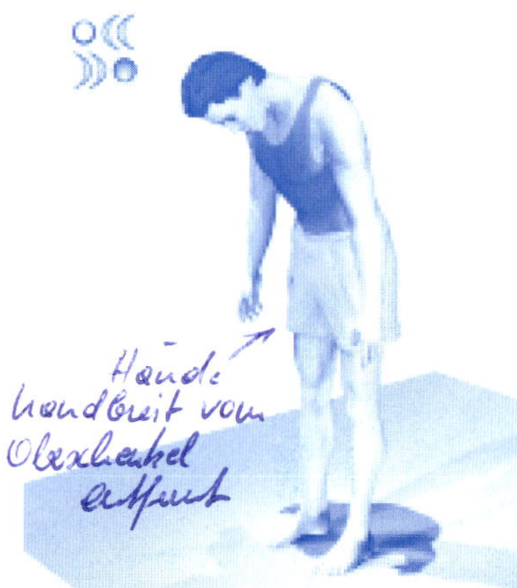

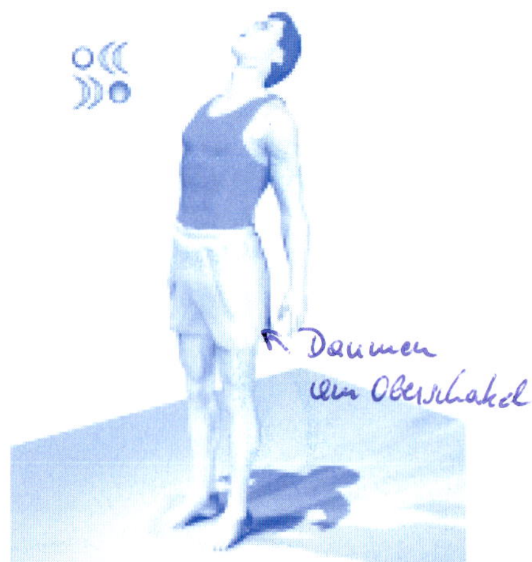

Die ZILGREI-Position für die Ausführung der Selbstbehandlung BLAUKEHLCHEN:

Ausgangsstellung

Stehen Sie aufrecht und entspannt.

ZILGREI-Position 1

Wenn Ihnen die Bewegung 2, Strecken des Körpers nach hinten, Symptome verursacht, machen Sie das BLAUKEHLCHEN in dieser Stellung: Beugen Sie sich nach vorn und führen Sie in dieser Stellung 5 Zilgrei-Atmungszyklen aus: Einatmen (Bauch raus) – 5-Sekunden-Pause – Ausatmen (Bauch rein) – 5-Sekunden-Pause, insgesamt fünfmal wiederholen.
Beenden Sie die Selbstbehandlung, indem Sie beim 6. Einatmen in die Ausgangsstellung zurückkehren.

ZILGREI-Position 2

Wenn die Bewegung 1, Beugen des Körpers nach vorn, unangenehm ist, machen Sie das BLAUKEHLCHEN wie abgebildet und beschrieben nach hinten.

Beispiel der dynamischen Variante der Selbstbehandlung BLAUKEHLCHEN:

Das Blaukehlchen eignet sich besonders gut zur dynamischen Ausführung.

Abbildung 1

Ausgangsstellung:
Stehen Sie aufrecht und entspannt. Atmen Sie ein und machen Sie die 5-Sekunden-Pause.

Abbildung 2

Während Sie ausatmen, beugen Sie sich langsam, wie eingangs beschrieben, nach vorn. Machen Sie die 5-Sekunden-Pause.

Abbildung 3

Während Sie einatmen, kehren Sie langsam wieder zur Ausgangsstellung zurück.
Machen Sie die 5-Sekunden-Pause.

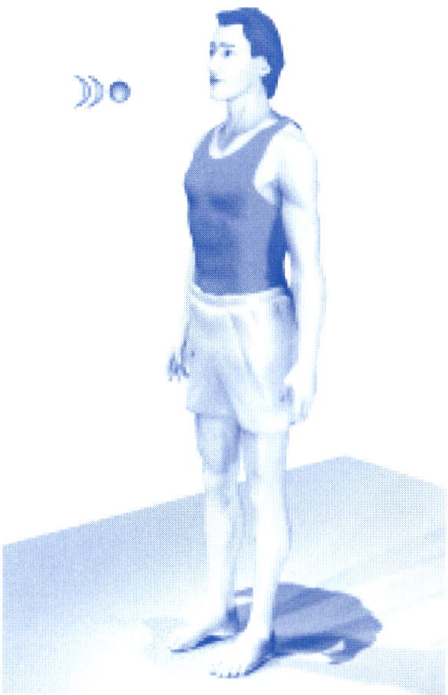

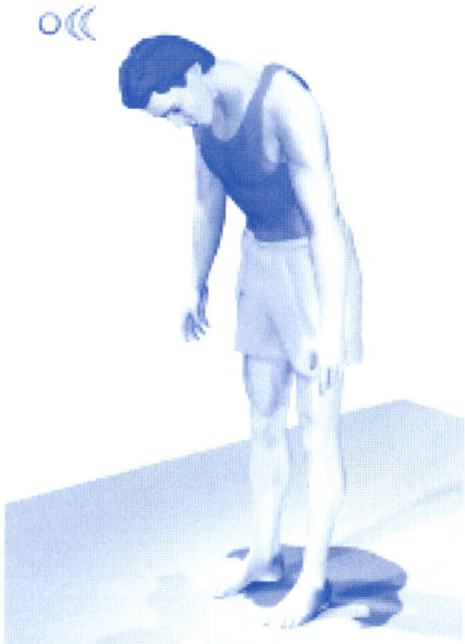

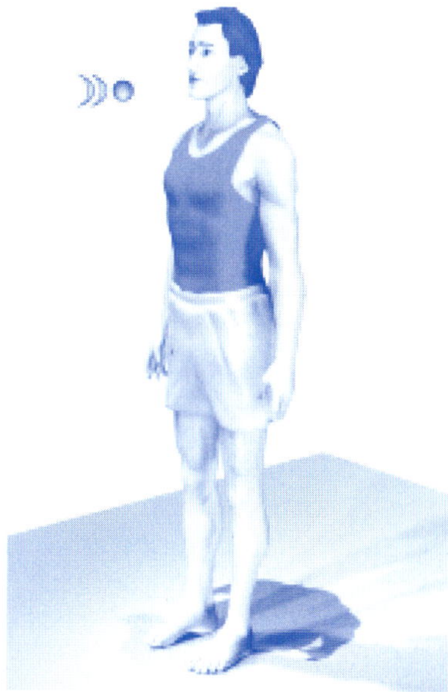

Wiederholen Sie den gesamten Vorgang insgesamt fünfmal und beenden Sie die Selbstbehandlung, indem Sie mit der 6. Einatmung wieder in die Ausgangsstellung zurückkehren.
Ist Ihre symptomauslösende Bewegung nach vorn, dann machen Sie das BLAUKEHLCHEN nach hinten. Beachten Sie dann aber bitte folgende Koordinierung der Atmung mit der Bewegung:
Ausgangsstellung – während Sie einatmen, strecken Sie sich nach hinten, machen die 5-Sekunden-Pause; während Sie ausatmen, kehren Sie in die Ausgangsstellung zurück, machen wieder die 5-Sekunden-Pause und wiederholen diesen Zyklus insgesamt fünfmal.

Können Sie beim Test keinerlei Unterschied zwischen den beiden Bewegungen feststellen, dann wenden Sie das BLAUKEHLCHEN in seiner allgemeinen Variante als Prophylaxe an, damit die Wirbelsäule beweglich bleibt. Sie können dazu entweder die allgemein-statische Variante anwenden, wobei Sie zuerst wie in Zilgrei-Position 1 beschrieben verfahren und im Anschluss Zilgrei-Position 2 ausführen, beide natürlich kombiniert mit jeweils 5 kompletten Zyklen der Zilgrei-Atmung; oder Sie wählen die allgemein-dynamische Variante, die folgendermaßen durchgeführt wird:

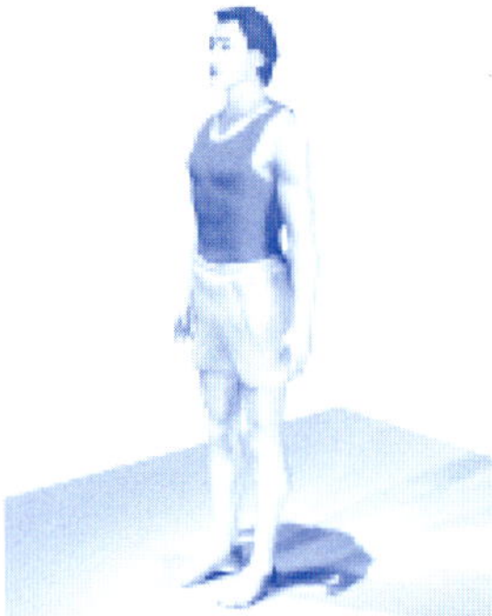

Ausgangsstellung:
Stehen Sie aufrecht und entspannt.

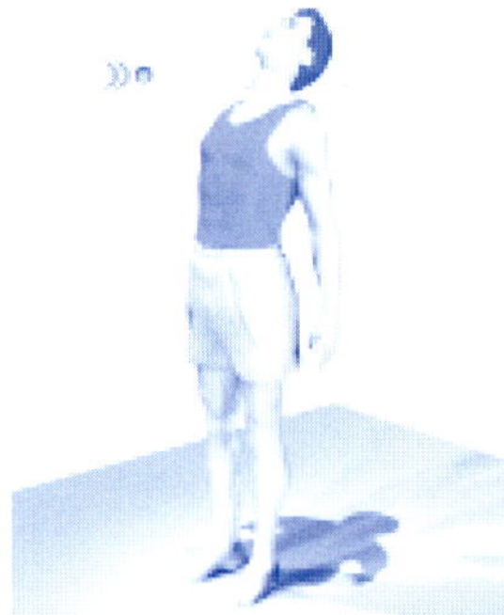

Während Sie einatmen, bewegen Sie den Rumpf langsam und fließend nach hinten und machen Sie die 5-Sekunden-Pause.

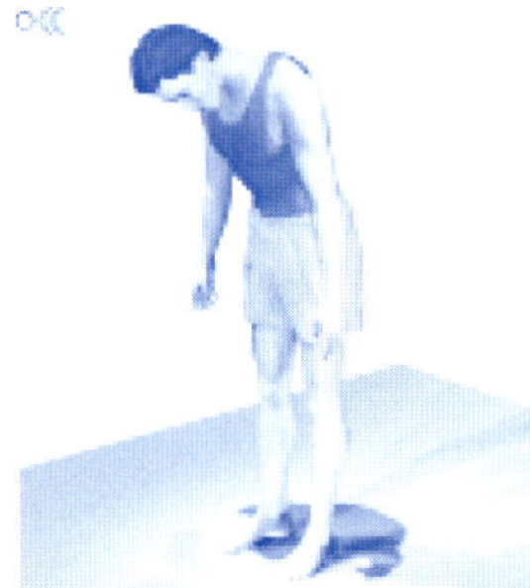

Während Sie ausatmen, beugen Sie sich langsam und fließend nach vorn und machen die 5-Sekunden-Pause.

Wiederholen Sie den gesamten Vorgang insgesamt fünfmal.

Krähe

keine Schokiseite → dynamisch

Die SBH KRÄHE wirkt hauptsächlich auf die Brust- und Lendenwirbelsäule, aber je nachdem, wie man sie ausführt, auch auf die gesamte Wirbelsäule; entsprechend kann sie angewendet werden, um Beschwerden in allen drei Wirbelsäulenabschnitten (der Hals-, Brust- und der Lendenwirbelsäule) zu lindern und zu beseitigen. Sie hilft bei Kreuz- und Lendenschmerzen mit und ohne Ausstrahlung in die Beine, bei Hexenschuss, Ischialgien, Bandscheibenproblemen, Arthrose im Hals- und Lendenwirbelbereich, Beschwerden im Bereich des Beckens und der Beckenorgane.

Die tägliche Anwendung der KRÄHE hilft auch bei Darmträgheit und bei Menstruationsbeschwerden. Sie wird dann nach Bedarf angewendet.

Die KRÄHE fördert ganz allgemein die Durchblutung des Becken- und Bauchraumes.

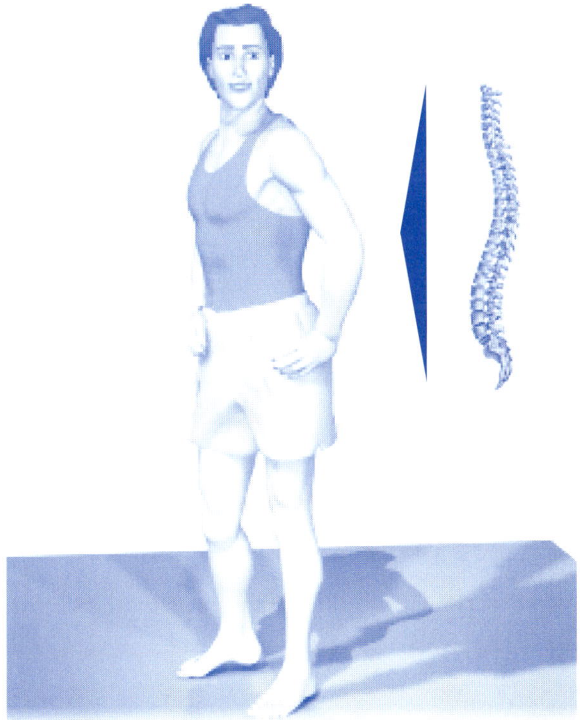

Darauf müssen Sie beim Test und bei den Anwendungen besonders achten:

- Gehen Sie in den Vierfüßlerstand, mit hüftbreit geöffneten Beinen.
- Legen Sie sich ein nicht zu dickes Kissen unter die Knie, falls diese Ihnen in dieser Stellung wehtun.
- In der Ausgangsstellung sollten Rücken und Kopf möglichst eine gerade Linie bilden; vermeiden Sie deshalb, im Kreuz durchzusacken.
- Die Arme und Oberschenkel sollten möglichst senkrecht, im rechten Winkel zum Boden sein.
- Wenn Ihnen die flach auf dem Boden liegenden Hände Schmerzen verursachen, machen Sie Fäuste.
- Verteilen Sie Ihr Körpergewicht gleichmäßig auf Arme und Beine.
- Der Test und die Selbstbehandlung erfordern das sanfte Drücken des Kreuzes nach unten und nach oben (Hohlkreuz und Katzenbuckel).
- Die Bewegungen sollen sanft und flüssig sein.
- Sie können die Wirkung der Selbstbehandlung steigern, indem Sie gleichzeitig den Kopf heben, wenn Sie ins Hohlkreuz gehen, und den Kopf locker bis an seine mögliche Grenze fallen lassen, wenn Sie den Katzenbuckel machen.
- Wenn Ihnen die Kopfbewegungen jedoch unangenehm sind, halten Sie ihn gerade und bewegen nur das Kreuz nach oben und unten.
- Um die beste Wirkung zu erzielen, gehen Sie in den Bewegungen zwar bis an Ihre mögliche Grenze, übertreiben Sie aber nicht.
- Die Atmungsphasen sollten am besten wie angegeben mit den Bewegungen koordiniert werden.
- Wiederholen Sie nach der Ausführung der Selbstbehandlung sanft die Testbewegungen, um festzustellen, ob sich etwas verändert hat.

Die Testbewegungen für die Selbstbehandlung KRÄHE:

Abbildung 1
Ausgangsstellung

Im Vierfüßlerstand, wie eingangs beschrieben.

Abbildung 2
Bewegung 1

Gehen Sie langsam ins Hohlkreuz und heben Sie dabei den Kopf. Kehren Sie dann langsam zur Ausgangsstellung zurück.

Abbildung 3
Bewegung 2

Machen Sie nun einen Katzenbuckel (langsam!) und lassen Sie dabei locker den Kopf fallen.
Kehren Sie wieder langsam zur Ausgangsstellung zurück.

Stellen Sie dabei fest, welche Bewegung Schmerz oder Unbehagen auslöst bzw. welche Bewegung die Symptome verschlimmert oder eingeschränkt ist.

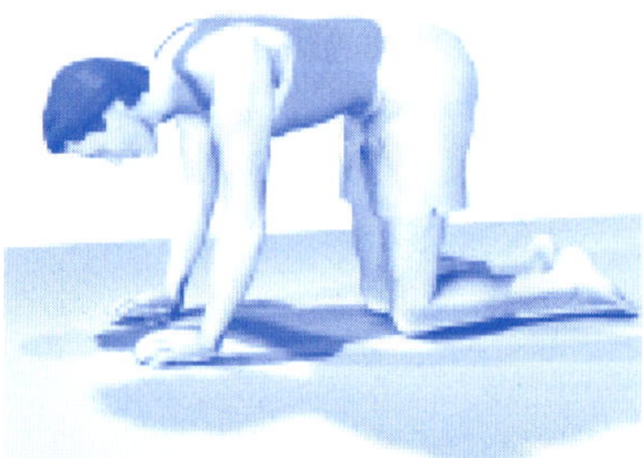

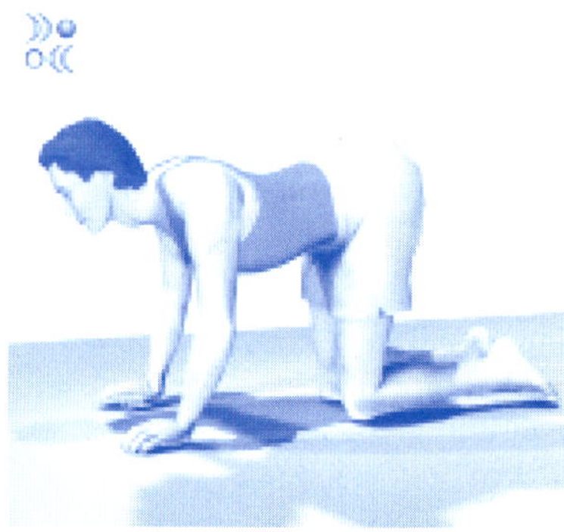

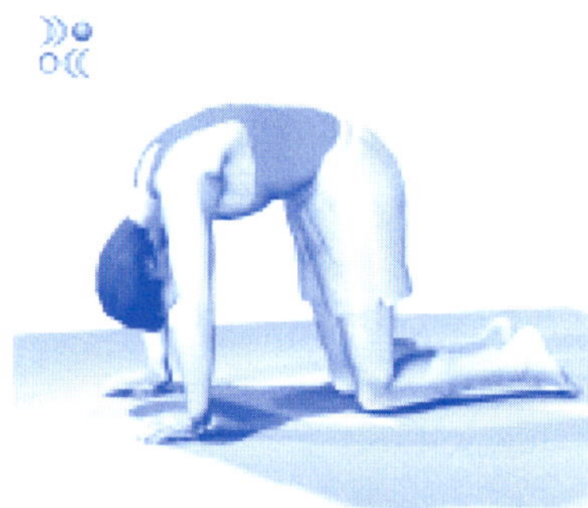

Die ZILGREI-Position für die Ausführung der Selbstbehandlung KRÄHE:

Ausgangsstellung

Im Vierfüßlerstand, wie eingangs beschrieben.

ZILGREI-Position 1

Wenn Ihnen die Bewegung 2, der Katzenbuckel, Symptome verursacht, führen Sie die KRÄHE in dieser Stellung aus: Machen Sie ein leichtes Hohlkreuz und heben Sie dabei, wenn bequem, den Kopf an. Führen Sie dann in dieser Stellung 5 Zilgrei-Atmungszyklen aus: Einatmen (Bauch raus) – 5-Sekunden-Pause – Ausatmen (Bauch rein) – 5-Sekunden-Pause, insgesamt fünfmal wiederholen.
Beenden Sie die Selbstbehandlung, indem Sie beim letzten Ausatmen in die Ausgangsstellung zurückkehren, die 5-Sekunden-Pause machen und dann normal weiteratmen.

ZILGREI-Position 2

Wenn die Bewegung 1, das Hohlkreuz, unangenehm ist, machen Sie die KRÄHE wie abgebildet und beschrieben in der Katzenbuckelstellung.

nicht in die Ausgangsposition (Mitte)

Beispiel der dynamischen Variante der Selbstbehandlung Krähe:

Wie die meisten Selbstbehandlungen, die auf der Sagittalebene ausgeführt werden, eignet sich die KRÄHE ausgezeichnet zur dynamischen Anwendung. Verfahren Sie dabei fogendermaßen:

Abbildung 1

Ausgangsstellung:
Im Vierfüßlerstand, wie beschrieben.

Abbildung 2

Während Sie einatmen, gehen Sie ins Hohlkreuz und heben dabei den Kopf. Machen Sie die 5-Sekunden-Pause.

Abbildung 3

Während Sie ausatmen, kehren Sie langsam wieder zur Ausgangsstellung zurück.
Machen Sie die 5-Sekunden-Pause.

Eventuell bei Schmerzen im Hohlkreuz → Übung auslassen (z.B.: Bandscheibe)
Katzenbuckel kann man immer machen!

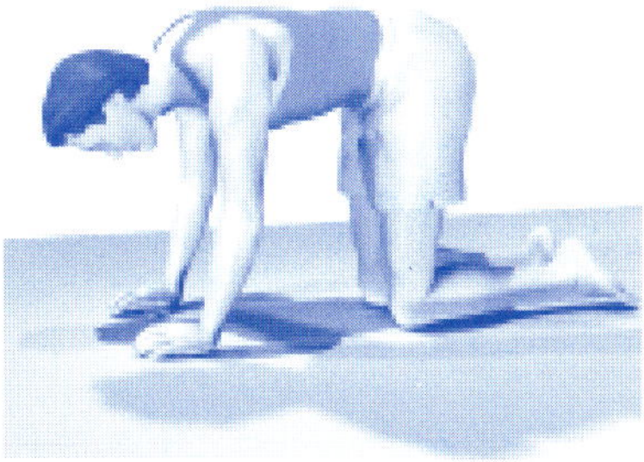
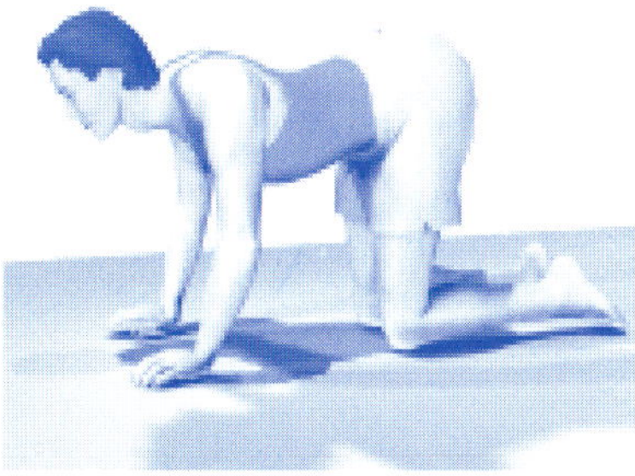
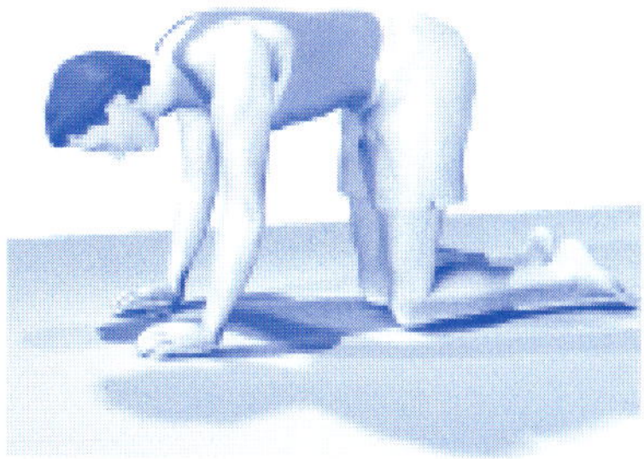

Wiederholen Sie den gesamten Vorgang insgesamt fünfmal und beenden Sie die Selbstbehandlung, indem Sie mit der 5. Ausatmung in die Ausgangsstellung zurückkehren, die 5-Sekunden-Pause machen und dann normal weiteratmen.
Ist Ihre symptomauslösende Bewegung das Hohlkreuz, dann machen Sie die KRÄHE in der Katzenbuckel-Stellung. Beachten Sie dann aber bitte folgende Koordinierung der Atmung mit der Bewegung:
Ausgangsstellung – während Sie ausatmen, machen Sie den Katzenbuckel, lassen den Kopf locker fallen und machen die 5-Sekunden-Pause; während Sie einatmen, kehren Sie in die Ausgangsstellung zurück, machen wieder die 5-Sekunden-Pause und wiederholen diesen Zyklus insgesamt fünfmal. Beenden Sie die Selbstbehandlung, indem Sie bei der 6. Einatmung in die Ausgangsstellung zurückkehren und normal weiteratmen. Können Sie beim Test keinerlei Unterschied zwischen den beiden Bewegungen feststellen, dann wenden Sie die KRÄHE in der folgenden allgemein-dynamischen Variante als Prophylaxe an, damit die Wirbelsäule beweglich bleibt *(wiederholen Sie den gesamten Vorgang fünfmal)*:

Ausatmen

Einatmen

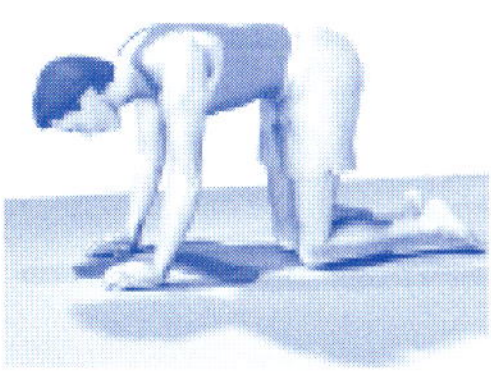
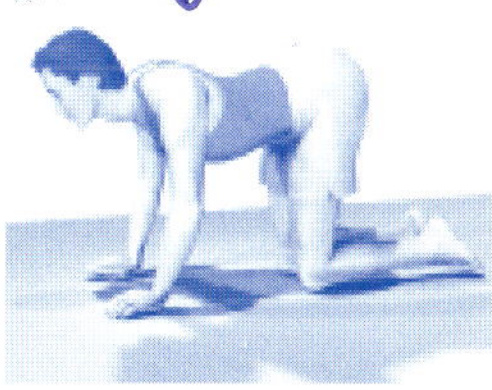
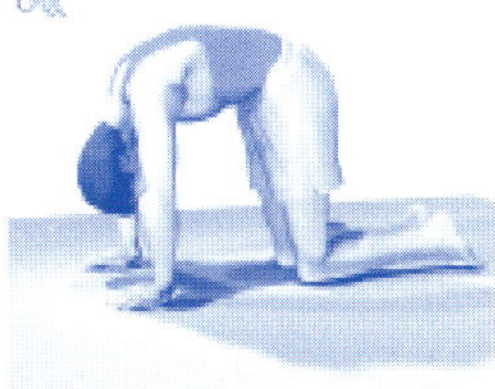

Ausgangsstellung:
Im Vierfüßlerstand, wie beschrieben.

Während Sie einatmen, gehen Sie langsam ins Hohlkreuz und machen die 5-Sekunden-Pause.

Während Sie ausatmen, machen Sie den Katzenbuckel und in dieser Stellung die 5-Sekunden-Pause.

Kranich

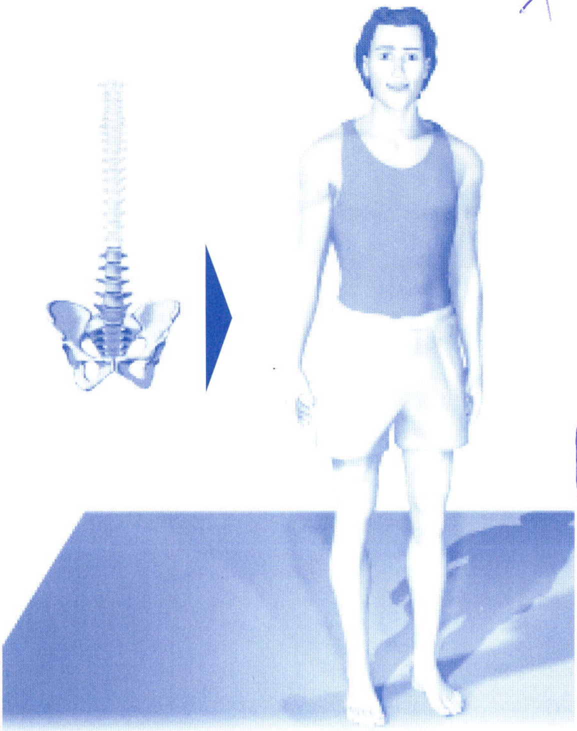

Die SBH KRANICH mobilisiert hauptsächlich die Iliosakralgelenke und die Lendenwirbelsäule. Sie wirkt den schädlichen Auswirkungen der einseitigen Körperbelastung entgegen, sorgt für die korrekte Ausrichtung des Beckens und entspannt die gesamte Rückenmuskulatur. Sie hilft bei Kreuz-, Lenden- und Beckenschmerzen, bei Rückenschmerzen ganz allgemein und bei Ischias.

Da uns die einseitige Körperbelastung ein ganzes Leben lang begleitet, ist es sinnvoll, den KRANICH regelmäßig anzuwenden. Bei akuten Schmerzen einmal am Tag; wenn Sie keine Schmerzen oder Beschwerden haben, zwei- oder dreimal pro Woche, je nachdem wie einseitig Sie zu Hause, am Arbeitsplatz oder durch Sport belastet sind.

Darauf müssen Sie beim Test und bei den Anwendungen besonders achten:

- Ziehen Sie auf jeden Fall die Schuhe aus.
- Stellen Sie sich neben einen Tisch oder eine Stuhllehne und stabilisieren Sie sich mit der Hand, ohne sich aufzustützen, damit Sie das Gleichgewicht behalten und sich nicht verspannen.
- Stehen Sie gerade und entspannt, mit dem Blick nach vorn gerichtet, ohne sich zum Möbelstück hinzudrehen.
- Machen Sie weder einen zu langen noch einen zu kurzen Schritt; am besten steht die Ferse des vorderen Fußes etwa 5 cm vor den Zehen des hinteren Fußes. Die Stellung ist erfahrungsgemäß nicht besonders bequem, weil der Körper sie normalerweise nur in Bewegung beim Gehen kennt. „Spielen" Sie mit der Schrittlänge so lange, bis Sie die bequemste Stellung herausgefunden haben, und vergleichen Sie dann die beiden Stellungen, d.h. rechtes Bein vorn/linkes Bein vorn, miteinander.
- Halten Sie beide Beine gestreckt; die Ferse des hinteren Beines darf nicht vom Boden abheben. Wenn es in der Wade und in der Kniekehle des hinteren Beines leicht zieht (aber nicht schmerzt!), stehen Sie richtig.
- Verteilen Sie Ihr Gewicht gleichmäßig auf beide Füße.
- Konzentrieren Sie sich beim Test darauf, was Sie in der jeweiligen Stellung spüren.
- Wiederholen Sie nach der Ausführung der Selbstbehandlung sanft die Testbewegungen, um festzustellen, ob sich etwas verändert hat.
- Machen Sie die SBH KRANICH höchstens einmal am Tag.

Da die Hauptursache der Beckenverlagerung die einseitige Körperbelastung ist, wird zur Behebung dieser und anderer dadurch hervorgerufener Beschwerden der KRANICH stets nur einseitig, d.h. „spezifisch" eingesetzt: entweder in Position 1 oder in Position 2. Der Körper sagt Ihnen, welche Stellung angezeigt ist, wenn Sie den Test richtig machen!

Die Testbewegungen für die Selbstbehandlung KRANICH:

Abbildung 1
Ausgangsstellung

Stehen Sie aufrecht und entspannt.

Abbildung 2
Bewegung 1

Machen Sie mit dem rechten Bein wie beschrieben einen Schritt nach vorn, halten Sie sich mit der Hand am Tisch fest.
Stellen Sie das rechte Bein wieder in die Ausgangsstellung zurück.

Abbildung 3
Bewegung 2

Machen Sie mit dem linken Bein wie beschrieben einen Schritt nach vorn, halten Sie sich mit der Hand am Tisch fest.
Stellen Sie das linke Bein wieder in die Ausgangsstellung zurück.

Stellen Sie dabei fest, welche Bewegung bzw. Stellung Schmerz oder Unbehagen auslöst bzw. welche Bewegung die Symptome verschlimmert oder eingeschränkt ist.

Mit dem kürzeren Bein an den Tisch stellen – mit dem längeren Bein einen Schritt vor. Nach der Übung davon= laufen.

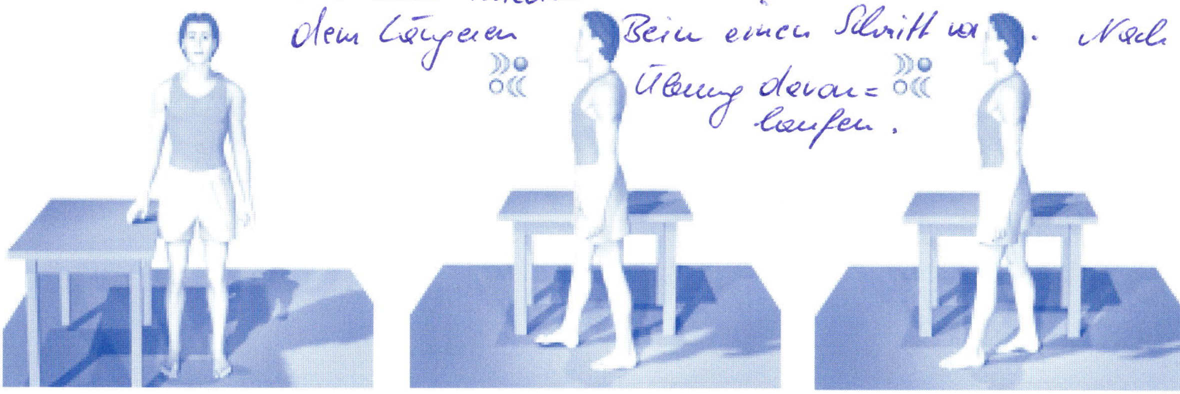

Die ZILGREI-Position für die Ausführung der Selbstbehandlung KRANICH:

Ausgangsstellung

Stehen Sie aufrecht und entspannt.

ZILGREI-Position 1

Wenn Ihnen die Stellung 2, linkes Bein vorn, unangenehm oder gar schmerzhaft ist, machen Sie den KRANICH wie beschrieben, indem Sie einen Schritt mit dem rechten Fuß nach vorn machen und in dieser Stellung 5 Zilgrei-Atmungszyklen ausführen: Einatmen (Bauch raus) – 5-Sekunden-Pause – Ausatmen (Bauch rein) – 5-Sekunden-Pause, insgesamt fünfmal wiederholen.
Beenden Sie die Selbstbehandlung, indem Sie mit dem 6. Einatmen locker einige Schritte nach vorn laufen und normal weiteratmen.

ZILGREI-Position 2

Wenn die Stellung 1, rechtes Bein vorn, Symptome verursacht, stellen Sie den linken Fuß nach vorn und verfahren wie soeben beschrieben.

Erfahrungsgemäß ist bei Rechtshändern die Stellung 2 angezeigt. Jede Regel hat aber bekanntlich ihre Ausnahme; das Testergebnis ist ausschlaggebend!

Schokiseite! X

nur 1x am Tag und nur bei Schmerzen

Perlhuhn

Harte Unterlage

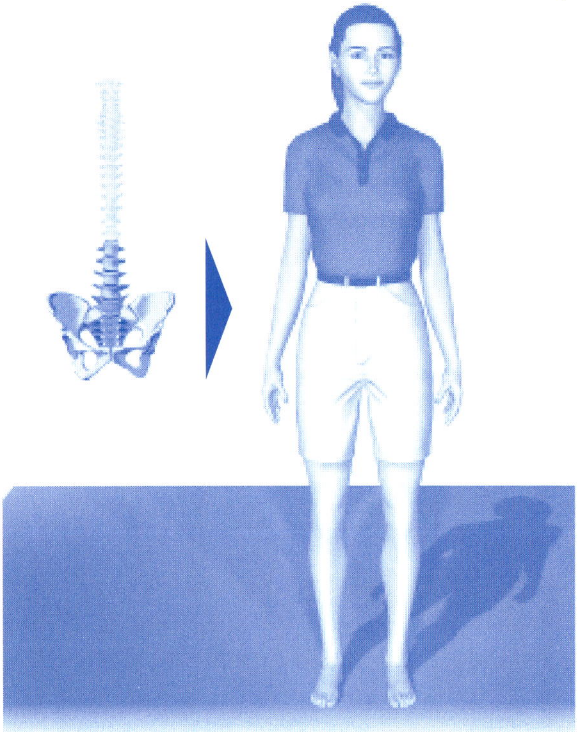

Die SBH PERLHUHN hilft bei Schmerzen und Beschwerden im Bereich der Lendenwirbelsäule, des Beckens, des Kreuzbeins und der Iliosakralgelenke. Sie wirkt auch ausgezeichnet bei Lumbago und Ischias.

Hexenschuß

Wie die SBH KRANICH dient auch das PERLHUHN der Behebung der schädlichen Auswirkungen der einseitigen Körperbelastung, die sich sehr häufig durch Schmerzen im Becken und in der Lendenwirbelsäule bemerkbar macht.

Wenn Sie im Stehen vermehrt Schmerzen haben, ist die SBH PERLHUHN eine gute Alternative zur SBH KRANICH.

Darauf müssen Sie beim Test und bei den Anwendungen besonders achten:

- Am besten führen Sie diese SBH auf dem Boden aus, denn Rücken und Becken sollen nicht einsinken. Kopf und Schultern haften während der gesamten Anwendung am Boden.
- Legen Sie, wenn nötig, ein kleines Kissen unter den Kopf.
- Achten Sie darauf, dass das gestreckte Bein entspannt bleibt.
- Konzentrieren Sie sich beim Test darauf, was Sie bei der jeweiligen Bewegung spüren und welche Bewegung mehr eingeschränkt ist. Schließen Sie bei der Bewegung eventuell die Augen, wenn Sie sich dadurch besser konzentrieren können.
- Gehen Sie in der Bewegung nur so weit, wie Sie bequem kommen.
- Wiederholen Sie nach der Ausführung der Selbstbehandlung sanft die Testbewegungen, um festzustellen, ob sich etwas verändert hat.
- Machen Sie die SBH PERLHUHN höchstens einmal am Tag.
- Je nachdem was Ihnen bequemer ist, können Sie das Knie heranziehen, indem die Hände über oder unter dem Knie liegen
- Bei jedem Einatmen können Sie den Halt am Bein etwas nachlassen und es beim Ausatmen leicht anziehen.

Wie die SBH KRANICH wird auch das PERLHUHN nur spezifisch eingesetzt, weil es der einseitigen Körperbelastung entgegenwirkt. Vergessen Sie jedoch nie, den Bewegungstest immer vor Anwendung der Selbstbehandlung auszuführen.

Die Testbewegungen für die Selbstbehandlung PERLHUHN:

Abbildung 1
Ausgangsstellung

Legen Sie sich entspannt auf den Boden.

Abbildung 2
Bewegung 1

Winkeln Sie das linke Bein an und ziehen es mit beiden Händen so nah wie möglich an sich heran, ohne zu forcieren.
Kehren Sie in die Ausgangsstellung zurück, indem Sie die Ferse aufsetzen und nach unten schieben, bis das Bein flach liegt.

Abbildung 3
Bewegung 2

Wiederholen Sie nun das Gleiche mit dem rechten Bein.

Stellen Sie dabei fest, welche Bewegung Schmerz oder Unbehagen auslöst bzw. welche Bewegung die Symptome verschlimmert oder eingeschränkt ist.

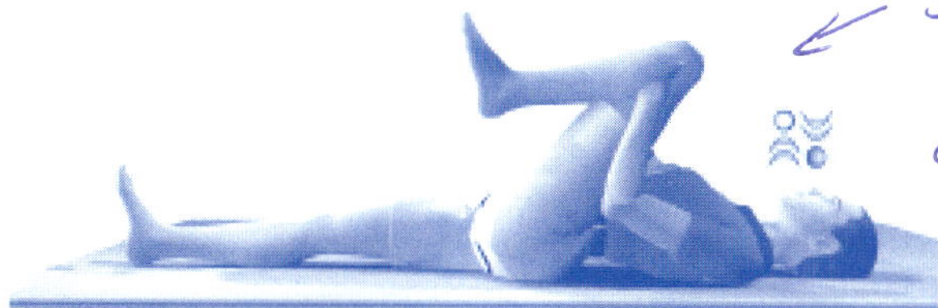

5x ein und ausatmen in dieser Position

Bewegung 1

1. Übung

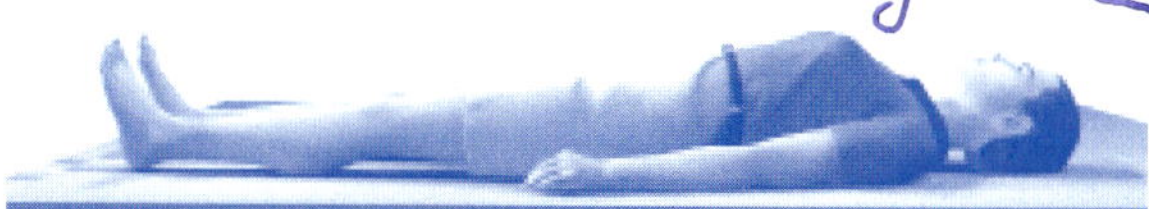

Ausgangsstellung

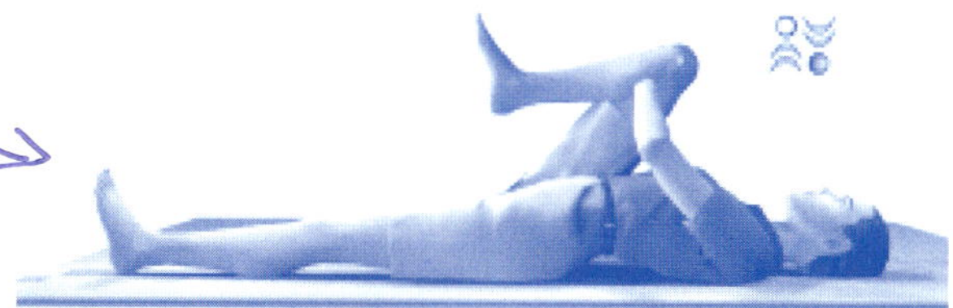

Bewegung 2

Die ZILGREI-Position für die Ausführung der Selbstbehandlung PERLHUHN:

Ausgangsstellung

Legen Sie sich entspannt auf den Boden.

ZILGREI-Position 1

Wenn Ihnen die Bewegung 2, rechtes Bein anziehen, Symptome verursacht, führen Sie das PERLHUHN in dieser Stellung aus: Ziehen Sie das linke Bein zu sich heran und machen 5 Zilgrei-Atmungszyklen: Einatmen (Bauch raus) – 5-Sekunden-Pause – Ausatmen (Bauch rein) – 5-Sekunden-Pause, insgesamt fünfmal wiederholen.
Beenden Sie die Selbstbehandlung, indem Sie beim 6. Einatmen in die Ausgangsstellung zurückkehren.

ZILGREI-Position 2

Wenn die Bewegung 1, linkes Bein anziehen, Symptome verursacht, ziehen Sie das rechte Bein wie beschrieben an und machen Sie die 5 Atmungszyklen.

Amsel

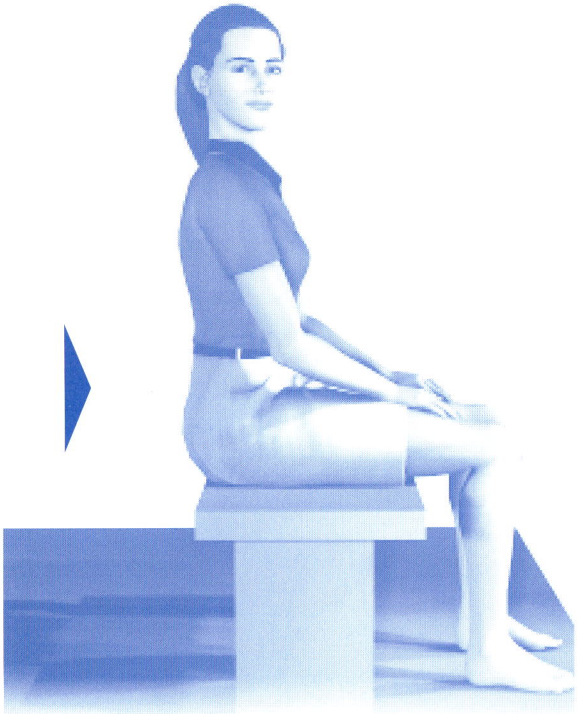

Die SBH AMSEL wirkt allgemein auf die Becken- und Geschlechtsorgane.
Frauen dient die Amsel zur Linderung und Beseitigung von Menstruationsbeschwerden; sie hilft bei Blähbauch vor der Menstruation, bei übermäßiger oder unregelmäßiger Menstruation, ebenso bei schmerzhaftem Eisprung. Sie hat sich auch als wirksam bei Wechseljahrsbeschwerden erwiesen.

Männern hilft die AMSEL bei Prostataproblemen. Sie wird auch eingesetzt bei Blähungen und allgemeinen Verdauungsbeschwerden.

Darauf müssen Sie beim Test und bei den Anwendungen besonders achten:

- Die AMSEL erfordert keinen Test. Wenn Ihnen die Stellung Schmerzen oder Beschwerden verursacht, machen Sie sie nicht.
- Am besten führen Sie die Selbstbehandlung auf dem Boden aus. Schieben Sie sich ein zusammengerolltes Handtuch wie abgebildet unter die Füße, damit die Fußgelenke nicht zu stark belastet werden. Sie können sich aber auch auf den Bettrand knien, vorausgesetzt, die Matratze ist nicht zu weich. Achten Sie dabei darauf, dass die Füße über den Matratzenrand hinausragen.
- Öffnen Sie die Beine so weit, dass der Bauch zwischen den Oberschenkeln Platz findet.
- Der Oberkörper ruht entspannt auf den Oberschenkeln, die Stirn liegt auf dem Boden, die Arme liegen entspannt neben dem Körper, die Hände neben den Füßen, wobei die Handrücken auf dem Boden aufliegen.
- Achten Sie darauf, dass Sie auch im Schultergürtel vollkommen entspannt sind.
- Die ideale Anwendungsvariante ist die statische, bei der Sie die Stellung während der gesamten fünf Atmungszyklen beibehalten.
- Wenn Sie bei der statischen Variante das Gefühl haben, es steige Ihnen – besonders während des Einatmens – zu viel Blut in den Kopf, dann heben Sie den Kopf bei der Einatmung und während der Pause danach und senken ihn beim Ausatmen wieder.
- Wenden Sie die Selbstbehandlung an, so oft sie erforderlich ist.
- Die besten Ergebnisse erzielen Sie dann, wenn Sie auch einigermaßen regelmäßig die Basisselbstbehandlungen für die Wirbelsäule und das Becken ausführen (für die Wirbelsäule SCHWAN und EISVOGEL oder statt dieser den ADLER, außerdem für das Becken den KRANICH oder das PERLHUHN).

Die ZILGREI-Position für die Ausführung der Selbstbehandlung AMSEL:

Ausgangsstellung

Knien Sie sich wie beschrieben und abgebildet hin. Atmen Sie ein und machen Sie die 5-Sekunden-Pause.

ZILGREI-Position 1

Während Sie ausatmen, nehmen Sie wie beschrieben und abgebildet die ZILGREI-Position 1 ein. Machen Sie die 5-Sekunden-Pause. Verbleiben Sie in dieser Stellung während weiterer 4 kompletter Atmungszyklen.

ZILGREI-Position 2

Beenden Sie die AMSEL, indem Sie mit der 6. Einatmung in die Ausgangsstellung zurückkehren.

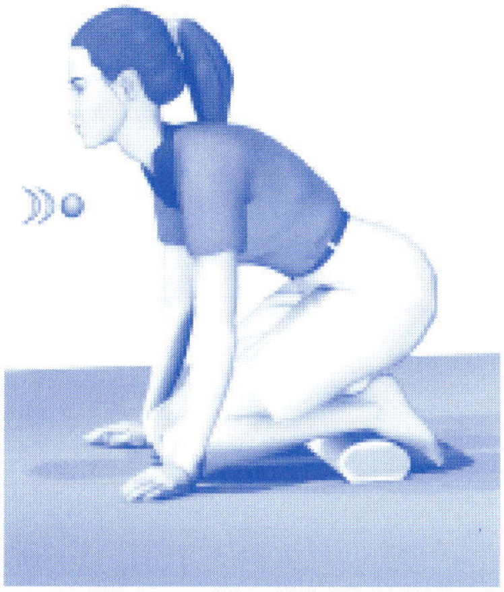

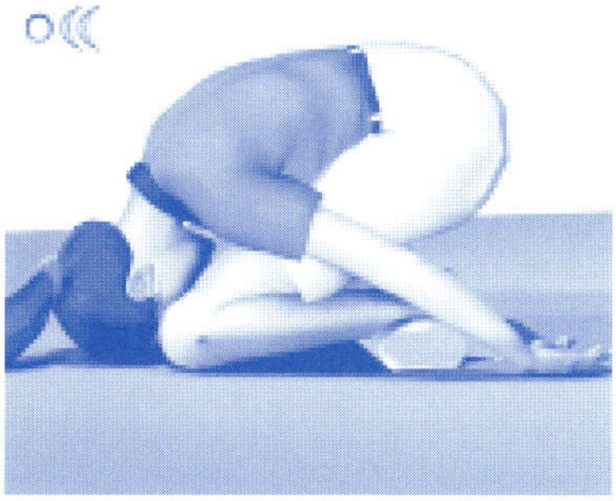

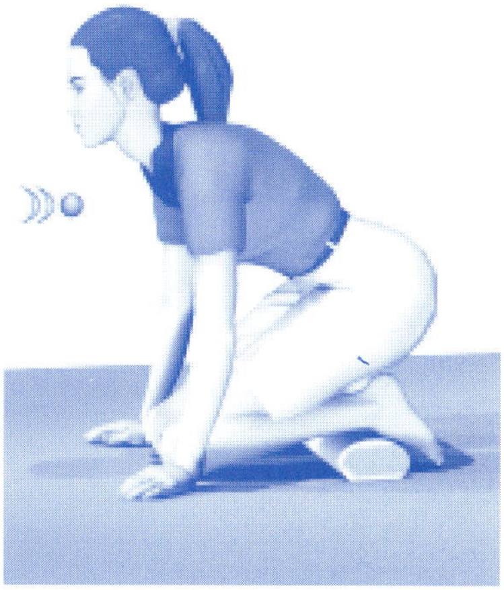

Wenn Sie die dynamische Variante vorziehen, verfahren Sie wie abgebildet, mit dem Unterschied, dass Sie sich während der fünf Atmungszyklen bei jeder Ausatmung und der darauf folgenden Pause in die ZILGREI-Position 1 begeben und während der Einatmung wieder in die Ausgangsstellung.

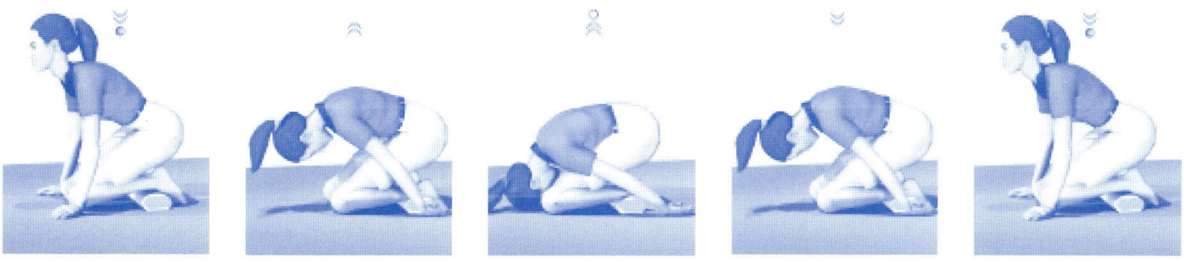

Wiederholen Sie den gesamten Vorgang insgesamt fünfmal.

Auerhahn

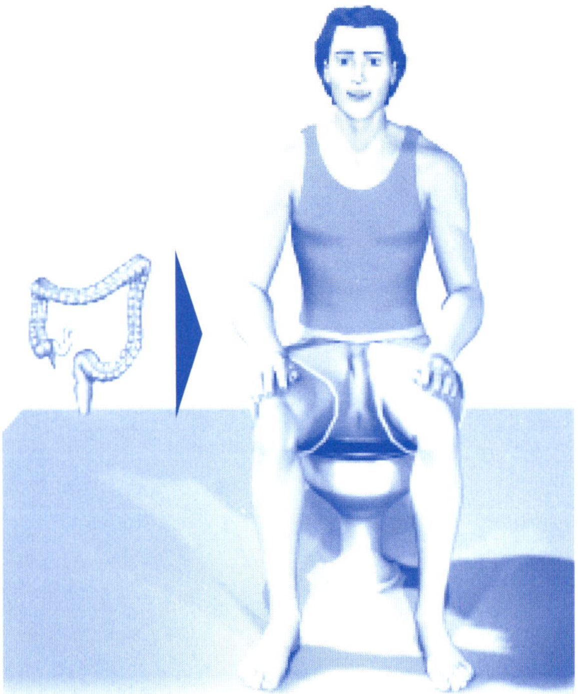

Die SBH AUERHAHN wirkt allgemein auf die Beckenorgane. Insbesondere dient sie der Anregung der Darmtätigkeit und hilft deshalb bei Verstopfung, Darmträgheit und unregelmäßigem Stuhlgang.

Darauf müssen Sie bei den Anwendungen besonders achten:

- Der AUERHAHN erfordert keinen Test. Wenn Ihnen die Anwendung Schmerzen oder Beschwerden verursacht, machen Sie sie nicht.
- Kontraindikationen sind Darmerkrankungen, bei denen Druck auf den Darm schädlich ist, z.B. bei Darmgeschwüren, oder in der fortgeschrittenen Schwangerschaft.
- Am besten führen Sie die Selbstbehandlung auf der Toilette aus.
- Sitzen Sie mit leicht gespreizten Beinen. Die Wirkung kann noch gesteigert werden, wenn die Knie etwas höher stehen als der Darmausgang. Wenn nötig, stellen Sie Ihre Füße auf einen kleinen Schemel oder auf einen Stoß Zeitungen.
- Die Selbstbehandlung AUERHAHN besteht darin, dass man die Faust entlang dem aufsteigenden und absteigenden Dickdarm auflegt und dann den Oberkörper nach vorn beugt. Drücken Sie die Faust nicht in den Unterleib, sondern legen Sie sie nur auf den entsprechenden Punkt. Der Druck kommt durch das Vorbeugen des Oberkörpers zustande.
- Probieren Sie alle Punkte der Reihenfolge nach durch. Dabei gebrauchen Sie die rechte Hand für die rechte Körperseite und wechseln dann ab der Mitte zur linken Hand über.
- *Achtung:* Fangen Sie immer rechts an (aufsteigender Dickdarm) und gehen Sie nach links weiter (absteigender Dickdarm), *nie umgekehrt!*
- Versuchen Sie herauszufinden, welcher Punkt den stärksten Reiz auslöst. Sie können dann nur diesen nutzen, indem Sie entweder statisch oder dynamisch die fünf Atmungszyklen ausführen, oder Sie können alle Punkte der Reihe nach einsetzen und an jedem ein oder zwei Atmungszyklen ausführen,
- Wenn Sie bei der statischen Variante das Gefühl haben, es steige Ihnen – besonders während des Einatmens – zu viel Blut in den Kopf, dann heben Sie einfach den Kopf bei der Einatmung und während der

Pause danach und senken ihn beim Ausatmen wieder. Der Kopf sollte möglichst locker hängen.

- Wenden Sie die Selbstbehandlung an, so oft sie erforderlich ist.
- Für einen regelmäßigen Stuhlgang, ohne den Einsatz von Abführmitteln, Quellstoffen oder anderen Reizmitteln, haben sich folgende einfache Regeln gut bewährt:

  Gehen Sie jeden Tag zur gleichen Zeit auf die Toilette, ob Sie müssen oder nicht, und machen Sie den AUERHAHN. Der Darm ist ein dressierbares „Gewohnheitstier", das Regelmäßigkeit, Konstanz und Geduld verlangt!

  Trinken Sie vor Ihrem Gang zur Toilette langsam ein Glas lauwarmes Wasser.

  Wählen Sie einen Zeitpunkt am Tag, an dem Sie Ruhe haben und ungestört sind.

  Trinken Sie ausreichend Flüssigkeit, ca. 2 Liter pro Tag, am besten natürliches Wasser.

  Essen Sie täglich frisches Obst und Gemüse und anstelle von tierischen Fetten kaltgepresstes Olivenöl.

  Sorgen Sie für tägliche Bewegung.
- Die besten Ergebnisse erzielen Sie dann, wenn Sie auch einigermaßen regelmäßig die Basis-Selbstbehandlungen für die Wirbelsäule und das Becken ausführen (für die Wirbelsäule SCHWAN und EISVOGEL oder statt dieser den ADLER, außerdem für das Becken den KRANICH oder das PERLHUHN).

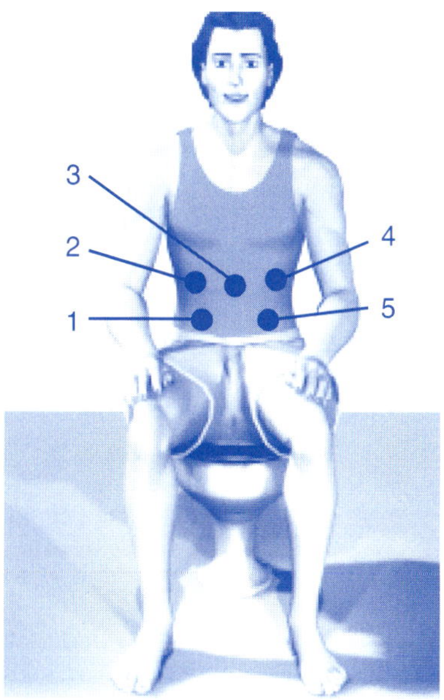

Abbildung 1

Hier sehen Sie die Punkte, auf die die Faust gelegt werden kann. Punkte 1–3 werden mit der rechten Faust stimuliert, 4 und 5 mit der linken. Beginnen Sie immer bei Punkt 1.

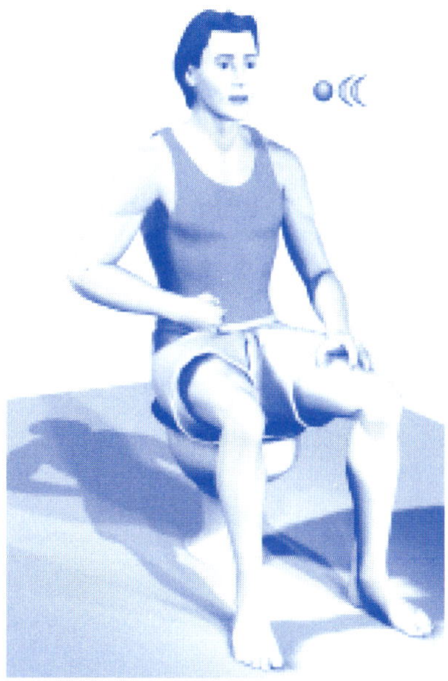

Abbildung 2

Ausgangsstellung:
Setzen Sie sich wie beschrieben und abgebildet auf die Toilette. Legen Sie die Faust auf Punkt 1. Atmen Sie ein und machen Sie die 5-Sekunden-Pause.

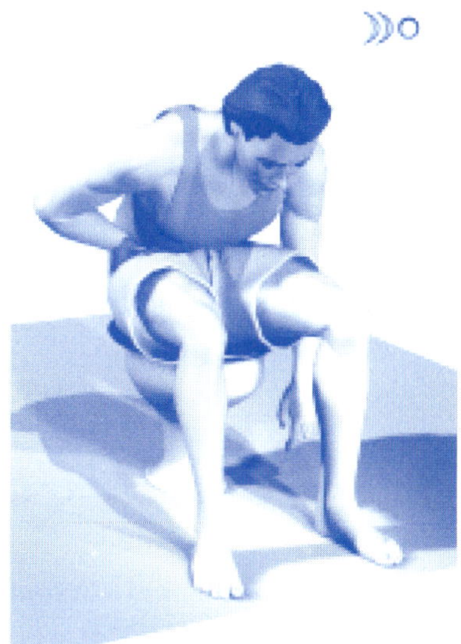

Abbildung 3

Während Sie ausatmen, beugen Sie den Oberkörper nach vorn, bis er auf den Oberschenkeln aufliegt. Machen Sie die 5-Sekunden-Pause.

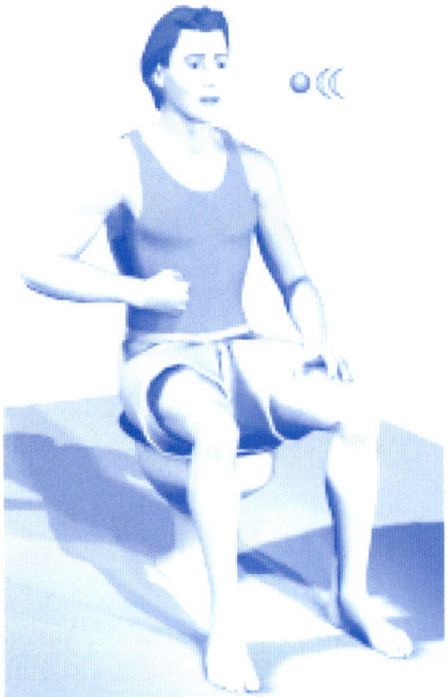

Abbildung 4

Während Sie einatmen, kehren Sie in die Ausgangsstellung zurück. Machen Sie die 5-Sekunden-Pause.

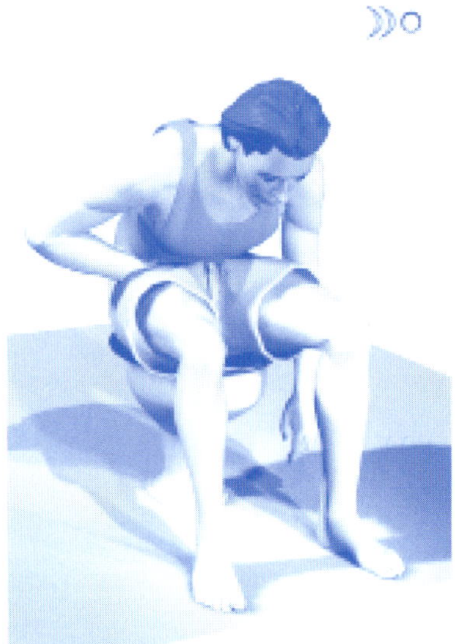

Abbildung 5

Legen Sie die Faust auf Punkt 2, atmen Sie aus und beugen Sie sich dabei nach vorn. Manchen Sie die 5-Sekunden-Pause.

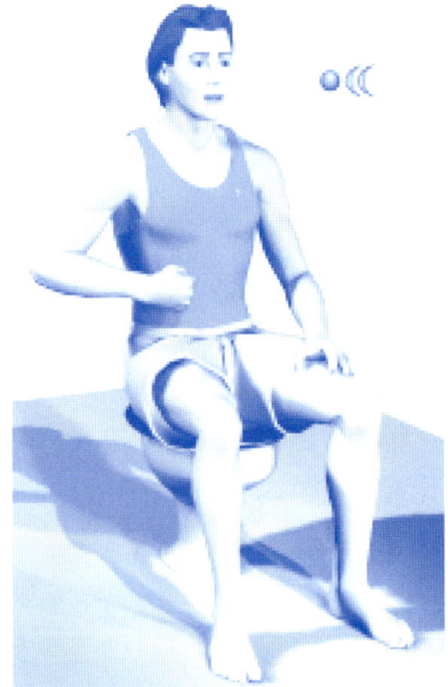

Abbildung 6

Während Sie einatmen, kehren Sie in die Ausgangsstellung zurück. Machen Sie die 5-Sekunden-Pause.

Setzen Sie die Bewegungen, kombiniert mit der Atmung, fort, bis Sie (ab Punkt 4 mit der linken Faust) bei Punkt 5 angekommen sind.
Wenn Sie die statische Variante vorziehen, suchen Sie sich den Punkt, der bei Ihnen den stärksten Reiz auslöst, atmen Sie in der Ausgangsstellung ein, machen Sie die 5-Sekunden-Pause und beugen Sie in der Ausatmung den Körper nach vorn. Verbleiben Sie in dieser Stellung während vier weiterer Atemzyklen und beenden Sie den AUERHAHN, indem Sie mit der 6. Einatmung wieder in die Ausgangsstellung zurückkehren.

Kuckuck

Die SBH KUCKUCK mobilisiert hauptsächlich das Schultergelenk. Sie entspannt aber auch den Brustwirbelbereich und die obere Rückenmuskulatur.

Der KUCKUCK hilft bei Schmerzen im Schultergelenk, im Oberarm wie auch im Bereich der Schlüsselbeine und Schulterblätter.

Die Bewegung der Schulter, die zu den beweglichsten Gelenken unseres Körpers gehört, erfordert die Arbeit vieler Muskeln auch im Brustraum und im Bereich der Brust- und Halswirbelsäule. Der KUCKUCK kann daher auch eingesetzt werden, um auf diese Körperbereiche einzuwirken.

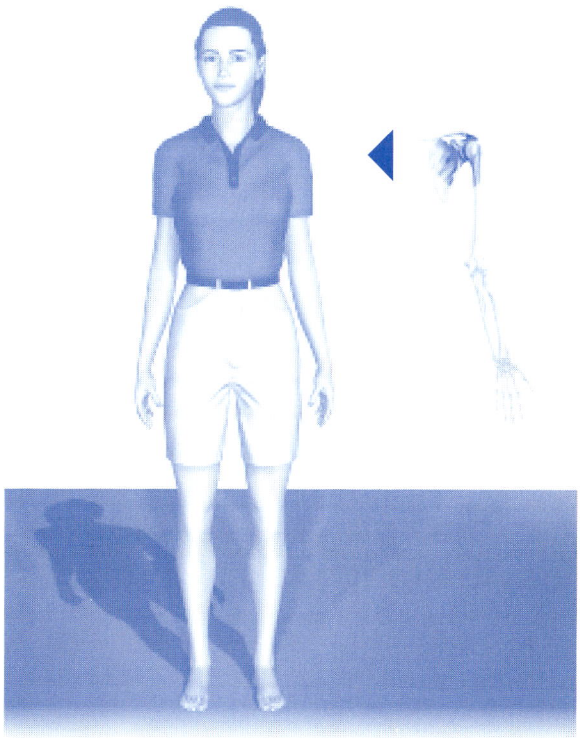

Darauf müssen Sie beim Test und bei den Anwendungen besonders achten:

- Die Selbstbehandlung kann im Sitzen gemacht werden, wird aber besser im Stehen ausgeführt.
- Im Stehen ziehen Sie die Schuhe aus und stellen sich hüftbreit, gerade und entspannt mit lockeren Knien hin, der Blick ist nach vorn gerichtet.
- Verteilen Sie Ihr Gewicht gleichmäßig auf beide Füße.
- Der Test und die Selbstbehandlung erfordern das Bewegen des betroffenen Armes (schmerzendes oder eingeschränktes Schultergelenk) nach vorn oben und nach hinten.
- Die Bewegungsspanne des Armes, ausgehend von der normalen Körperstellung (hängender Arm), beträgt ca. 180° nach vorn oben und 45° nach hinten. Ist in Ihrem Fall die Zilgrei-Position für die Ausführung der Selbstbehandlung nach vorn oben, suchen Sie sich in der gesamten Bewegungsspanne den Punkt, an dem Sie am leichtesten Ihren Arm entspannt während der 5 Atmungszyklen halten können.
- Sowohl beim Test als auch bei der Selbstbehandlung soll die Hand locker, aber der Arm leicht gestreckt und nicht im Ellenbogen abgeknickt sein.
- Die Bewegungen sollen langsam, flüssig und nicht ruckartig sein.
- Bewegen Sie nur den Arm aus dem Schultergelenk heraus, nicht den Oberkörper.
- Übertreiben Sie besonders die Armbewegung nach hinten nicht. Die Tatsache, dass Sie weiter als 45° kommen, bedeutet nicht, dass das die korrekte Therapiestellung ist.
- Wenn Ihre Schultern leicht ermüden, wählen Sie lieber die dynamische Anwendungsvariante.
- Konzentrieren Sie sich beim Test darauf, was Sie spüren, d.h., welche Bewegung bzw. Stellung unangenehm, schmerzhaft oder eingeschränkt ist. Wählen Sie zur Selbstbehandlung die Gegenposition.
- Wiederholen Sie nach Ausführung der Selbstbehandlung sanft die Testbewegungen in beide Richtungen, um festzustellen, ob sich etwas verändert hat.

Die Testbewegungen für die Selbstbehandlung KUCKUCK:

Abbildung 1
Ausgangsstellung

Stehen Sie aufrecht und entspannt, wie eingangs beschrieben.

Abbildung 2
Bewegung 1

Bewegen Sie den betroffenen Arm nach vorn oben, bis an die mögliche Grenze. Kehren Sie wieder in die Ausgangsstellung zurück.

Abbildung 3
Bewegung 2

Bewegen Sie nun den betroffenen Arm nach hinten. Achten Sie dabei darauf, dass Sie nicht seitlich ausweichen. Kehren Sie wieder in die Ausgangsstellung zurück.

Stellen Sie dabei fest, welche Bewegung Schmerz oder Unbehagen auslöst bzw. welche Bewegung die Symptome verschlimmert oder eingeschränkt ist.

Übung diagonal
Oberkörper gerade

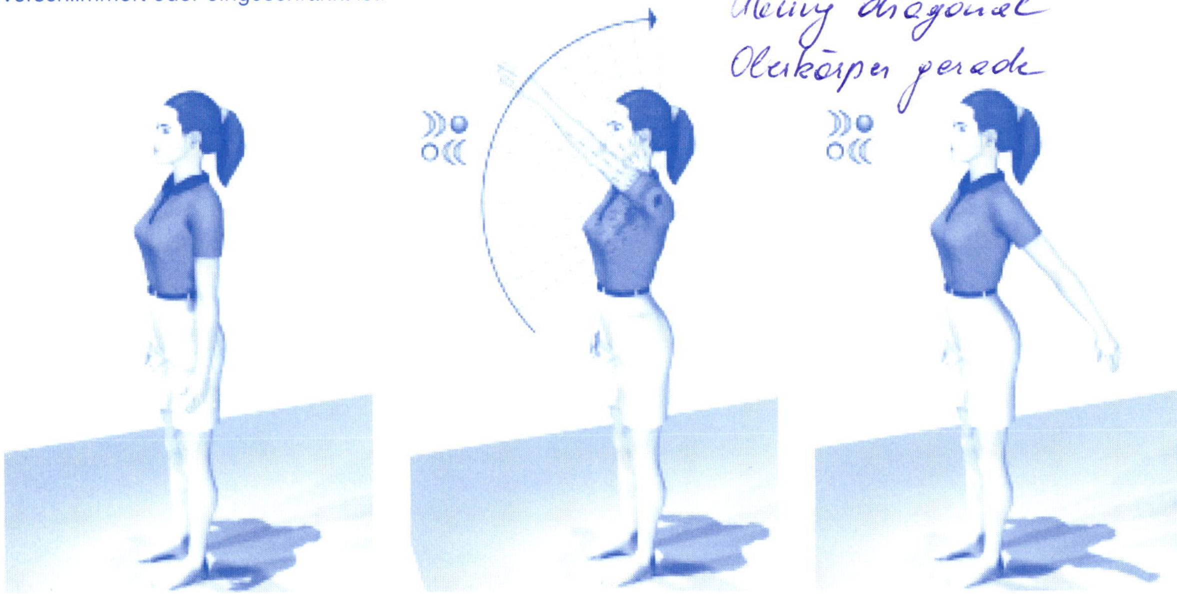

Die ZILGREI-Position für die Ausführung der Selbstbehandlung KUCKUCK:

Ausgangsstellung

Stehen Sie aufrecht und entspannt.

ZILGREI-Position 1

Wenn Ihnen die Bewegung 2, Bewegen des betroffenen Armes nach hinten, unangenehm oder schmerzhaft ist, machen Sie den KUCKUCK wie abgebildet, indem Sie den Arm nach vorn oben bewegen, bis an den Punkt, der Ihnen am bequemsten ist, und in dieser Stellung 5 Zilgrei-Atmungszyklen ausführen: Einatmen (Bauch raus) – 5-Sekunden-Pause – Ausatmen (Bauch rein) – 5-Sekun-

ZILGREI-Position 2

Wenn Ihnen die Bewegung 1, Bewegen des betroffenen Armes nach vorn, Symptome verursacht, machen Sie den KUCKUCK, indem Sie den betroffenen Arm nach hinten strecken und in dieser Stellung die 5 Zilgrei-Atmungszyklen ausführen. Beenden Sie die Selbstbehandlung, indem Sie mit dem 6. Einatmen in die Ausgangsstellung zurückkehren und normal weiteratmen.

den-Pause, insgesamt fünfmal wiederholen.
Beenden Sie die Selbstbehandlung, indem Sie mit dem 6. Einatmen wieder in die Ausgangsstellung zurückkehren und normal weiteratmen.

Beispiel der dynamischen Variante der Selbstbehandlung KUCKUCK:

Abbildung 1

Ausgangsstellung:
Stehen Sie hüftbreit aufrecht und entspannt; atmen Sie ein und machen Sie die 5-Sekunden-Pause.

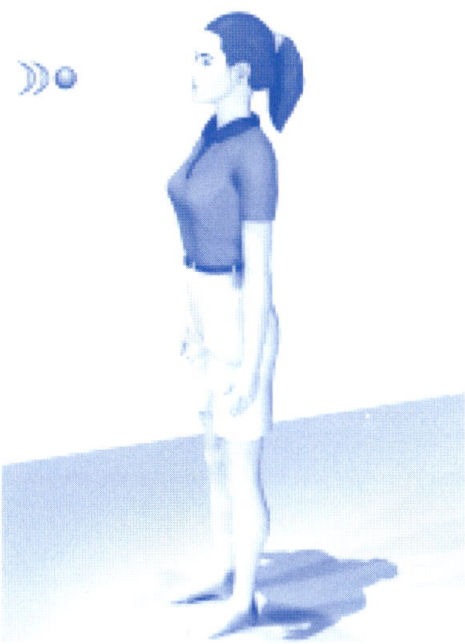

Abbildung 2

Während Sie ausatmen, strecken Sie den betroffenen Arm nach hinten. Machen Sie die 5-Sekunden-Pause.

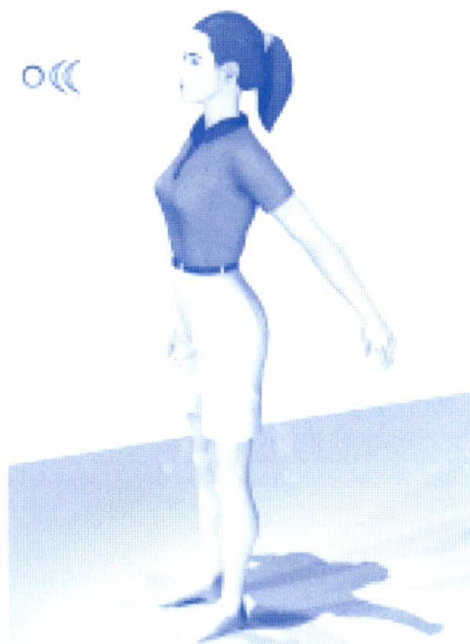

Abbildung 3

Während Sie einatmen, kehren Sie wieder langsam zur Ausgangsstellung zurück.
Machen Sie die 5-Sekunden-Pause.

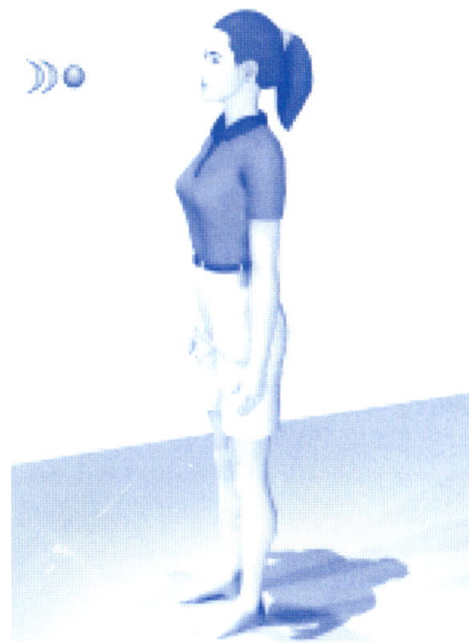

Wiederholen Sie den gesamten Vorgang insgesamt fünfmal und beenden Sie die Selbstbehandlung, indem Sie mit der 6. Einatmung in die Ausgangsstellung zurückkehren und dann normal weiteratmen.
Ist Ihre symptomauslösende Richtung die Armstellung nach hinten, dann führen Sie die Selbstbehandlung aus, indem Sie den betroffenen Arm nach vorn an den Punkt bewegen, der Ihnen am bequemsten ist, und den gesamten Ablauf der Bewegung zwischen diesem Punkt und der Ausgangsstellung, koordiniert mit der Atmung, insgesamt fünfmal wiederholen.

Können Sie beim Test keinerlei Unterschied zwischen den beiden Bewegungen feststellen, dann wenden Sie den KUCKUCK in seiner allgemein-dynamischen Variante als Prophylaxe oder zur Stressbekämpfung an. Der Bewegungs-/Atmungsablauf ist dann folgendermaßen:

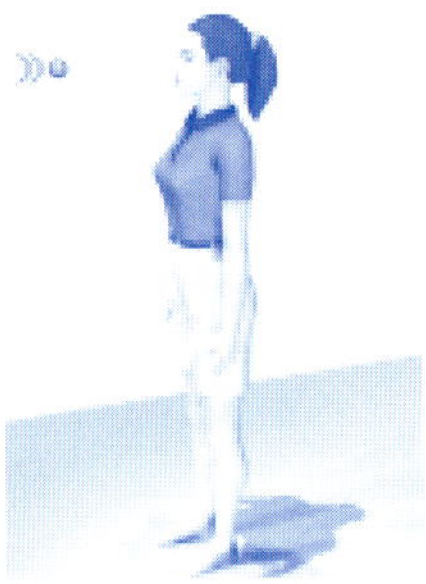

Ausgangsstellung: Stehen Sie aufrecht und entspannt. Atmen Sie ein und machen Sie die 5-Sekunden-Pause.

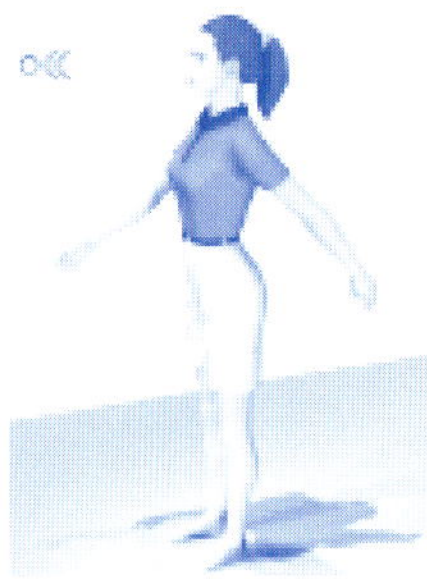

Während Sie ausatmen, bewegen Sie gleichzeitig den rechten Arm etwa im gleichen Ausmaß (ca. 45°) nach vorn und den linken nach hinten. Machen Sie die 5-Sekunden-Pause.

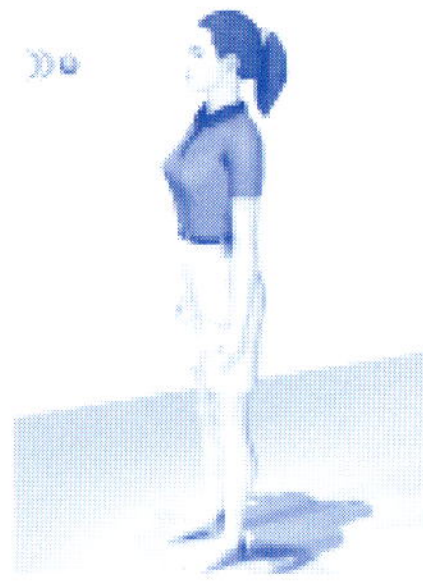

Während Sie einatmen, kehren Sie in die Ausgangsstellung zurück und machen Sie die 5-Sekunden-Pause.

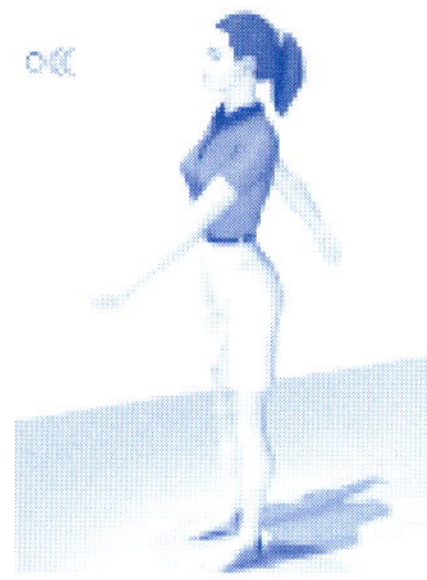

Während Sie ausatmen, strecken Sie den linken Arm nach vorn und den rechten nach hinten und machen Sie die 5-Sekunden-Pause.

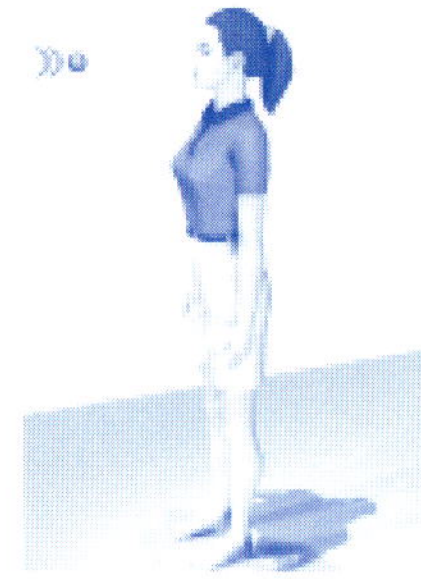

Während Sie einatmen, kehren Sie wieder in die Ausgangsstellung zurück und machen die 5-Sekunden-Pause.

Wiederholen Sie den gesamten Vorgang insgesamt fünfmal.

Haubentaucher

Die SBH HAUBENTAUCHER lindert Schmerzen im Schultergelenk sowie im Bereich der Schlüsselbeine und der Schulterblätter. Der HAUBENTAUCHER hilft deshalb bei Schmerzen direkt im Schultergelenk wie auch in den umliegenden Bereichen.

Die Bewegung der Schulter erfordert die Arbeit vieler Muskeln auch im Brustraum und im Bereich der Brust- und Halswirbelsäule. Die Selbstbehandlung HAUBENTAUCHER bringt deshalb auch Entspannung und Schmerzlinderung bei Beschwerden in diesen Körperbereichen.

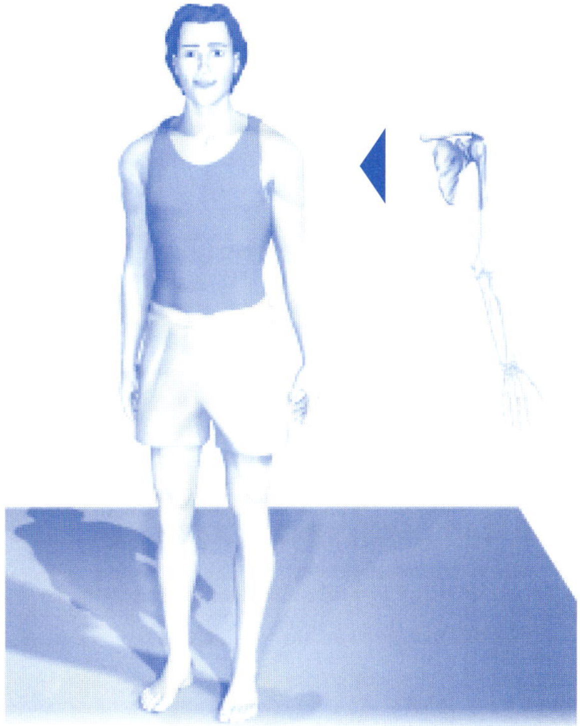

Darauf müssen Sie beim Test und bei den Anwendungen besonders achten:

- Die Selbstbehandlung kann im Sitzen gemacht werden, wird aber besser im Stehen ausgeführt.
- Im Stehen ziehen Sie die Schuhe aus und stellen sich hüftbreit, gerade und entspannt, mit lockeren Knien und nach vorn gerichtetem Blick hin.
- Verteilen Sie Ihr Gewicht gleichmäßig auf beide Füße.
- Der Test und die Selbstbehandlung erfordern das „Einhaken" der Hand auf der gegenüberliegenden Schulter.
- Sowohl beim Test als auch bei der Selbstbehandlung wird die Hand nicht nur auf die gegenüberliegende Schulter gelegt, sondern hält sich an dieser fest, sodass der angewinkelte Arm entspannt hängen kann. Am besten legen Sie die Hand auf die nackte Schulter, damit sie nicht an zu glatter Kleidung abrutscht.
- Sie können die Hand in der Nähe des Halses oder weiter außen, in der Nähe des Schultergelenkes, einhaken. Wählen Sie für die Selbstbehandlung jedenfalls die Stellung, die Ihnen am meisten Erleichterung verschafft.
- Beide Schultern bleiben entspannt und werden nicht hochgezogen.
- Der Oberkörper und das Becken bleiben gerade und drehen sich nicht.
- Die Selbstbehandlung eignet sich hauptsächlich für die statische Anwendungsform.
- Konzentrieren Sie sich beim Test darauf, was Sie spüren, d.h., welche Bewegung bzw. Stellung unangenehm, schmerzhaft oder eingeschränkt ist. Wählen Sie zur Selbstbehandlung die Gegenposition.
- Wiederholen Sie nach Ausführung der Selbstbehandlung sanft die Testbewegungen bzw. Stellungen in beide Richtungen, um festzustellen, ob sich etwas verändert hat.

Die Testbewegungen für die Selbstbehandlung HAUBENTAUCHER:

Abbildung 1
Ausgangsstellung

Stehen Sie aufrecht und entspannt, wie eingangs beschrieben.

Abbildung 2
Bewegung 1

Haken Sie die rechte Hand, wie eingangs beschrieben, an der linken Schulter ein. Kehren Sie wieder in die Ausgangsstellung zurück.

Abbildung 3
Bewegung 2

Haken Sie die linke Hand an der rechten Schulter ein. Kehren Sie wieder in die Ausgangsstellung zurück.

Stellen Sie dabei fest, welche Bewegung Schmerz oder Unbehagen auslöst bzw. welche Bewegung die Symptome verschlimmert oder eingeschränkt ist.

Hand liegt auf der gesunden Schulter   5x eine Position

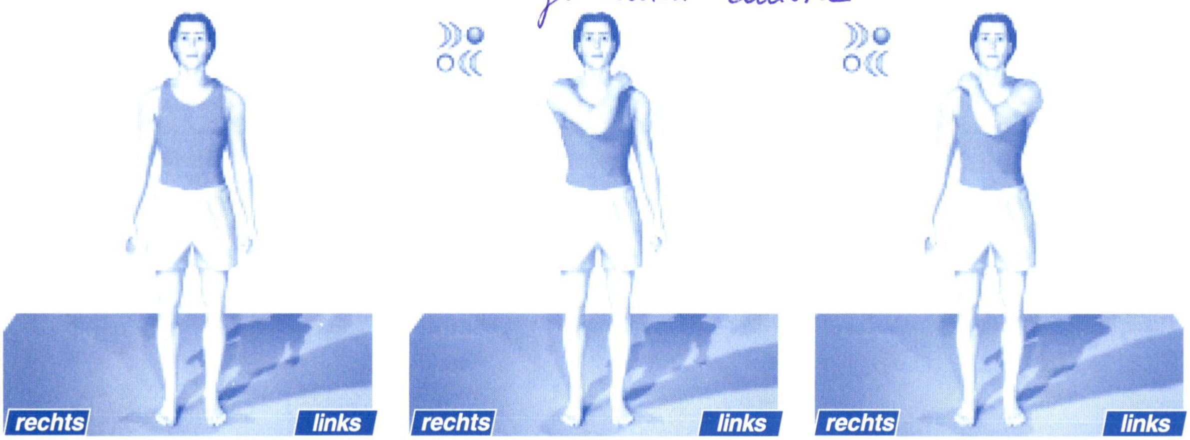

Die ZILGREI-Position für die Ausführung der Selbstbehandlung HAUBENTAUCHER:

Ausgangsstellung

Stehen Sie aufrecht und entspannt.

ZILGREI-Position 1

Wenn die Bewegung oder Stellung 2, linke Hand auf der rechten Schulter, unangenehm oder schmerzhaft ist, machen Sie den HAUBENTAUCHER wie abgebildet, indem Sie die rechte Hand an der linken Schulter einhaken, den Arm entspannen und in dieser Stellung 5 Zilgrei-Atmungszyklen ausführen: Einatmen (Bauch raus) – 5-Sekunden-Pause – Ausatmen (Bauch rein) – 5-Sekunden-Pause, insgesamt fünfmal wiederholen. Beenden Sie die Selbstbehandlung, indem Sie mit dem 6. Einatmen wieder in die Ausgangsstellung zurückkehren und normal weiteratmen.

ZILGREI-Position 2

Wenn Ihnen die Bewegung oder Stellung 1, rechte Hand auf der linken Schulter, Symptome verursacht, machen Sie den HAUBENTAUCHER, indem Sie die linke Hand an der rechten Schulter einhaken, den Arm entspannen und in dieser Stellung die 5 Zilgrei-Atmungszyklen ausführen. Beenden Sie die Selbstbehandlung, indem Sie mit dem 6. Einatmen in die Ausgangsstellung zurückkehren und normal weiteratmen.

Goldkuckuck

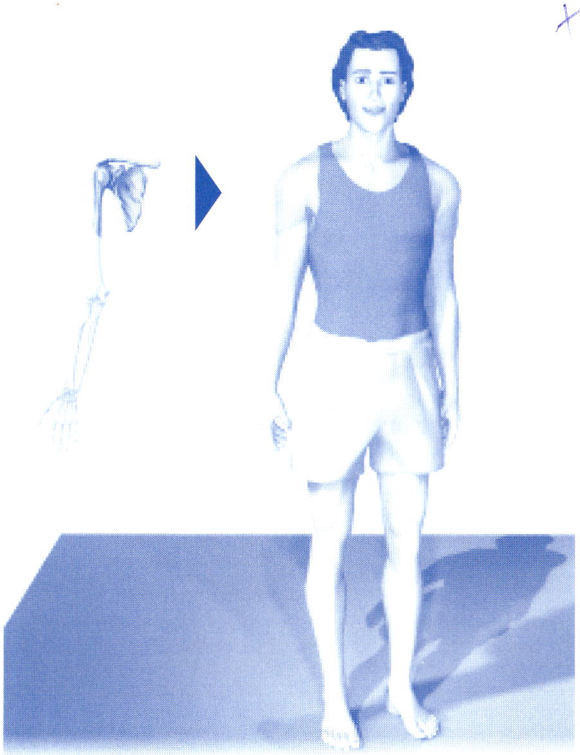

Die SBH GOLDKUCKUCK mobilisiert hauptsächlich das Schultergelenk, zu dem auch die Schlüsselbeine und Schulterblätter gehören. Sie hilft deshalb bei Schmerzen direkt im Schultergelenk wie auch in den umliegenden Bereichen.

Die Bewegung der Schulter, die zu den beweglichsten Gelenken unseres Körpers gehört, erfordert die Arbeit vieler Muskeln auch im Brustraum und im Bereich der Brust- und Halswirbelsäule. Der GOLDKUCKUCK kann daher auch zur Linderung von Beschwerden sowie zur Entspannung in diesen Körperbereichen angewendet werden.

Darauf müssen Sie beim Test und bei den Anwendungen besonders achten:

- Die Selbstbehandlung kann im Sitzen gemacht werden, wird aber besser im Stehen ausgeführt.
- Im Stehen ziehen Sie die Schuhe aus und stellen sich hüftbreit, gerade und entspannt, mit lockeren Knien und dem Blick nach vorn gerichtet hin.
- Verteilen Sie Ihr Gewicht gleichmäßig auf beide Füße.
- Der Test und die Selbstbehandlung erfordern das Drehen des betroffenen Armes (schmerzendes oder eingeschränktes Schultergelenk) nach innen und außen. Der Daumen gibt dabei die Drehrichtung an.
- Die Bewegungsspanne des Armes, ausgehend von der normalen Körperstellung (hängender Arm), ist nicht sehr groß. Forcieren Sie die Bewegung nicht in dem Bestreben, möglichst „weit zu kommen“.
- Sowohl beim Test als auch bei der Selbstbehandlung bleibt die Hand locker.
- Die Bewegungen sind langsam, flüssig und nicht ruckartig.
- Bewegen Sie nur den Arm aus dem Schultergelenk heraus, nicht den Oberkörper.
- Wenn Ihre Schulter leicht ermüdet, wählen Sie lieber die dynamische Anwendungsvariante.
- Konzentrieren Sie sich beim Test darauf, was Sie spüren, d.h., welche Bewegung bzw. Stellung unangenehm, schmerzhaft oder eingeschränkt ist. Wählen Sie zur Selbstbehandlung die Gegenposition.
- Wiederholen Sie nach Ausführung der Selbstbehandlung sanft die Testbewegungen in beide Richtungen, um festzustellen, ob sich etwas verändert hat.

Die Testbewegungen für die Selbstbehandlung GOLDKUCKUCK:

Abbildung 1
Ausgangsstellung

Stehen Sie aufrecht und entspannt, wie eingangs beschrieben.

Abbildung 2
Bewegung 1

Drehen Sie dann den betroffenen Arm (den Daumen) nach innen, bis an die mögliche Grenze. Kehren Sie wieder in die Ausgangsstellung zurück.

Abbildung 3
Bewegung 2

Drehen Sie nun den betroffenen Arm (Daumen) nach außen. Kehren Sie wieder in die Ausgangsstellung zurück.

Stellen Sie dabei fest, welche Bewegung Schmerz oder Unbehagen auslöst bzw. welche Bewegung die Symptome verschlimmert oder eingeschränkt ist.

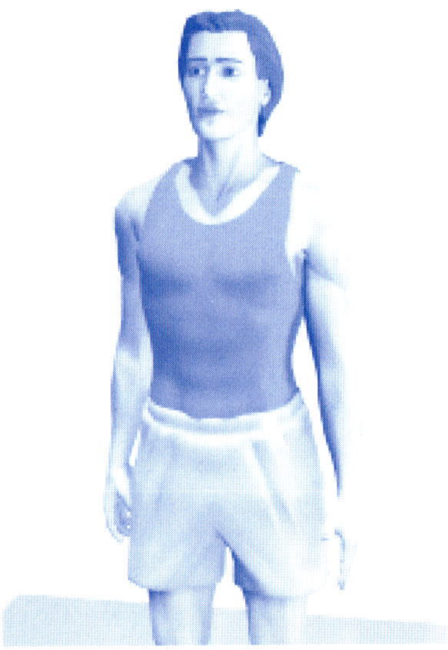

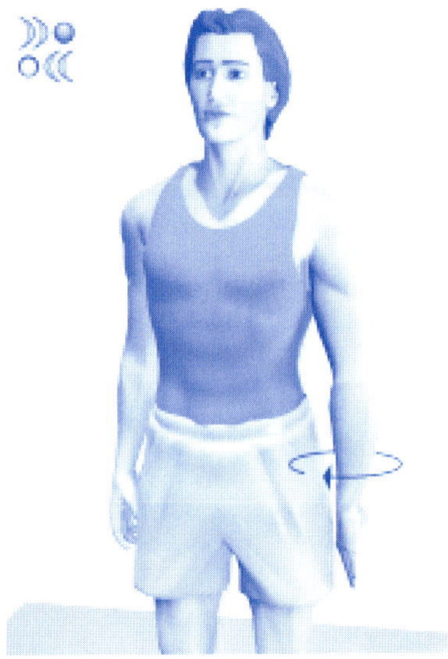

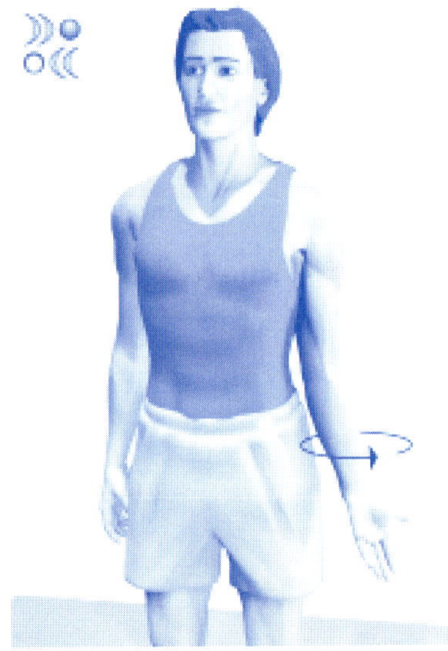

Die ZILGREI-Position für die Ausführung der Selbstbehandlung GOLDKUCKUCK:

Ausgangsstellung

Stehen Sie aufrecht und entspannt.

ZILGREI-Position 1

Wenn Ihnen die Bewegung 2, Drehen des betroffenen Armes nach außen, unangenehm oder schmerzhaft ist, machen Sie den GOLDKUCKUCK wie abgebildet, indem Sie den Arm (Daumen) nach innen, bis an den Punkt, der Ihnen am bequemsten ist, drehen und in dieser Stellung 5 Zilgrei-Atmungszyklen ausführen: Einatmen (Bauch raus) – 5-Sekunden-Pause – Ausatmen (Bauch rein) – 5-Sekunden-Pause, insgesamt fünfmal wiederholen.

ZILGREI-Position 2

Wenn Ihnen die Bewegung 1, Drehen des betroffenen Armes nach innen, Symptome verursacht, machen Sie den GOLDKUCKUCK, indem Sie den betroffenen Arm (Daumen) nach außen drehen und in dieser Stellung die 5 Zilgrei-Atmungszyklen ausführen. Beenden Sie dann die Selbstbehandlung, indem Sie mit dem 6. Einatmen in die Ausgangsstellung zurückkehren und ganz normal weiteratmen.

Beenden Sie die Selbstbehandlung, indem Sie mit dem 6. Einatmen wieder in die Ausgangsstellung zurückkehren und normal weiteratmen.

Beispiel der dynamischen Variante der Selbstbehandlung GOLDKUCKUCK:

Abbildung 1

Ausgangsstellung:
Stehen Sie hüftbreit aufrecht und entspannt; atmen Sie ein und machen Sie die 5-Sekunden-Pause.

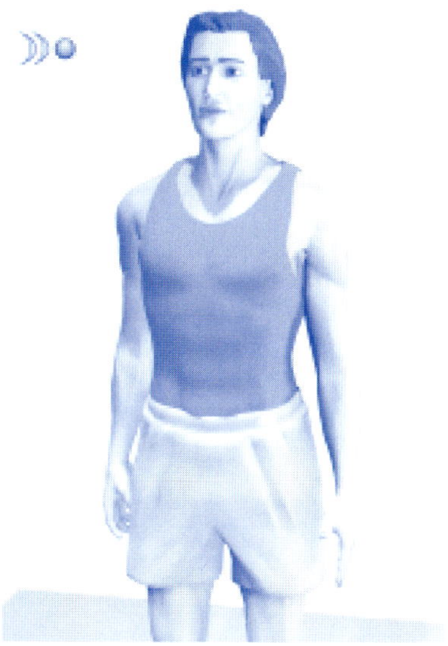

Abbildung 2

Während Sie ausatmen, drehen Sie den betroffenen Arm nach innen und machen Sie die 5-Sekunden-Pause.

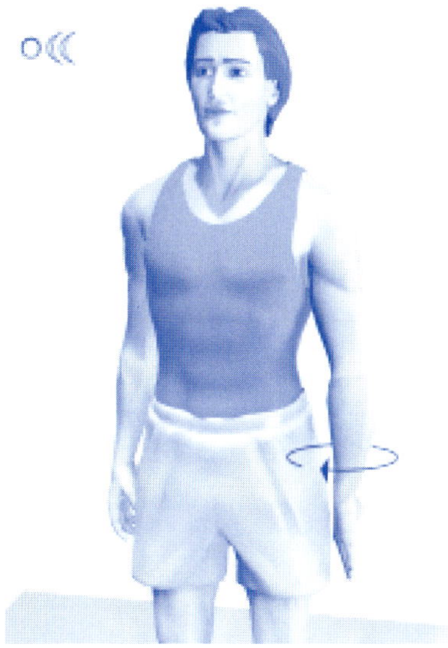

Abbildung 3

Während Sie einatmen, kehren Sie wieder langsam zur Ausgangsstellung zurück.
Machen Sie die 5-Sekunden-Pause.

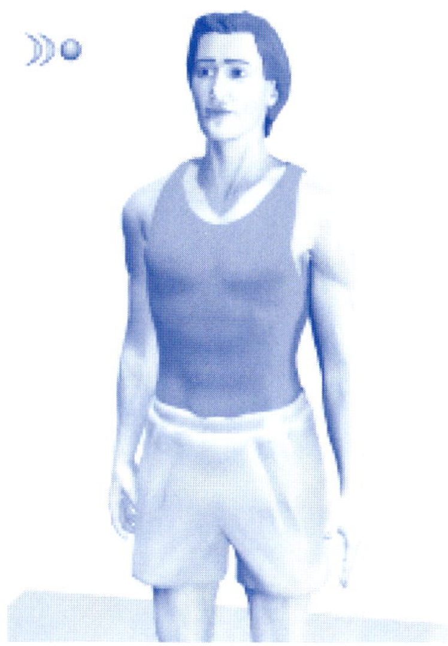

Wiederholen Sie den gesamten Vorgang insgesamt fünfmal und beenden Sie die Selbstbehandlung, indem Sie mit der 6. Einatmung in die Ausgangsstellung zurückkehren und dann normal weiteratmen.
Ist Ihre symptomauslösende Richtung die Drehung nach innen, dann führen Sie die Selbstbehandlung aus, indem Sie den betroffenen Arm nach außen drehen und den gesamten Ablauf der Bewegung zwischen diesem Punkt und der Ausgangsstellung, koordiniert mit der Atmung, insgesamt fünfmal wiederholen.

Können Sie beim Test keinerlei Unterschied zwischen den beiden Bewegungen feststellen, dann wenden Sie den GOLDKUCKUCK in seiner allgemein-dynamischen Variante als Prophylaxe oder zur Stressbekämpfung an. Der kombinierte Bewegungs-/Atmungsablauf ist dann folgendermaßen:

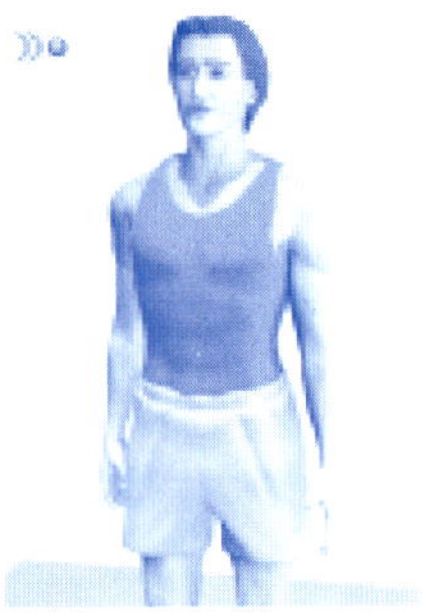

Ausgangsstellung: Stehen Sie aufrecht und entspannt. Atmen Sie ein und machen Sie die 5-Sekunden-Pause.

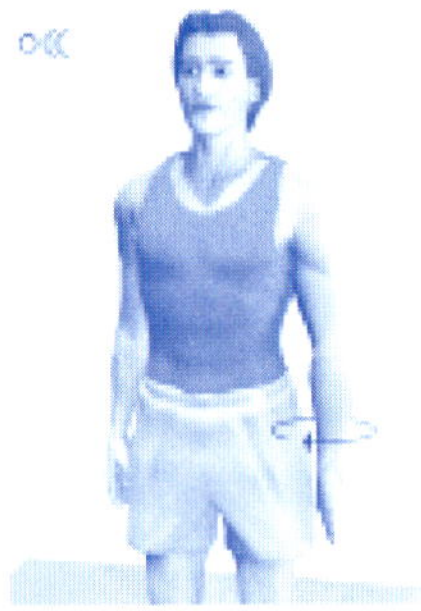

Während Sie ausatmen, drehen Sie den Arm (Daumen) nach innen; machen Sie die 5-Sekunden-Pause.

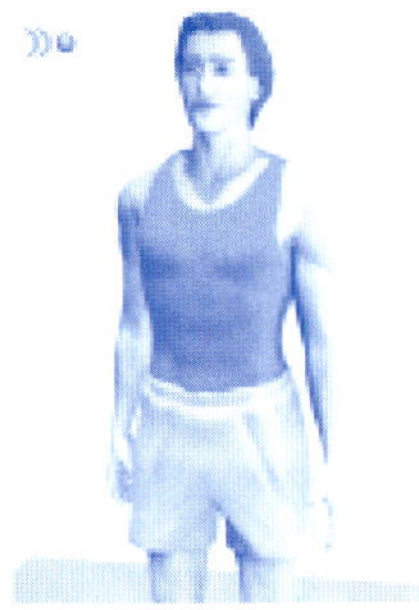

Während Sie einatmen, kehren Sie in die Ausgangsstellung zurück und machen die 5-Sekunden-Pause.

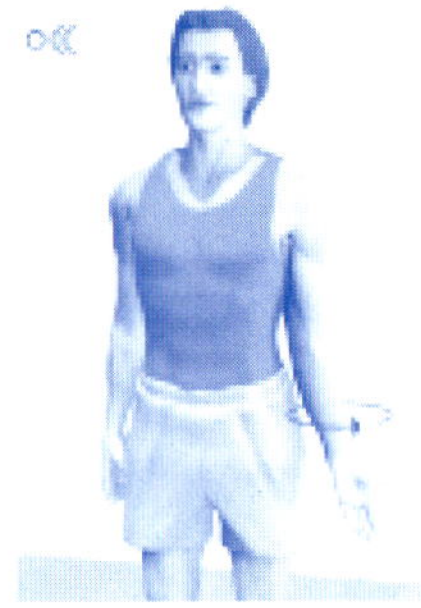

Während Sie ausatmen, drehen Sie den Arm (Daumen) nach außen und machen die 5-Sekunden-Pause.

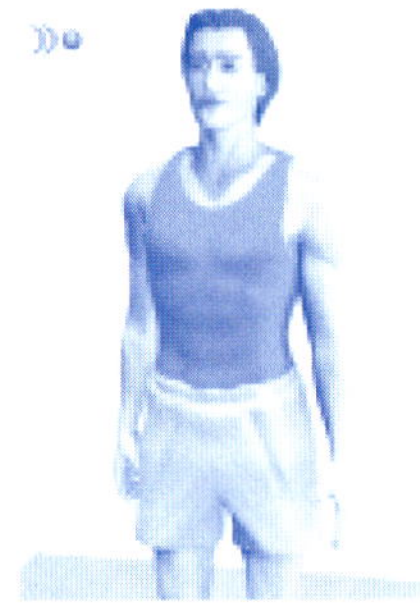

Während Sie einatmen, kehren Sie wieder in die Ausgangsstellung zurück und machen die 5-Sekunden-Pause.

Wiederholen Sie den gesamten Vorgang insgesamt fünfmal.

Kauz

Die SBH KAUZ hilft bei schmerzenden Ellenbogen, bei Tennis-Ellenbogen oder bei Beschwerden beim Strecken des Armes oder Aufstützen des Ellenbogens.

Gleichermaßen hilft der KAUZ bei Schmerzen und Beschwerden im Handgelenk, bei Empfindlichkeit entlang der Elle und der Speiche (Knochen des Unterarmes), bei Schmerzen am Daumenansatz (zwischen Daumen und Handgelenk) sowie des Daumenballens.

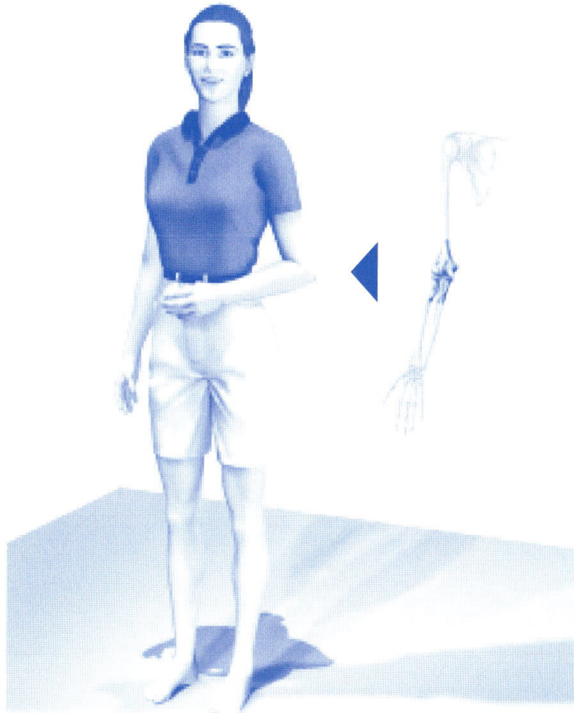

Darauf müssen Sie beim Test und bei den Anwendungen besonders achten:

- Die Selbstbehandlung kann im Stehen gemacht werden, wird aber besser im Sitzen ausgeführt.
- Sitzen Sie aufrecht und entspannt, Beine hüftbreit geöffnet, Füße fest auf dem Boden, Mitte der Knie über der mittleren Zehe und Blick nach vorn gerichtet.
- Nehmen Sie die Ausgangsstellung wie abgebildet ein: Schieben Sie den nicht betroffenen Arm wie einen Keil unter die Achsel des zu behandelnden Armes. Dieser hängt durch die Schwerkraft locker und entspannt mit nach vorn zeigender Handfläche. Der Ellenbogen streckt sich so von selbst.
- Die Hand bleibt während des Tests und der Anwendung stets locker und entspannt.
- Der Test und die Selbstbehandlung erfordern das seitliche Biegen der Hand nach oben und unten, d.h. Richtung Daumen und Richtung kleiner Finger, nicht aber ein Vor- und Zurückbiegen der Hand. Darauf müssen Sie besonders gut achten!
- Die Bewegungsspanne der Hand in dieser Ausgangsstellung ist sehr gering, höchstens 10–15°. Forcieren Sie die Bewegung nicht in dem Bestreben, möglichst „weit zu kommen"; die Wirkung würde sonst ausbleiben.
- Die Bewegungen sind langsam und sanft, nicht ruckartig.
- Bewegen Sie nur die Hand, nicht den ganzen Arm.
- Wenn Sie sich dabei verspannen, wählen Sie lieber die dynamische Anwendungsvariante.
- Konzentrieren Sie sich beim Test darauf, welche Bewegung bzw. Stellung unangenehm, schmerzhaft oder eingeschränkt ist. Wählen Sie zur Selbstbehandlung die Gegenposition.
- Wiederholen Sie nach Ausführung der Selbstbehandlung sanft die Testbewegungen in beide Richtungen, um festzustellen, ob sich etwas verändert hat.

Die Testbewegungen für die Selbstbehandlung KAUZ:

Abbildung 1
Ausgangsstellung

Sitzen Sie aufrecht und entspannt, wie eingangs beschrieben wurde. Der betroffene Arm hängt locker nach unten.

Abbildung 2
Bewegung 1

Biegen Sie die Hand zur Seite des Daumens (nach oben), bis an die mögliche Grenze, aber ohne zu forcieren. Kehren Sie wieder in die Ausgangsstellung zurück.

Abbildung 3
Bewegung 2

Biegen Sie nun die Hand zur Seite des kleinen Fingers (nach unten). Kehren Sie wieder in die Ausgangsstellung zurück.

Stellen Sie dabei fest, welche Bewegung Schmerz oder Unbehagen auslöst bzw. welche Bewegung die Symptome verschlimmert oder eingeschränkt ist.

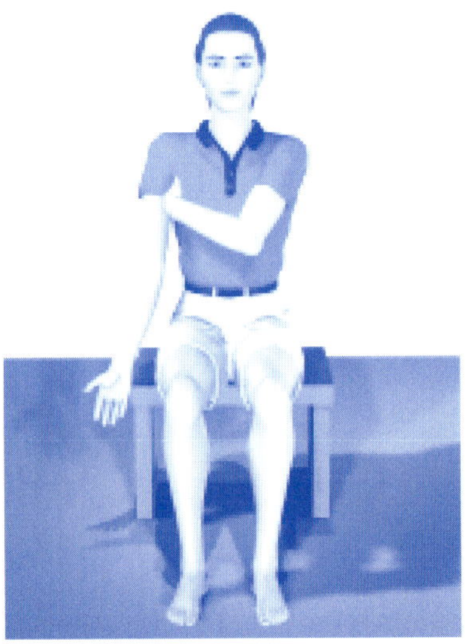

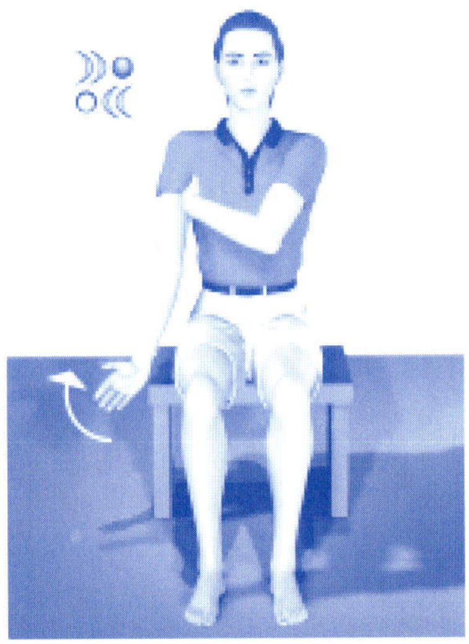

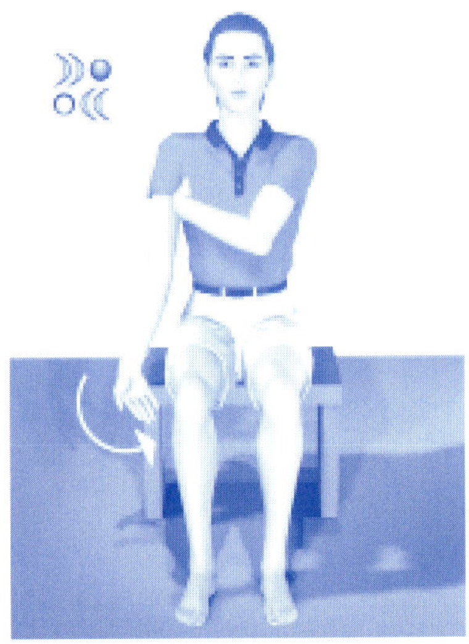

Die ZILGREI-Position für die Ausführung der Selbstbehandlung KAUZ:

Ausgangsstellung

Sitzen Sie aufrecht und entspannt.

ZILGREI-Position 1

Wenn die Bewegung 2, das seitliche Biegen der Hand in Richtung des kleinen Fingers, unangenehm oder schmerzhaft ist, machen Sie den KAUZ wie abgebildet, indem Sie die Hand seitlich nach oben in Richtung des Daumens biegen, ohne zu forcieren, und dann in dieser Stellung 5 Zilgrei-Atmungszyklen ausführen: Einatmen (Bauch raus) – 5-Sekunden-Pause – Ausatmen (Bauch rein) – 5-Sekunden-Pause,

ZILGREI-Position 2

Wenn die Bewegung 1, Biegen der Hand in Richtung des Daumens, Symptome verursacht, machen Sie den KAUZ, indem Sie die Hand seitlich nach unten in Richtung des kleinen Fingers biegen und in dieser Stellung die 5 Zilgrei-Atmungszyklen ausführen. Beenden Sie die Selbstbehandlung, indem Sie mit dem 6. Einatmen in die Ausgangsstellung zurückkehren und normal weiteratmen.

insgesamt fünfmal wiederholen.
Beenden Sie die Selbstbehandlung, indem Sie mit dem 6. Einatmen wieder in die Ausgangsstellung zurückkehren und normal weiteratmen.

Beispiel der dynamischen Variante der Selbstbehandlung KAUZ:

Abbildung 1

Sitzen Sie aufrecht und entspannt; atmen Sie ein und machen Sie die 5-Sekunden-Pause.

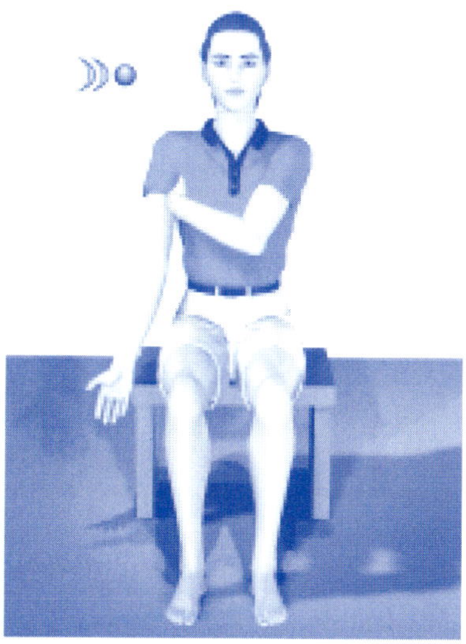

Abbildung 2

Während Sie ausatmen, biegen Sie die Hand in Richtung des Daumens. Machen Sie die 5-Sekunden-Pause.

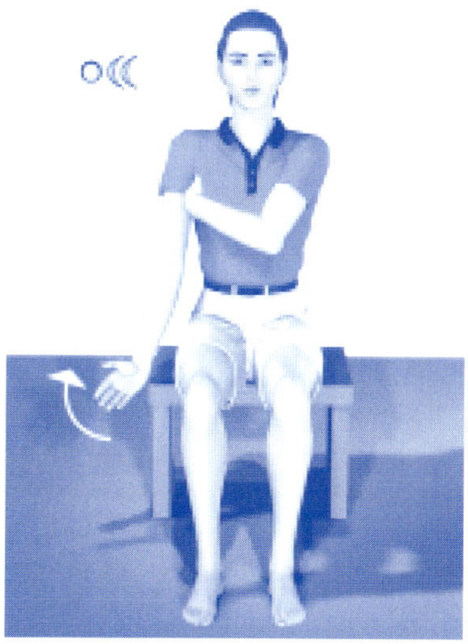

Abbildung 3

Während Sie einatmen, kehren Sie wieder langsam zur Ausgangsstellung zurück.
Machen Sie die 5-Sekunden-Pause.

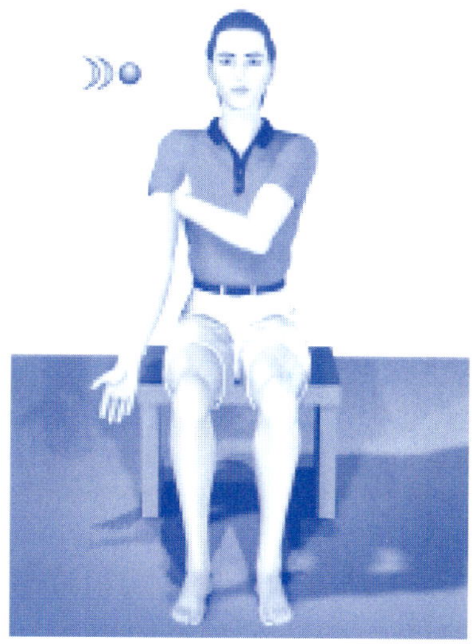

Wiederholen Sie den gesamten Vorgang insgesamt fünfmal und beenden Sie die Selbstbehandlung, indem Sie mit der 6. Einatmung in die Ausgangsstellung zurückkehren und dann normal weiteratmen.
Ist Ihre symptomauslösende Richtung das Biegen der Hand in Richtung des Daumens, dann führen Sie die Selbstbehandlung aus, indem Sie die Hand in Richtung des kleinen Fingers biegen und den gesamten Ablauf der Bewegung zwischen diesem Punkt und der Ausgangsstellung, koordiniert mit der Atmung, insgesamt fünfmal wiederholen.

Können Sie beim Test keinerlei Unterschied zwischen den beiden Bewegungen feststellen, dann wenden Sie den KAUZ in seiner allgemein-dynamischen Variante zur Förderung der Beweglichkeit der Ellenbogen- und Handgelenke an. Der Bewegungs-/Atmungsablauf ist dann folgendermaßen:

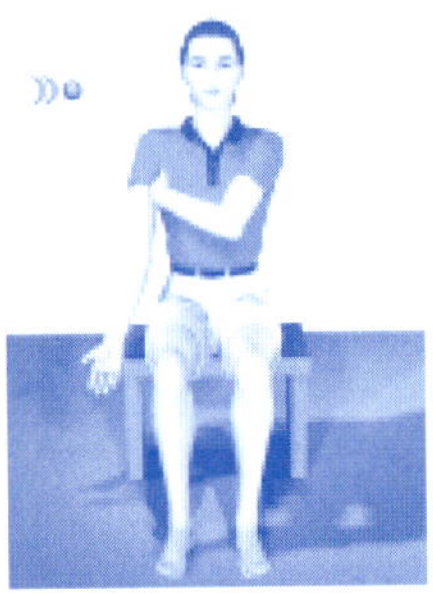

Sitzen Sie aufrecht und entspannt. Atmen Sie ein und machen Sie die 5-Sekunden-Pause.

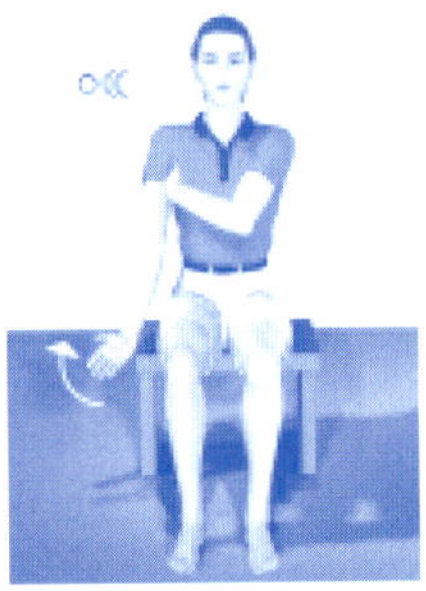

Während Sie ausatmen, biegen Sie die Hand in Richtung Daumen; machen Sie die 5-Sekunden-Pause.

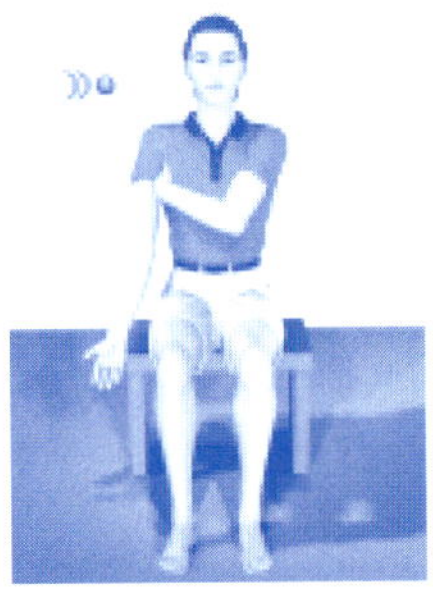

Während Sie einatmen, kehren Sie in die Ausgangsstellung zurück und machen die 5-Sekunden-Pause.

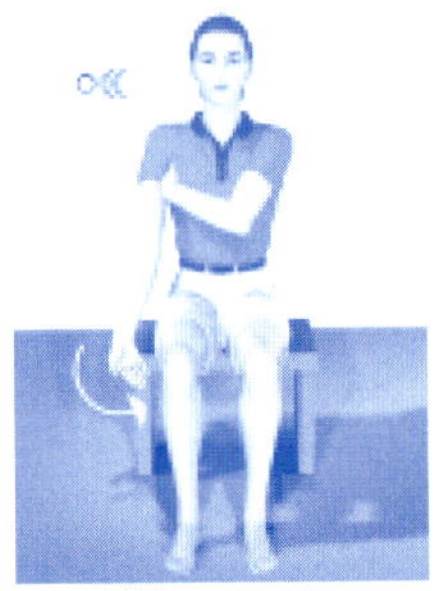

Während Sie ausatmen, biegen Sie die Hand in Richtung kleiner Finger und machen die 5-Sekunden-Pause.

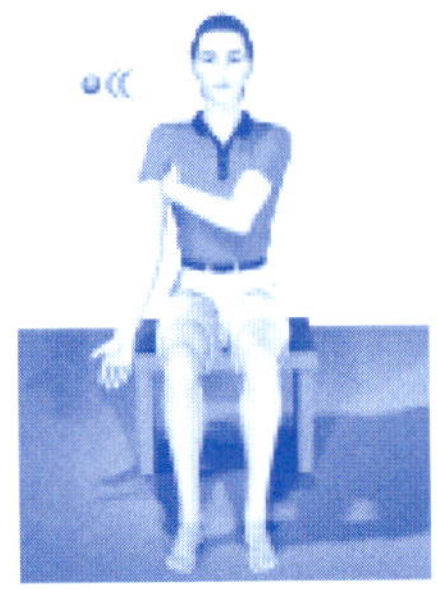

Während Sie einatmen, kehren Sie wieder in die Ausgangsstellung zurück und machen die 5-Sekunden-Pause.

Wiederholen Sie den gesamten Vorgang insgesamt fünfmal.

Stieglitz

Die SBH STIEGLITZ hilft bei schmerzenden Handgelenken, bei Karpaltunnelsyndrom, Sehnenscheidenentzündung und bei Schmerzen in den Händen. Sie dient auch der Wiederherstellung der Beweglichkeit des Handgelenks, z.B. nach Brüchen.

Gleichermaßen hilft der STIEGLITZ bei Schmerzen und Beschwerden im Ellenbogen oder beim Strecken des Armes wie auch bei Schmerzen am Daumenansatz (zwischen Daumen und Handgelenk).

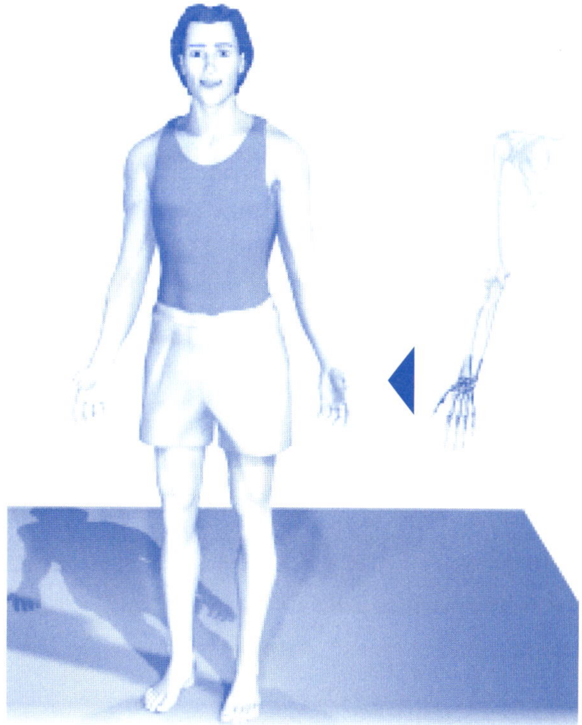

Darauf müssen Sie beim Test und bei den Anwendungen besonders achten:

- Die Selbstbehandlung wird am besten im Sitzen ausgeführt.
- Sitzen Sie aufrecht und entspannt, Beine hüftbreit geöffnet, Füße fest auf dem Boden, Mitte der Knie über der mittleren Zehe und Blick nach vorn gerichtet.
- Nehmen Sie die Ausgangsstellung wie abgebildet ein: Stützen Sie den Hilfsarm auf einem Tisch oder auf Ihrem Körper ab, wobei der Arm des betroffenen Handgelenks unterhalb des Ellenbogens abgestützt ist. Der Rücken muss dabei aufrecht und entspannt bleiben.
- Die Hand bleibt während des Tests und der Anwendung stets locker und entspannt.
- Der Test und die Selbstbehandlung erfordern das Biegen der Hand nach unten und zurück.
- Die Bewegungsspanne der Hand in dieser Ausgangsstellung ist nicht sehr groß; forcieren Sie die Bewegung nicht in dem Bestreben, möglichst „weit zu kommen"; die Wirkung würde sonst beeinträchtigt.
- Die Bewegungen sind langsam und sanft, nicht ruckartig.
- Konzentrieren Sie sich beim Test darauf, welche Bewegung bzw. Stellung unangenehm, schmerzhaft oder eingeschränkt ist. Wählen Sie zur Selbstbehandlung die Gegenposition.
- Wiederholen Sie nach Ausführung der Selbstbehandlung sanft die Testbewegungen in beide Richtungen, um festzustellen, ob sich etwas verändert hat.
- Testen Sie, ob Sie in der Ein- oder Ausatmung die Hand nach unten oder oben bewegen möchten. Die abgebildete Koordinierung ist nicht zwingend.

Die Testbewegungen für die Selbstbehandlung STIEGLITZ:

Abbildung 1
Ausgangsstellung

Sitzen Sie aufrecht und entspannt, wie eingangs beschrieben wurde. Die betroffene Hand hängt locker nach unten.

Abbildung 2
Bewegung 1

Biegen Sie die Hand zurück, bis an die bequem erreichbare Grenze, aber ohne zu forcieren. Kehren Sie wieder in die Ausgangsstellung zurück.

Abbildung 3
Bewegung 2

Biegen Sie nun die Hand nach unten. Kehren Sie wieder in die Ausgangsstellung zurück.

Stellen Sie dabei fest, welche Bewegung Schmerz oder Unbehagen auslöst bzw. welche Bewegung die Symptome verschlimmert oder eingeschränkt ist.

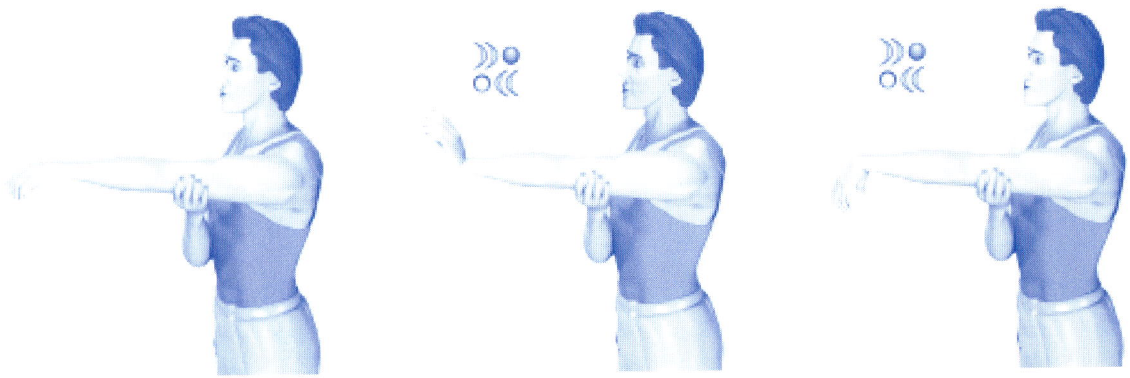

Die ZILGREI-Position für die Ausführung der Selbstbehandlung STIEGLITZ:

Ausgangsstellung

Sitzen Sie aufrecht und entspannt.

ZILGREI-Position 1

Wenn die Bewegung 2, das Biegen der Hand nach unten, unangenehm oder schmerzhaft ist, machen Sie den STIEGLITZ wie abgebildet, indem Sie die Hand nach oben biegen, ohne zu forcieren, und in dieser Stellung 5 Zilgrei-Atmungszyklen ausführen: Einatmen (Bauch raus) – 5-Sekunden-Pause – Ausatmen (Bauch rein) – 5-Sekunden-Pause, insgesamt fünfmal wiederholen.
Beenden Sie die Selbstbehandlung, indem Sie mit dem 6. Einatmen wieder in die Ausgangsstellung zurückkehren und normal weiteratmen.

ZILGREI-Position 2

Wenn die Bewegung 1, Biegen der Hand nach oben, Symptome verursacht, machen Sie den STIEGLITZ, indem Sie die Hand nach unten biegen und in dieser Stellung die 5 Zilgrei-Atmungszyklen ausführen. Beenden Sie die Selbstbehandlung, indem Sie mit dem 6. Einatmen in die Ausgangsstellung zurückkehren und normal weiteratmen.

Beispiel der dynamischen Variante der Selbstbehandlung STIEGLITZ:

Abbildung 1

Ausgangsstellung:
Sitzen Sie aufrecht und entspannt.

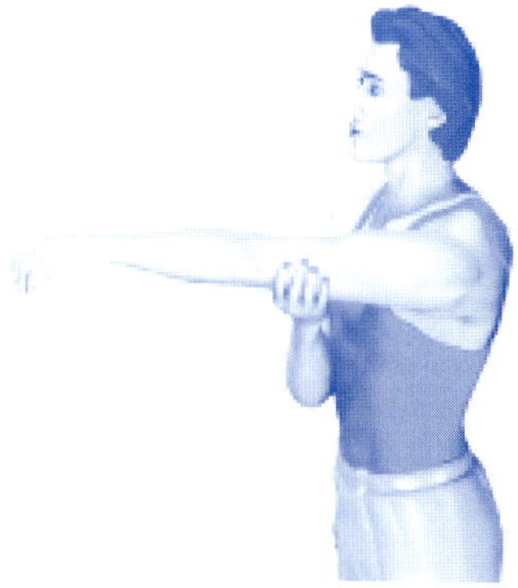

Abbildung 2

Während Sie einatmen, biegen Sie die Hand zurück. Machen Sie die 5-Sekunden-Pause.

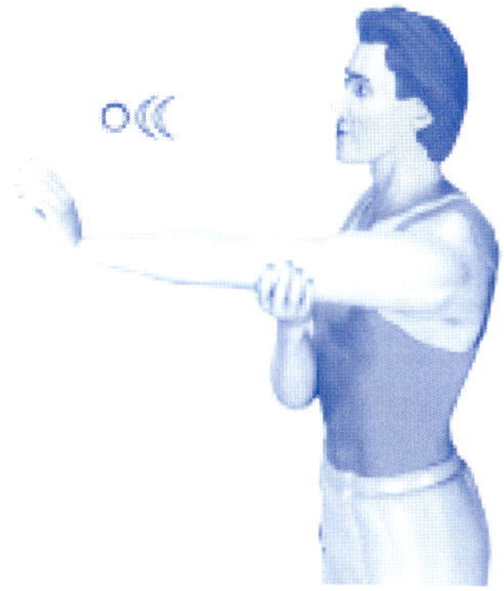

Abbildung 3

Während Sie ausatmen, kehren Sie wieder langsam zur Ausgangsstellung zurück.
Machen Sie die 5-Sekunden-Pause.

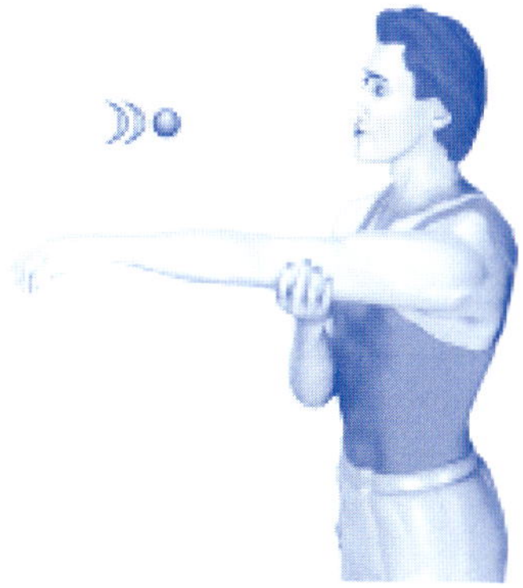

Wiederholen Sie den Vorgang insgesamt fünfmal und beenden Sie die Selbstbehandlung, indem Sie mit der 5. Ausatmung in die Ausgangsstellung zurückkehren, 5-Sekunden-Pause machen und dann normal weiteratmen.
Ist Ihre symptomauslösende Richtung das Zurückbiegen der Hand, dann führen Sie die Selbstbehandlung aus, indem Sie in der Ausgangsstellung einatmen, die 5-Sekunden-Pause machen und während des Ausatmens die Hand nach unten biegen, die 5-Sekunden-Pause machen und den gesamten Ablauf der Bewegung zwischen diesem Punkt und der Ausgangsstellung, koordiniert mit der Atmung, insgesamt fünfmal wiederholen.
Können Sie beim Test keinerlei Unterschied zwischen den beiden Bewegungen feststellen, dann wenden Sie den STIEGLITZ in seiner allgemein-dynamischen Variante zur Förderung der Beweglichkeit der Handgelenke an. Der Bewegungs-/Atmungsablauf ist dann wie folgt:

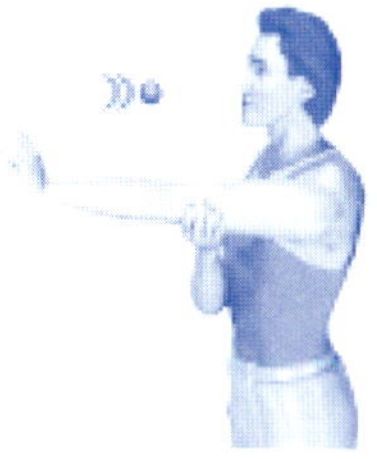

Ausgangsstellung:
Sitzen Sie aufrecht und entspannt. Während Sie die Hand zurückbiegen, atmen Sie ein und machen die 5-Sekunden-Pause.

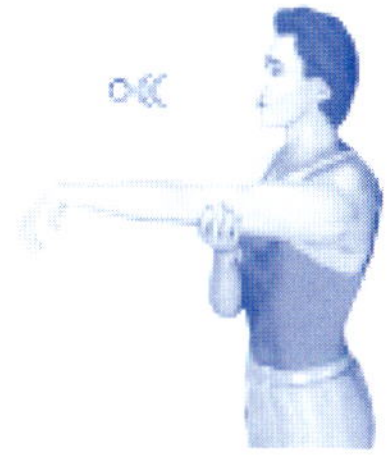

Während Sie ausatmen, biegen Sie die Hand nach unten und machen die 5-Sekunden-Pause.

Wiederholen Sie den gesamten Vorgang insgesamt fünfmal.

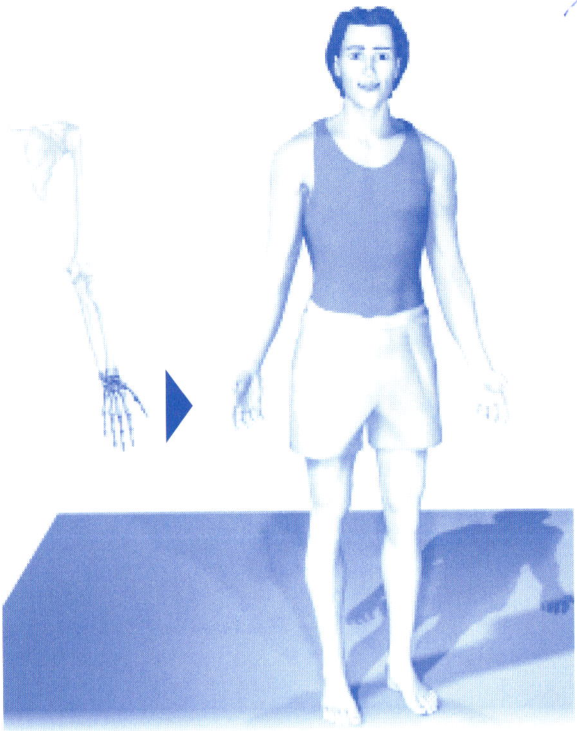

Gimpel

Die SBH GIMPEL hilft bei schmerzenden Händen und Fingern sowie bei Schmerzen, die durch Arthrose und Arthritis bedingt sind, insbesondere bei Beschwerden beim Öffnen und Schließen der Hand und beim Fassen und Tragen von Gegenständen. Sie dient der Wiederherstellung der Beweglichkeit der Finger und Hände.

Der GIMPEL kann auch bei Schmerzen und Beschwerden in den Hand- und Ellenbogengelenken eingesetzt werden.

Darauf müssen Sie beim Test und bei den Anwendungen besonders achten:

- Die Selbstbehandlung wird am besten im Sitzen ausgeführt.
- Sitzen Sie aufrecht und entspannt, Beine hüftbreit geöffnet, Füße fest auf dem Boden, die Mitte der Knie über der mittleren Zehe.
- Haben Sie in beiden Händen Beschwerden, testen und behandeln Sie zuerst die eine und dann die andere Hand, nie beide Hände gleichzeitig.
- Stützen Sie die zu behandelnde Hand oberhalb des Handgelenks mit der anderen Hand ab. Beide Arme liegen dabei am Körper an und sind entspannt. Der Rücken bleibt gerade und entspannt.
- Die Hand ist während des Tests und der Anwendung stets locker und entspannt.
- Der Test und die Selbstbehandlung erfordern das sanfte Strecken und Schließen der Hand. Die Finger werden dabei nicht gespreizt, sondern gestreckt, die Hand wird nicht zu einer festen, sondern nur zu einer ganz lockeren Faust geschlossen.
- Die Bewegungen sind langsam und sanft.
- Die Wirkung des GIMPEL kann noch gesteigert werden, wenn Sie bei der Anwendung die Hand ins Wasser halten; testen Sie, ob Ihnen kaltes oder warmes Wasser angenehmer ist.
- Testen Sie, welche Bewegung Ihnen bei welcher Atmungsphase angenehmer ist. Die abgebildete Version ist nicht zwingend.
- Konzentrieren Sie sich beim Test darauf, welche Bewegung bzw. Stellung unangenehm, schmerzhaft oder eingeschränkt ist. Wählen Sie zur Selbstbehandlung die Gegenposition.
- Wiederholen Sie nach Ausführung der Selbstbehandlung sanft die Testbewegungen in beide Richtungen, um festzustellen, ob sich etwas verändert hat.

Die Testbewegungen für die Selbstbehandlung GIMPEL:

Abbildung 1
Ausgangsstellung

Sitzen Sie aufrecht und entspannt, der Unterarm der betroffenen Hand ist auf der Hilfshand abgestützt.

Abbildung 2
Bewegung 1

Strecken Sie die Hand sanft. Entspannen Sie die Hand wieder.

Abbildung 3
Bewegung 2

Schließen Sie nun die Hand sanft zu einer leichten Faust. Entspannen Sie die Hand wieder.

Stellen Sie dabei fest, welche Bewegung Schmerz oder Unbehagen auslöst bzw. welche Bewegung die Symptome verschlimmert oder eingeschränkt ist.

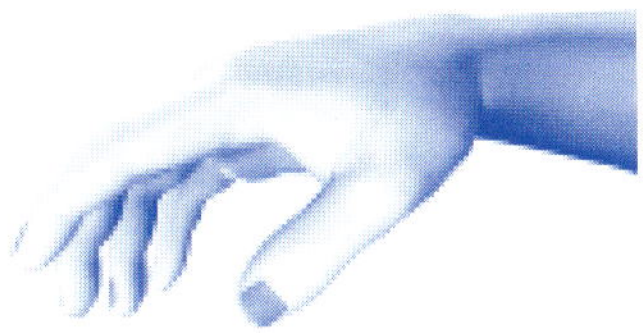

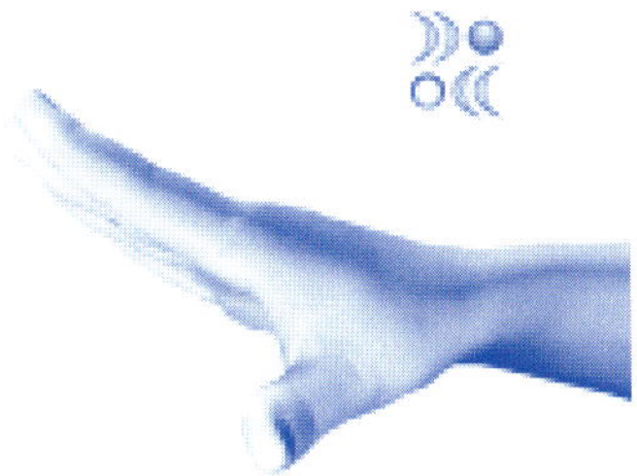

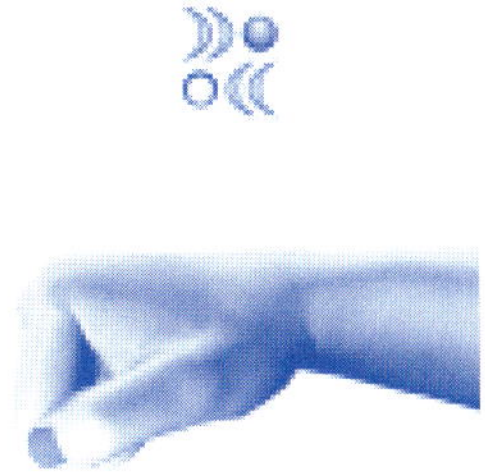

Die ZILGREI-Position für die Ausführung der Selbstbehandlung GIMPEL:

Ausgangsstellung

Sitzen Sie, wie eingangs beschrieben, aufrecht und entspannt.

ZILGREI-Position 1

Wenn die Bewegung 2, das Schließen der Hand, unangenehm oder schmerzhaft ist, machen Sie den GIMPEL wie abgebildet, indem Sie die Hand sanft strecken, aber ohne zu forcieren, und in dieser Stellung 5 Zilgrei-Atmungszyklen ausführen: Einatmen (Bauch raus) – 5-Sekunden-Pause – Ausatmen (Bauch rein) – 5-Sekunden-Pause, insgesamt fünfmal wiederholen.
Beenden Sie die Selbstbehandlung, indem Sie mit dem 6. Einatmen die Hand wieder entspannen und normal weiteratmen.

ZILGREI-Position 2

Wenn die Bewegung 1, das Öffnen der Hand, Symptome verursacht, machen Sie den GIMPEL, indem Sie die Hand zu einer ganz leichten Faust schließen und in dieser Stellung die 5 Zilgrei-Atmungszyklen ausführen. Beenden Sie die Selbstbehandlung, indem Sie mit dem 6. Einatmen die Hand wieder entspannen und normal weiteratmen.

Beispiel der dynamischen Variante der Selbstbehandlung GIMPEL:

Abbildung 1

Sitzen Sie aufrecht und entspannt wie beschrieben.

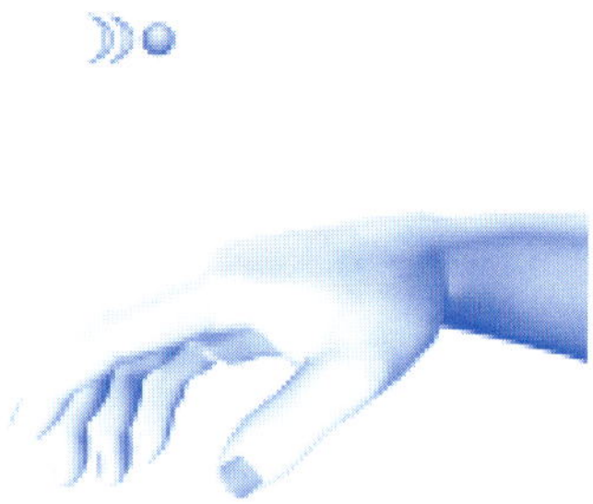

Abbildung 2

Während Sie einatmen, schließen Sie die Hand sanft.
Machen Sie die 5-Sekunden-Pause.

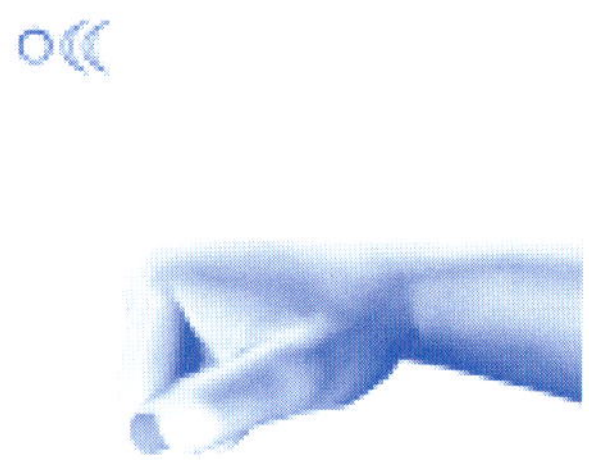

Abbildung 3

Während Sie ausatmen, entspannen Sie die Hand.
Machen Sie die 5-Sekunden-Pause.

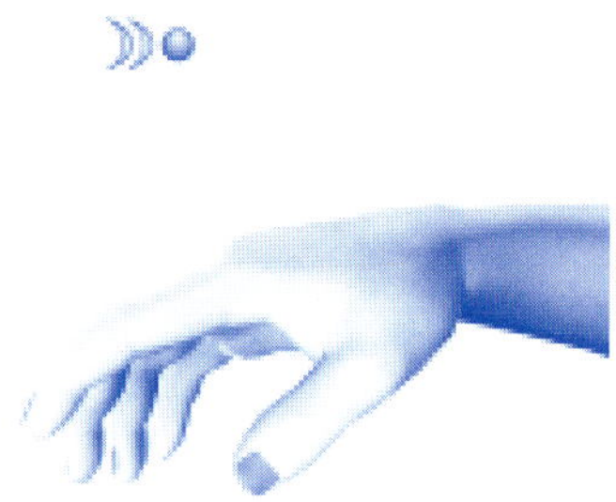

Wiederholen Sie den Vorgang insgesamt fünfmal und beenden Sie die Selbstbehandlung, indem Sie mit der 5. Ausatmung die Hand entspannen, 5-Sekunden-Pause machen und dann normal weiteratmen. Ist Ihre symptomauslösende Richtung das Öffnen der Hand, dann führen Sie die Selbstbehandlung aus, indem Sie in der Ausgangsstellung (entspannte Hand) einatmen, die 5-Sekunden-Pause machen und während des Ausatmens eine leichte Faust machen, die 5-Sekunden-Pause einhalten und den gesamten Ablauf der Bewegung, koordiniert mit der Atmung, insgesamt fünfmal wiederholen.

Können Sie beim Test keinerlei Unterschied zwischen den beiden Bewegungen feststellen, dann wenden Sie den GIMPEL in seiner allgemein-dynamischen Variante zur Förderung der Beweglichkeit der Hände und Finger an. Der Bewegungs-/Atmungsablauf ist dann wie folgt:

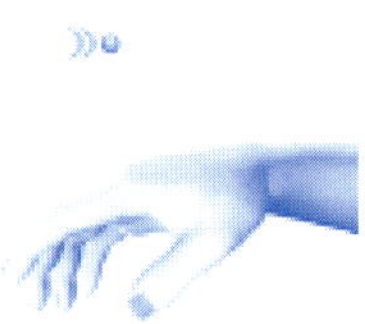

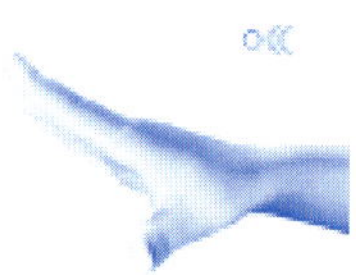

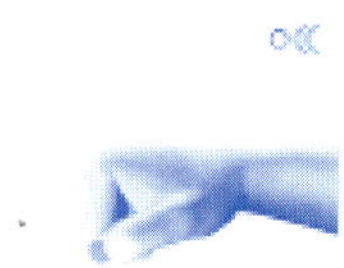

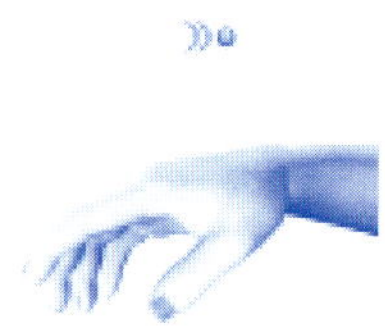

Während Sie einatmen, strecken Sie die Hand leicht; machen Sie die 5-Sekunden-Pause.

Während Sie ausatmen, machen Sie eine leichte Faust und halten sie während der 5-Sekunden-Pause.

Wiederholen Sie den gesamten Vorgang insgesamt fünfmal.

Wiedehopf

Schokiseite aber am besten wäre diagonal – dynamisch

Die SBH WIEDEHOPF mobilisiert vor allem das Becken und die Lendenwirbelsäule und sorgt für eine bessere Beweglichkeit und Elastizität zwischen Lendenwirbeln und Kreuzbein. Sie wirkt entspannend bei Stress und Schlafstörungen.

Eine wichtige Aufgabe des WIEDEHOPF ist die Entstauung der Beine und der Beckenorgane und die Anregung der Blut- und Lymphzirkulation in diesen Körperbereichen.

Der WIEDEHOPF hilft deshalb hervorragend bei Krampfadern und bei schmerzenden, steifen, müden oder geschwollenen Knöcheln, Unterschenkeln und Füßen (eine absolute Wohltat für Menschen, die den ganzen Tag auf den Beinen stehen!), aber auch bei Kreuzschmerzen mit Ausstrahlung in die Beine, Hexenschuss und bei allgemeinen Rückenbeschwerden.

Bei täglicher Anwendung sorgt der WIEDEHOPF einerseits für Entspannung, andererseits für die Normalisierung der Funktion der Beckenorgane.

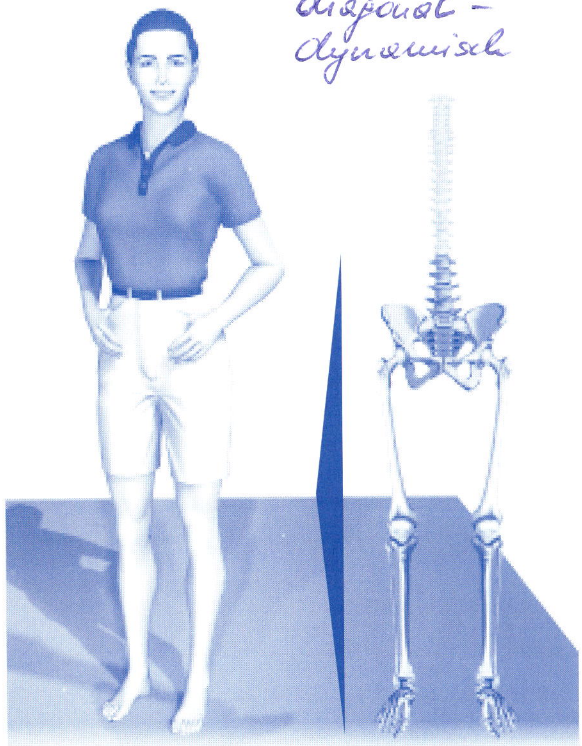

Darauf müssen Sie beim Test und bei den Anwendungen besonders achten:

- Am besten führen Sie den WIEDEHOPF auf dem Boden aus, denn Rücken und Becken sollen nicht einsinken.
- Legen Sie die gestreckten Beine wie abgebildet hoch, höchstens 40 cm vom Boden; nur die Fersen ruhen auf der Stuhl- oder Bettkante. Die Arme liegen locker neben dem Körper.
- Schultern und Arme haften während der gesamten Anwendung am Boden; die Handflächen zeigen deshalb nach oben.
- Die Beine sind leicht geöffnet und bleiben während der gesamten Anwendung gestreckt.
- Falls notwendig, legen Sie ein kleines Kissen unter den Kopf.
- Die Selbstbehandlung hat zwei verschiedene Anwendungsformen: das Bewegen beider Füße gleichzeitig in dieselbe Richtung und die entgegengesetzte Bewegung der Füße. Wenn erforderlich, kann man beide nacheinander anwenden.
- Der WIEDEHOPF eignet sich zur dynamischen, nicht aber zur statischen Anwendungsvariante.
- Um Krämpfen in Füßen und Beinen vorzubeugen, forcieren Sie die Bewegung nicht, sondern gehen Sie sanft nur so weit, wie Sie bequem kommen.
- Verbinden Sie die Bewegungen mit den Atmungsphasen wie erläutert.
- Konzentrieren Sie sich beim Test darauf, was Sie bei der jeweiligen Bewegung spüren und welche Bewegung mehr eingeschränkt ist. Schließen Sie bei der Bewegung eventuell die Augen, wenn Sie sich dadurch besser konzentrieren können.
- Wiederholen Sie nach Ausführung der Selbstbehandlung sanft die Testbewegungen, um festzustellen, ob sich etwas verändert hat.

Die Testbewegungen für die Selbstbehandlung WIEDEHOPF:

Abbildung 1
Ausgangsstellung

Legen Sie sich entspannt, wie eingangs beschrieben, auf den Boden.

Abbildung 2
Bewegung 1

Ziehen Sie langsam beide Fußspitzen zu sich heran. Kehren Sie in die Ausgangsstellung zurück.

Abbildung 3
Bewegung 2

Strecken Sie langsam beide Fußspitzen von sich weg. Kehren Sie in die Ausgangsstellung zurück.

Stellen Sie dabei fest, welche Bewegung Schmerz oder Unbehagen auslöst bzw. welche Bewegung die Symptome verschlimmert oder eingeschränkt ist.

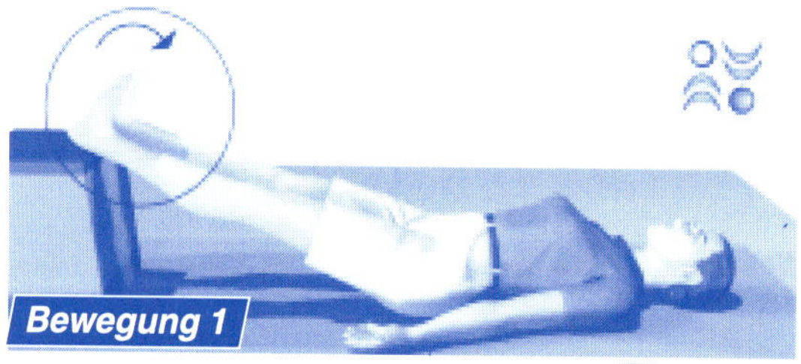

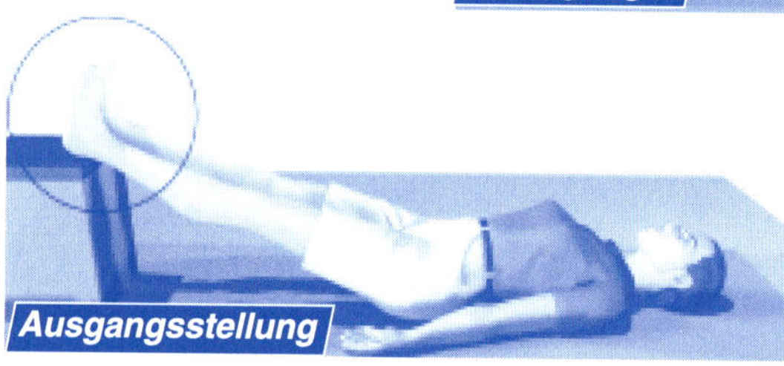

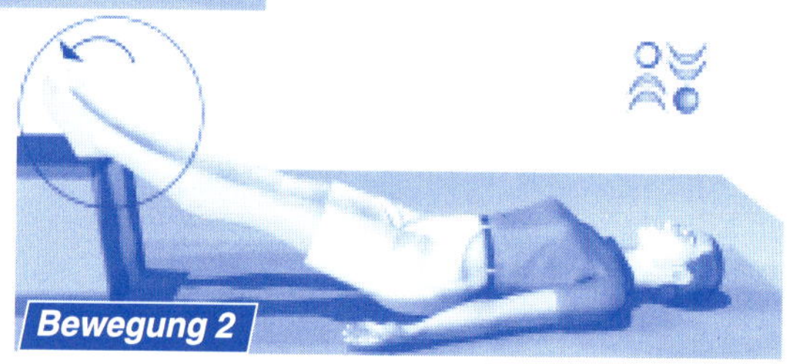

Die ZILGREI-Position für die Ausführung der Selbstbehandlung WIEDEHOPF:

Ausgangsstellung

Legen Sie sich entspannt auf den Boden.

ZILGREI-Position 1

Wenn Ihnen die Bewegung 2, Strecken der Fußspitzen von sich weg, Symptome verursacht, machen Sie den WIEDEHOPF folgendermaßen: Atmen Sie in der Ausgangsstellung ein, machen Sie die 5-Sekunden-Pause, und während Sie ausatmen, ziehen Sie die Fußspitzen zu sich heran. Während Sie einatmen, kehren Sie in die Ausgangsstellung zurück und machen wieder die 5-Sekunden-Pause. Wiederholen Sie den gesamten Vorgang insgesamt fünfmal. Beenden Sie die Selbstbehandlung, indem Sie beim 6. Einatmen in die Ausgangsstellung zurückkehren und normal weiteratmen.

ZILGREI-Position 2

Wenn die Bewegung 1, das Heranziehen der Fußspitzen, unangenehm ist, machen Sie den WIEDEHOPF folgendermaßen: Während Sie einatmen, strecken Sie die Fußspitzen von sich weg, machen Sie die 5-Sekunden-Pause, und während Sie ausatmen, kehren Sie wieder in die Ausgangsstellung zurück und machen die 5-Sekunden-Pause. Wiederholen Sie den gesamten Vorgang insgesamt fünfmal und beenden Sie die Selbstbehandlung, indem Sie beim 5. Ausatmen in die Ausgangsstellung zurückkehren, die 5-Sekunden-Pause machen und dann normal weiteratmen.

Die allgemein-dynamische Variante der Selbstbehandlung WIEDEHOPF:

Können Sie beim Test keinerlei Unterschied zwischen den beiden Bewegungen feststellen, dann wenden Sie den WIEDEHOPF in seiner allgemein-dynamischen Variante als Prophylaxe an, damit die Wirbelsäule beweglich bleibt.

Abbildung 1
Ausgangsstellung:
Liegen Sie entspannt, wie eingangs beschrieben, auf dem Boden.

Abbildung 2
Bewegung 1
Während Sie einatmen, strecken Sie die Fußspitzen von sich weg und machen Sie die 5-Sekunden-Pause.

Abbildung 3
Bewegung 2
Während Sie ausatmen, ziehen Sie die Fußspitzen zu sich heran und machen Sie die 5-Sekunden-Pause.

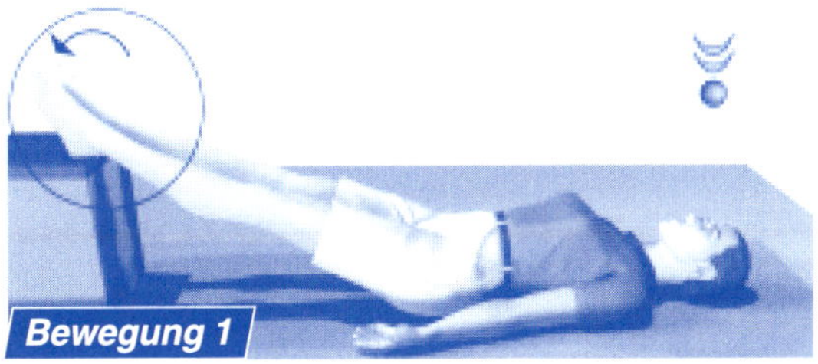

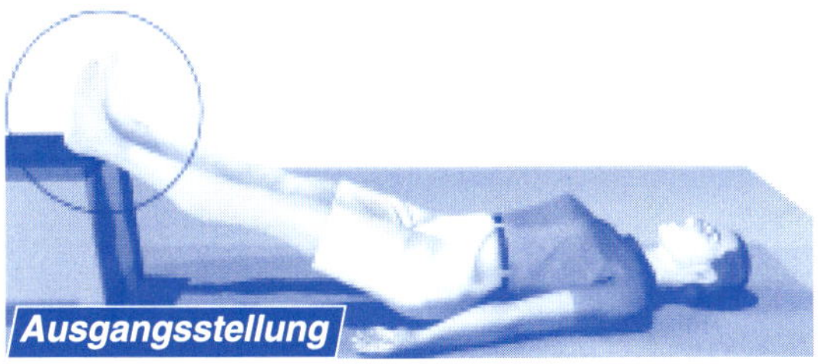

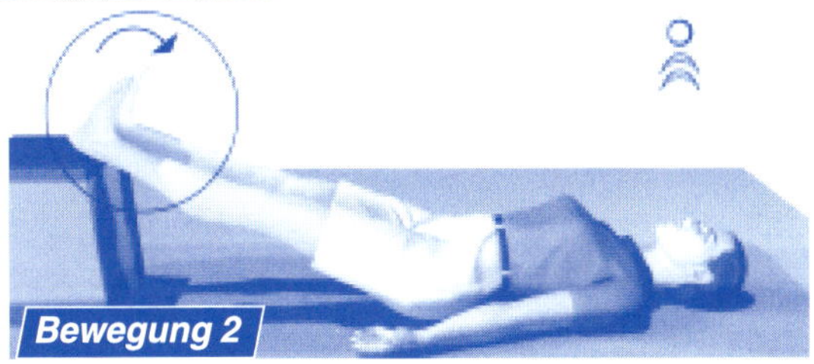

Wiederholen Sie den gesamten Vorgang fünfmal und beenden Sie die Selbstbehandlung, indem Sie beim 6. Einatmen in die Ausgangsstellung zurückkehren und normal weiteratmen.

Die allgemein-dynamische Variante der Anwendungsform 2 der SBH WIEDEHOPF:

Diese Anwendungsform eignet sich besonders zum Entstauen der Beine und Beckenorgane.
Wiederholen Sie den gesamten Vorgang insgesamt fünfmal.

dynamisch ohne Ausgangsposition

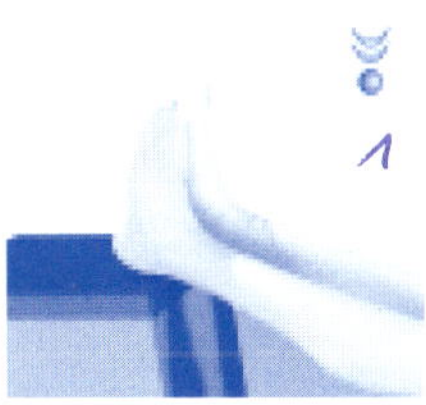

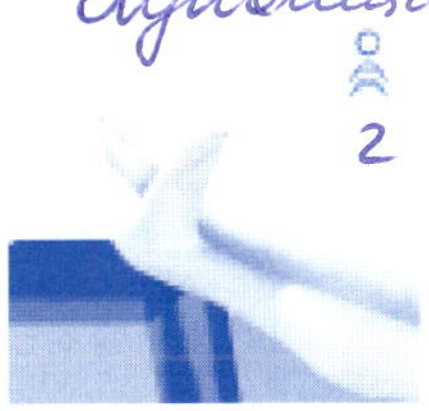

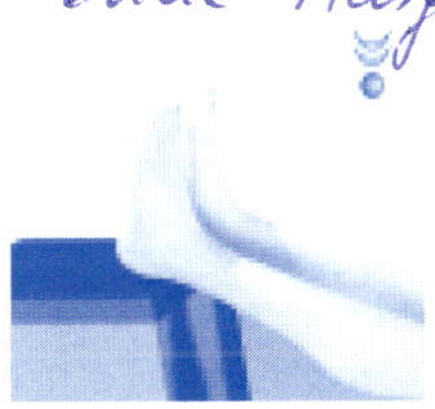

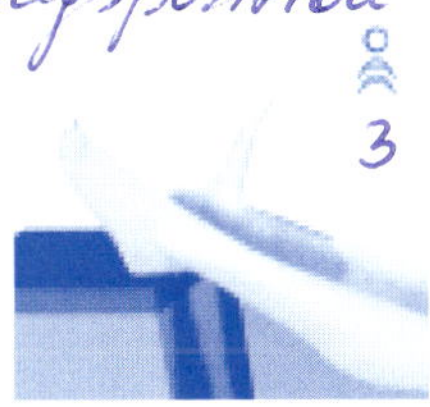

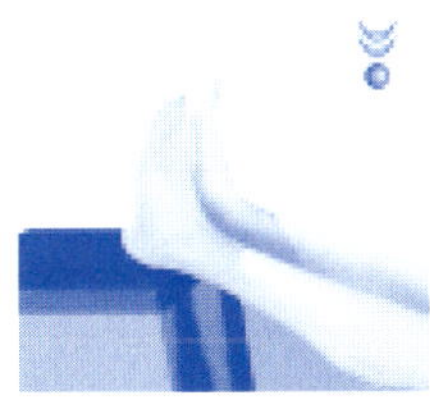

Atmen Sie in der Ausgangsstellung ein; machen Sie die 5-Sekunden-Pause.

Während Sie ausatmen, strecken Sie die rechte Fußspitze von sich weg und ziehen Sie die linke zu sich heran; machen Sie die 5-Sekunden-Pause.

Während Sie einatmen, kehren Sie zur Ausgangsstellung zurück und machen die 5-Sekunden-Pause.

Während Sie ausatmen, strecken Sie die linke Fußspitze von sich weg und ziehen die rechte zu sich heran; machen Sie die 5-Sekunden-Pause.

Während Sie einatmen, kehren Sie wieder zur Ausgangsstellung zurück und machen die 5-Sekunden-Pause.

Strandläufer

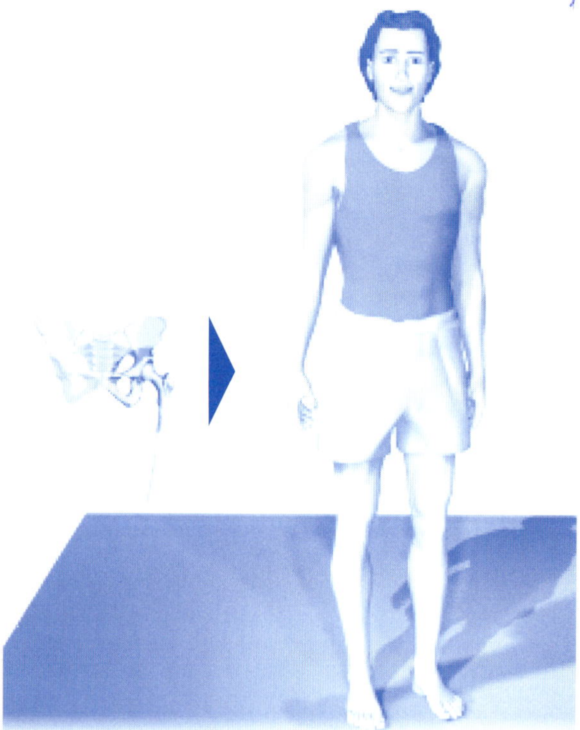

Die SBH STRANDLÄUFER wirkt auf das Becken, insbesondere aber auf die Hüftgelenke. Sie macht sie beweglicher und leistungsfähiger. Entsprechend wird der STRANDLÄUFER angewendet, um Hüftgelenk- und Leistenschmerzen zu lindern und zu beseitigen.

Der STRANDLÄUFER hilft ebenso bei Ischialgien, Hexenschuss, Kreuzschmerzen und Schmerzen in den Iliosakralgelenken.

Darauf müssen Sie beim Test und bei den Anwendungen besonders achten:

- Stehen Sie mit hüftbreit geöffneten Beinen und lockeren Knien aufrecht und entspannt. Achten Sie darauf, dass Sie sich gut im Gleichgewicht fühlen.
- Der Test und die Selbstbehandlung erfordern das Drehen des Fußes der Seite des betroffenen Hüftgelenkes nach innen bzw. nach außen.
- Wenn die Schmerzen im betroffenen Hüftgelenk zu stark sind, können Sie die Behandlung mit dem anderen Bein beginnen. Testen Sie die Bewegungen dann genauso, wie anschließend beschrieben, und führen Sie die Selbstbehandlung entsprechend dem Testergebnis aus. Arbeiten Sie mit dem nicht betroffenen Bein so lange, bis sich der Zustand im betroffenen Hüftgelenk verbessert und Sie dann direkt mit diesem Bein arbeiten können.
- Der Test und die Selbstbehandlung können auch im Liegen ausgeführt werden.
- Achten Sie im Stehen darauf, dass Sie nur den Fuß und nicht auch den Körper drehen. Am besten stellen Sie sich mit der Körpervorderseite gegen einen Tisch, damit das Becken und der Körper gerade ausgerichtet bleiben und nicht mitdrehen.
- Forcieren Sie die Bewegungen nicht, sondern machen Sie lieber eine kleinere, dafür korrekte Drehbewegung. Besonders Personen mit Hüftgelenkoperationen dürfen nur kleine Drehungen machen.
- Achten Sie im Stehen während der Selbstbehandlung darauf, dass das Gewicht gleichmäßig auf beide Füße verteilt ist.
- Wiederholen Sie nach Ausführung der Selbstbehandlung sanft die Testbewegungen, um festzustellen, ob sich etwas verändert hat.

Die Testbewegungen für die Selbstbehandlung STRANDLÄUFER:

Abbildung 1
Ausgangsstellung

Stehen Sie aufrecht und entspannt.

Abbildung 2
Bewegung 1

Drehen Sie den Fuß der Seite des betroffenen Hüftgelenkes sanft nach innen.
Kehren Sie dann langsam zur Ausgangsstellung zurück.

Abbildung 3
Bewegung 2

Drehen Sie nun den gleichen Fuß nach außen. Kehren Sie langsam zur Ausgangsstellung zurück.

Stellen Sie dabei fest, welche Bewegung Schmerz oder Unbehagen auslöst bzw. welche Bewegung die Symptome verschlimmert oder eingeschränkt ist.

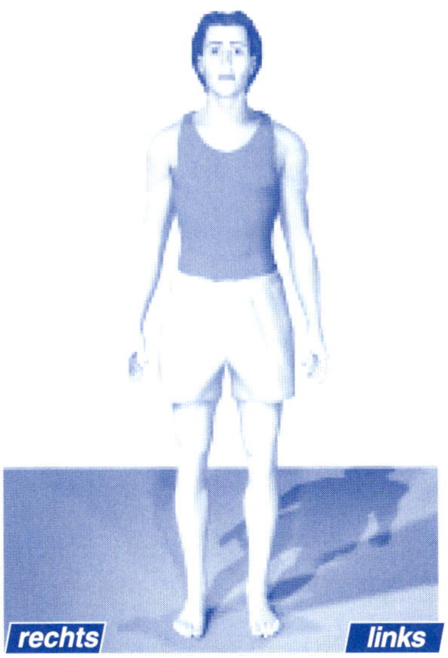

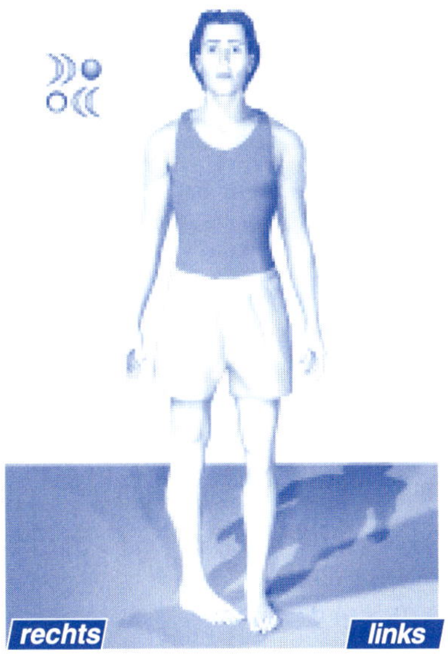

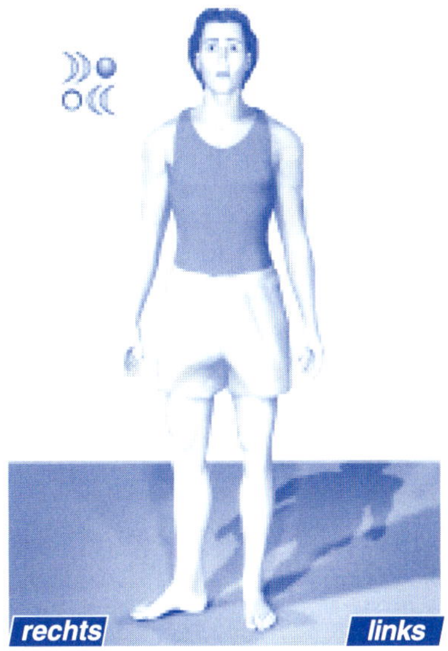

Die ZILGREI-Position für die Ausführung der Selbstbehandlung STRANDLÄUFER:

Ausgangsstellung

Stehen Sie aufrecht und entspannt.

ZILGREI-Position 1

Wenn Ihnen die Bewegung 2, Drehen des Fußes nach außen, Symptome verursacht, machen Sie den STRANDLÄUFER in dieser Stellung: Drehen Sie den Fuß nach innen und führen Sie in dieser Stellung 5 Zilgrei-Atmungszyklen aus: Einatmen (Bauch raus) – 5-Sekunden-Pause – Ausatmen (Bauch rein) – 5-Sekun-

ZILGREI-Position 2

Wenn die Bewegung 1, Drehen des Fußes nach innen, unangenehm ist, machen Sie den STRANDLÄUFER wie abgebildet und beschrieben nach außen.

den-Pause, insgesamt fünfmal wiederholen.
Beenden Sie die Selbstbehandlung, indem Sie beim 6. Einatmen in die Ausgangsstellung zurückkehren.

Beispiel der dynamischen Variante der Selbstbehandlung STRANDLÄUFER:

Abbildung 1

Ausgangsstellung:
Stehen Sie aufrecht und entspannt. Atmen Sie ein und machen Sie die 5-Sekunden-Pause.

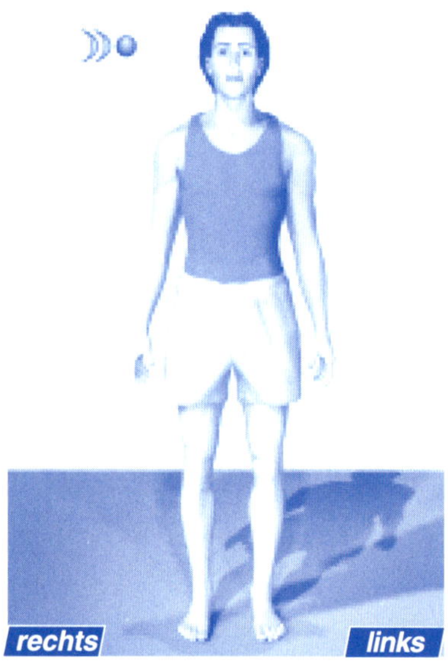

Abbildung 2

Während Sie ausatmen, drehen Sie den Fuß der betroffenen Seite nach innen. Machen Sie die 5-Sekunden-Pause.

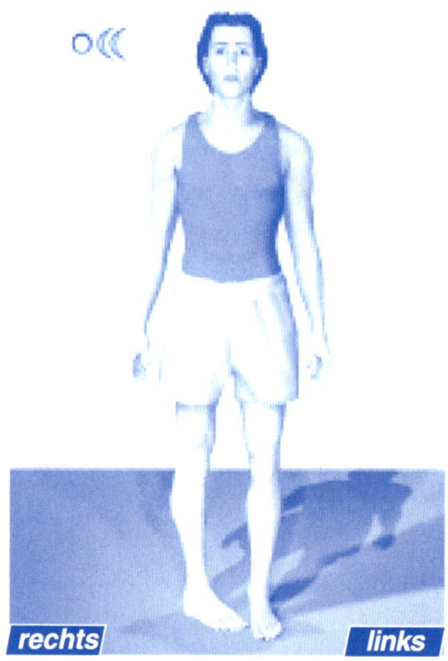

Abbildung 3

Wahrend Sie einatmen, kehren Sie langsam wieder zur Ausgangsstellung zurück. Machen Sie die 5-Sekunden-Pause.

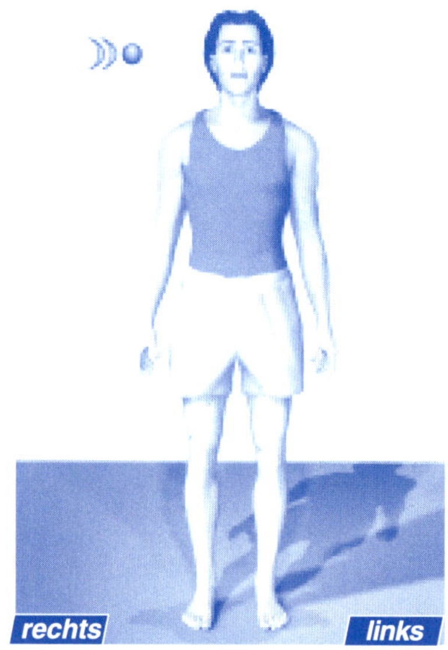

Wiederholen Sie den gesamten Vorgang insgesamt fünfmal und beenden Sie die Selbstbehandlung, indem Sie mit der 6. Einatmung in die Ausgangsstellung zurückkehren. Ist Ihre symptomauslösende Bewegung nach innen, dann machen Sie den STRANDLÄUFER, indem Sie den Fuß bei der Ausatmung nach außen drehen und bei der Einatmung wieder in die Ausgangsstellung zurück. Wiederholen Sie diesen Zyklus, mit den 5-Sekunden-Pausen nach Ein- und Ausatmen, insgesamt fünfmal.

Können Sie beim Test keinerlei Unterschied zwischen den beiden Bewegungen feststellen, dann wenden Sie den STRANDLÄUFER in seiner allgemeinen Variante als Prophylaxe an, damit das Hüftgelenk beweglich bleibt. Sie können dazu entweder die allgemein-statische Variante anwenden, wobei Sie zuerst wie in Zilgrei-Position 1 beschrieben verfahren und im Anschluss Zilgrei-Position 2 ausführen, beide natürlich kombiniert mit jeweils 5 kompletten Zyklen der Zilgrei-Atmung; oder Sie wählen die allgemein-dynamische Variante, die folgendermaßen ausgeführt wird:

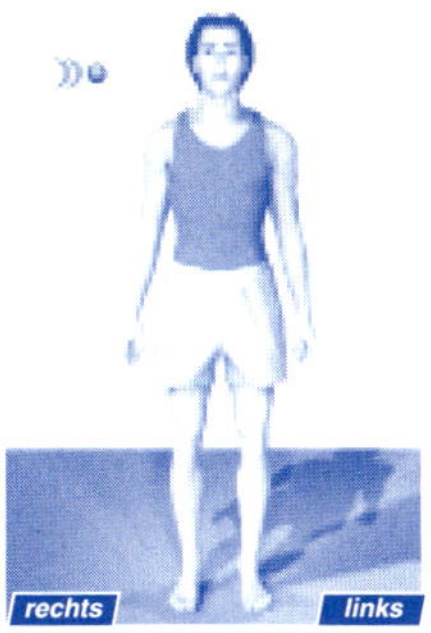

Ausgangsstellung: Stehen Sie aufrecht und entspannt, atmen Sie ein und machen Sie die 5-Sekunden-Pause.

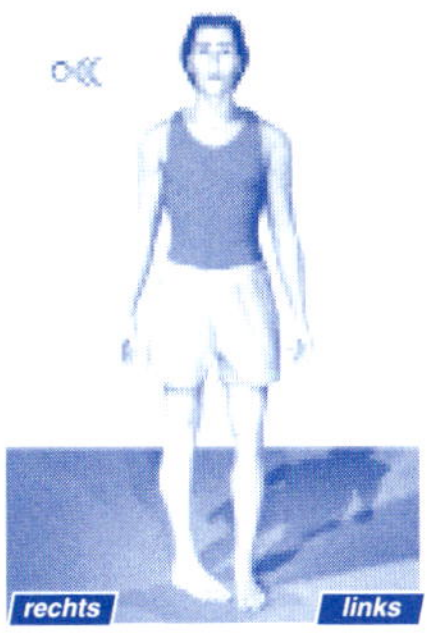

Während Sie ausatmen, drehen Sie den Fuß nach innen und machen Sie die 5-Sekunden-Pause.

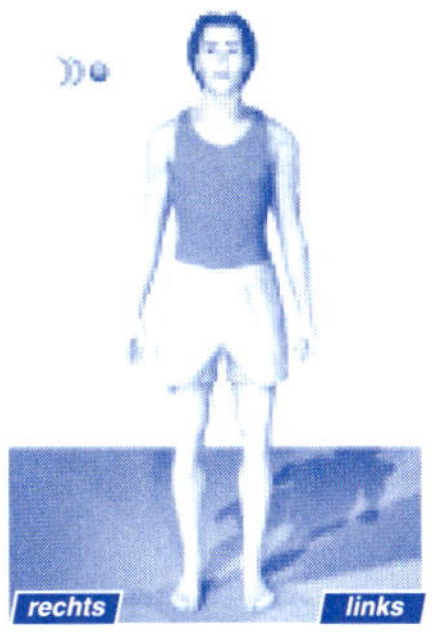

Während Sie einatmen, kehren Sie in die Ausgangsstellung zurück und machen Sie die 5-Sekunden-Pause.

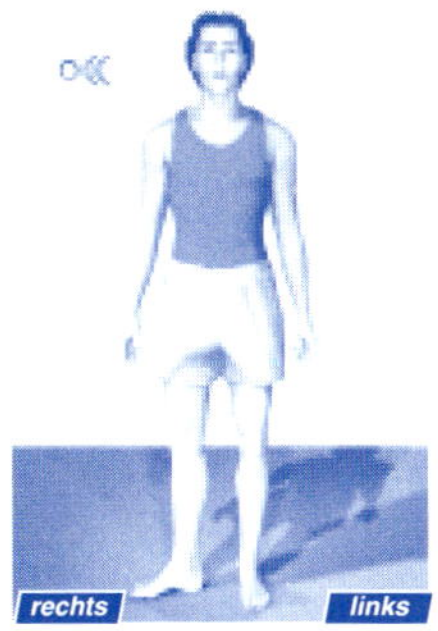

Während Sie ausatmen, drehen Sie den Fuß nach außen; machen Sie die 5-Sekunden-Pause.

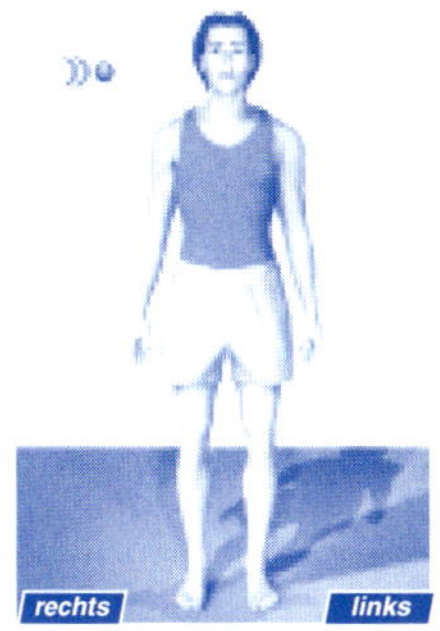

Während Sie einatmen, kehren Sie in die Ausgangsstellung zurück; machen Sie die 5-Sekunden-Pause.

Wiederholen Sie den gesamten Vorgang insgesamt fünfmal.

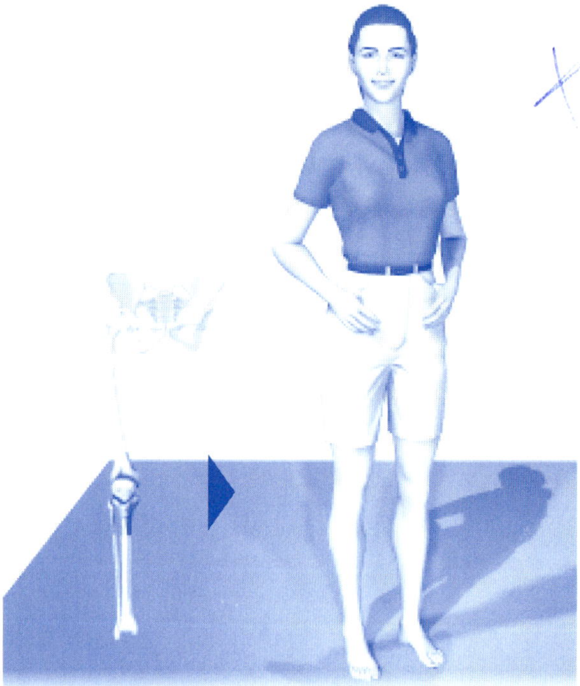

Wiesenpieper

Die SBH WIESENPIEPER hilft bei Schmerzen und Beschwerden sowie bei Bewegungseinschränkung im Knie und im Hüftgelenk.

Darauf müssen Sie beim Test und bei den Anwendungen besonders achten:

- Am besten führen Sie diese Selbstbehandlung auf dem Boden aus, denn Rücken und Becken sollen nicht einsinken.
- Kopf und Schultern haften während der gesamten Anwendung am Boden, die Arme liegen entspannt neben dem Körper, die Handflächen zeigen nach oben.
- Ziehen Sie die Schuhe aus und legen Sie, wenn nötig, ein kleines Kissen unter den Kopf.
- Achten Sie darauf, dass das gestreckte Bein, das nicht behandelt wird, und das Gesäß entspannt bleiben.
- Arbeiten Sie mit dem betroffenen Bein, sofern Ihre Beschwerden dies zulassen. Wenn die Schmerzen im betroffenen Knie zu stark sind, können Sie die Behandlung mit dem anderen Bein beginnen. Testen Sie die Bewegungen dann genauso, wie anschließend beschrieben, und führen Sie die Selbstbehandlung entsprechend dem Testergebnis aus. Arbeiten Sie mit dem nicht betroffenen Bein so lange, bis sich der Zustand im betroffenen Knie verbessert und Sie dann direkt mit diesem Bein arbeiten können.
- Sind beide Knie betroffen, beginnen Sie zuerst mit dem weniger schmerzhaften oder weniger blockierten. Behandeln Sie nie beide Knie gleichzeitig.
- Der Test und die Selbstbehandlung erfordern das langsame Anziehen des betroffenen Beines, bis der Oberschenkel senkrecht steht, und das langsame Wiederausstrecken. Dabei ist von ausschlaggebender Bedeutung, dass der Fuß so lange auf der Liegefläche herangezogen wird, bis das Bein von selbst abhebt. Ebenso muss beim Ausstrecken des Beines zuerst der Fuß aufgesetzt und dann auf der Liegefläche hinuntergeschoben werden, bis das Bein wieder gerade liegt. Nur auf diese Weise ist die Selbstbehandlung wirksam.
- Vor Ausübung der dynamischen Variante der Selbstbehandlung testen Sie, ob Sie das Bein lieber in der Ein- oder Ausatmung anziehen oder ausstrecken. Wählen Sie die Kombination von Bewegung und Atmungsphase, in der die Symptome abnehmen bzw. in der die Bewegung lockerer ist.
- Halten Sie ein kleines Kissen bereit, das Sie unter das Knie legen und gegen das Sie sanft mit dem gestreckten Bein drücken, wenn das Anziehen des Beines, d.h. das Beugen des Knies, Ihre Symptome verschlimmert.
- Wiederholen Sie nach der Ausführung der Selbstbehandlung sanft die Testbewegungen, um festzustellen, ob sich etwas verändert hat.

Die Testbewegungen für die Selbstbehandlung WIESENPIEPER:

Ausgangsstellung

Legen Sie sich entspannt auf den Boden.

Bewegung 1

Ziehen Sie das betroffene Bein, wie eingangs beschrieben, zu sich heran, bis es abhebt (Beugung des Knies, Endstellung).

Bewegung 2

Kehren Sie in die Ausgangsstellung zurück, indem Sie zuerst die Ferse aufsetzen und den Fuß nach unten schieben, bis das Bein wieder flach liegt (Streckung des Knies).

Stellen Sie dabei fest, welche Bewegung Schmerz oder Unbehagen auslöst bzw. welche Bewegung die Symptome verschlimmert oder eingeschränkt ist.

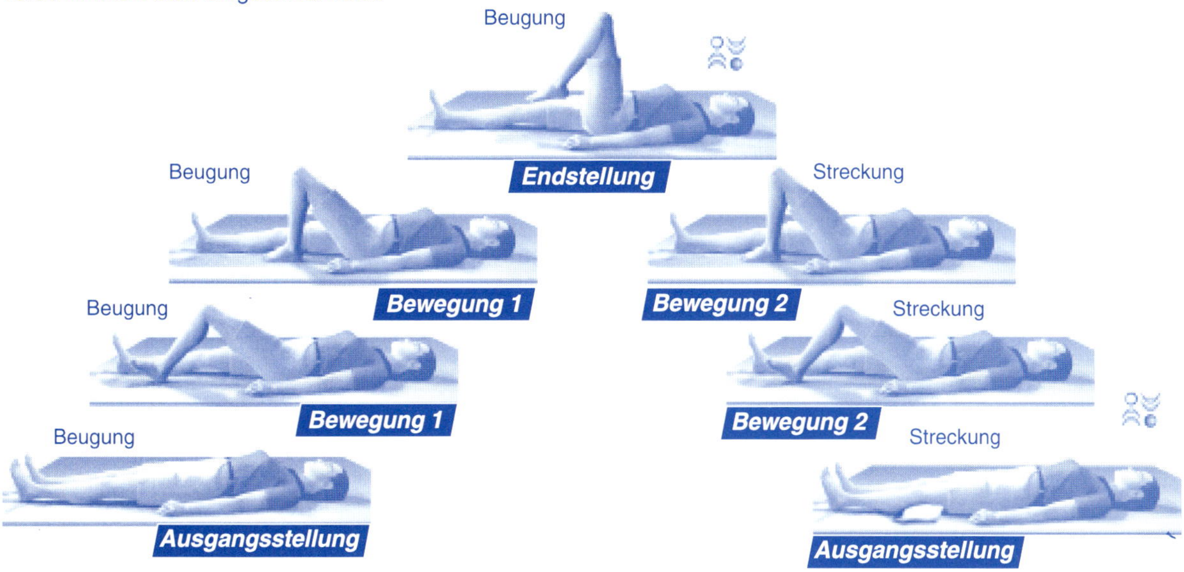

Die ZILGREI-Position für die Ausführung der Selbstbehandlung WIESENPIEPER:

Ausgangsstellung

Legen Sie sich entspannt auf den Boden.

ZILGREI-Position 1

Wenn Ihnen die Bewegung 2, Strecken des Knies, Symptome verursacht, führen Sie den WIESENPIEPER in dieser Stellung aus: Ziehen Sie das Bein zu sich heran, bis es abhebt, und machen Sie 5 Zilgrei-Atmungszyklen: Einatmen (Bauch raus) – 5-Sekunden-Pause, Ausatmen (Bauch rein) – 5-Sekunden-Pause, insgesamt fünfmal wiederholen. Kehren Sie nach den 5 Atmungszyklen wieder in die Ausgangsstellung zurück.

ZILGREI-Position 2

Wenn die Bewegung 1, Heranziehen des Beines, unangenehm ist, machen Sie den WIESENPIEPER, indem Sie unter das gestreckte, betroffene Knie ein kleines Kissen legen, gegen das Sie in der Ausatmung und während der darauf folgenden Pause sehr sanft drücken. Entspannen Sie das Bein bei der Einatmung. Wiederholen Sie diesen Vorgang über die 5 Atmungszyklen.

Beispiel der dynamischen Variante der Selbstbehandlung WIESENPIEPER:

Ausgangsstellung

Liegen Sie entspannt auf dem Boden.

Bewegung 1

Während Sie einatmen, ziehen Sie das Bein langsam wie beschrieben zu sich heran, bis es abhebt (Endstellung). Halten Sie die Stellung während der 5-Sekunden-Pause.

Bewegung 2

Während Sie ausatmen, setzen Sie den Fuß auf und schieben Sie ihn langsam in die Ausgangsstellung zurück, bis das Bein flach liegt. Machen Sie die 5-Sekunden-Pause.

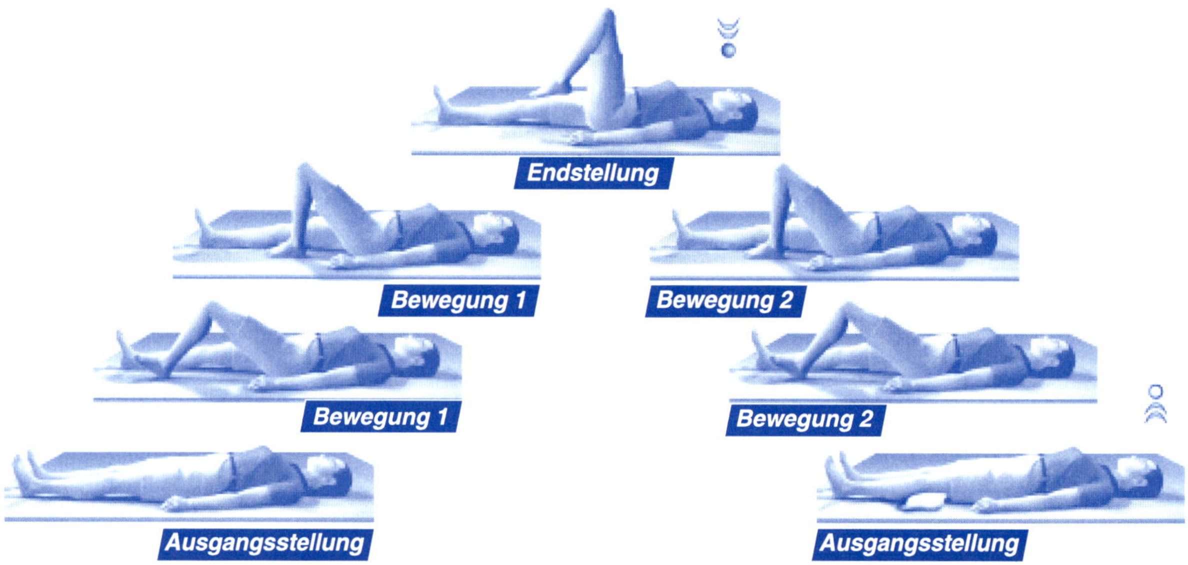

Wiederholen Sie den gesamten Vorgang insgesamt fünfmal und beenden Sie die Selbstbehandlung, indem Sie mit der 5. Ausatmung in die Ausgangsstellung zurückkehren, die 5-Sekunden-Pause machen und dann normal weiteratmen.

Wenn Sie das Bein lieber in der Ausatmung anziehen, drehen Sie die Koordination zwischen Atmung und Bewegung einfach um.
Entspannen Sie sich ein paar Minuten lang und testen Sie dann, indem Sie die Bewegung wiederholen, ob sich der Zustand des Knies verbessert hat.

Wanderfalke

Die SBH WANDERFALKE hilft bei Schmerzen und Beschwerden sowie bei Bewegungseinschränkung in den Zehen, im Fußballen, im gesamten Fuß wie auch im Fußgelenk.
Sie wird auch zur Normalisierung der Fußsohlenmuskulatur und bei Plattfuß eingesetzt.

Der WANDERFALKE schafft Linderung für Menschen, die viel stehen müssen. Er sollte allerdings, wie die anderen Zilgrei-Selbstbehandlungen, immer in Verbindung mit den Basis-Selbstbehandlungen angewendet werden.

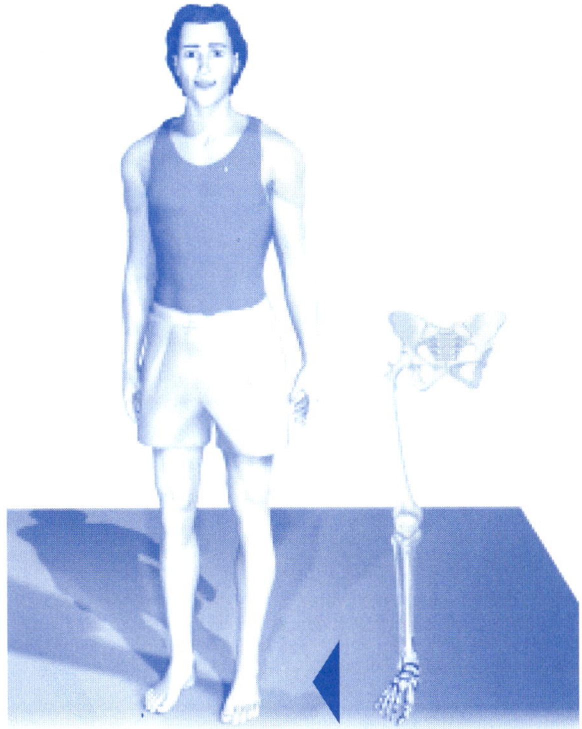

Darauf müssen Sie beim Test und bei den Anwendungen besonders achten:

- Am besten führen Sie diese Selbstbehandlung aus, indem Sie auf dem Boden mit locker ausgestreckten Beinen sitzen oder liegen.
- Ziehen Sie die Schuhe aus und legen Sie, wenn nötig, ein kleines Kissen unter den Kopf.
- Achten Sie darauf, dass auch das gestreckte Bein, das nicht behandelt wird, sowie das Gesäß entspannt bleiben.
- Arbeiten Sie mit dem betroffenen Fuß.
  Sind beide Füße betroffen, beginnen Sie zuerst mit dem weniger schmerzhaften oder weniger blockierten. Behandeln Sie nie beide Füße gleichzeitig.
- Der Test und die Selbstbehandlung erfordern das sanfte Zurück- und Vorwärtsbiegen der Zehen.
- Spannen Sie dabei die Fußsohlenmuskulatur nicht zu stark an, vor allem krallen Sie die Zehen nicht ein, da Sie dadurch einen schmerzhaften Krampf im Fuß auslösen können. Die Bewegung muss, wie bei allen Zilgrei-Selbstbehandlungen, entspannt und sanft sein.
- Um Krämpfen in den Füßen und Beinen vorzubeugen, empfehlen wir nur die dynamische Variante des WANDERFALKEN.
- Zur Behebung von Plattfuß wird nur das Vorwärtsbiegen der Zehen angewendet.
- Halten Sie ein kleines Kissen bereit, das Sie unter das Knie legen, damit das Bein während der Anwendung entspannt bleibt.
- Wiederholen Sie nach Ausführung der Selbstbehandlung sanft die Testbewegungen, um festzustellten, ob sich etwas verändert hat.

Die Testbewegungen für die Selbstbehandlung WANDERFALKE:

Abbildung 1
Ausgangsstellung

Legen oder setzen Sie sich entspannt auf den Boden. Der Fuß ist ebenfalls locker und entspannt.

Abbildung 2
Bewegung 1

Biegen Sie die Zehen des betroffenen Fußes sanft nach vorn.

Abbildung 3
Bewegung 2

Biegen Sie die Zehen sanft zurück.

Stellen Sie dabei fest, welche Bewegung Schmerz oder Unbehagen auslöst bzw. welche Bewegung die Symptome verschlimmert oder eingeschränkt ist.

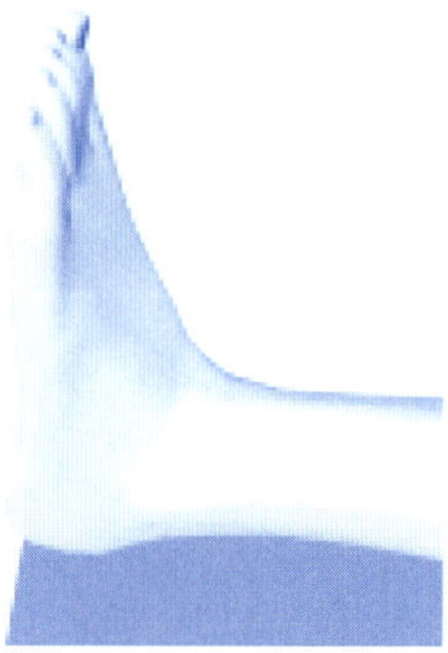

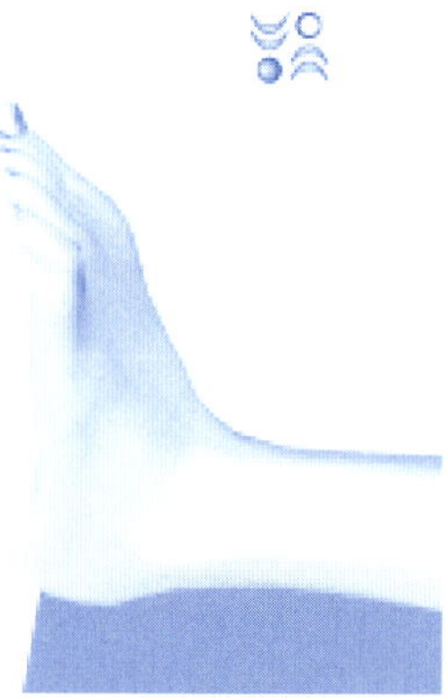

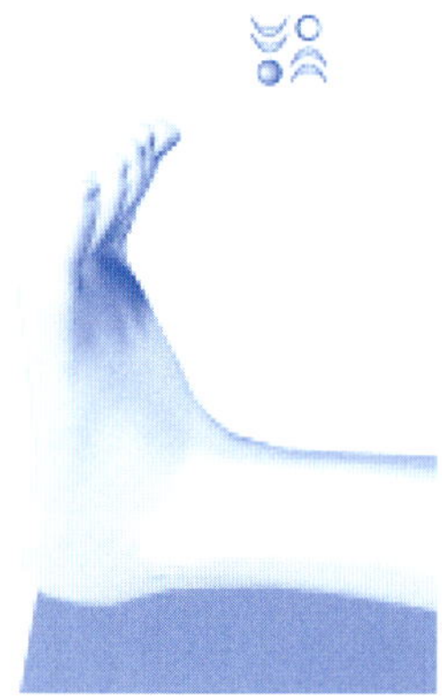

Die ZILGREI-Position für die Ausführung der Selbstbehandlung WANDERFALKE:

Ausgangsstellung

Liegen oder sitzen Sie entspannt auf dem Boden.

ZILGREI-Position 1

Wenn Ihnen die Bewegung 2, Zurückbiegen der Zehen, Symptome verursacht, machen Sie den WANDERFALKEN folgendermaßen: Atmen Sie in der entspannten Ausgangsstellung ein und machen Sie die 5-Sekunden-Pause. Während Sie ausatmen, biegen Sie die Zehen sanft nach vorn, halten Sie die Stellung während der 5-Sekunden-Pause.

ZILGREI-Position 2

Während Sie einatmen, entspannen Sie die Zehen und kehren Sie in die Ausgangsstellung zurück. Machen Sie die 5-Sekunden-Pause.

Wiederholen Sie den gesamten Vorgang insgesamt fünfmal und beenden Sie die Selbstbehandlung, indem Sie mit der 6. Einatmung wieder in die Ausgangsstellung zurückkehren.
Wählen Sie diese Ausführungsform für die Behebung von Plattfuß.

Wenn Sie hingegen beim Vorwärtsbiegen der Zehen Beschwerden haben, führen Sie die Selbstbehandlung aus, indem Sie die Zehen in der Einatmung zurückbiegen und in der Ausatmung in der Ausgangsstellung entspannen und wie beschrieben den gesamten Vorgang fünfmal wiederholen.

Können Sie beim Test keinerlei Unterschied zwischen den beiden Bewegungen feststellen, dann wenden Sie den WANDERFALKEN in seiner allgemein-dynamischen Variante als Prophylaxe an, damit die Füße beweglich bleiben. Sie wird folgendermaßen ausgeführt:

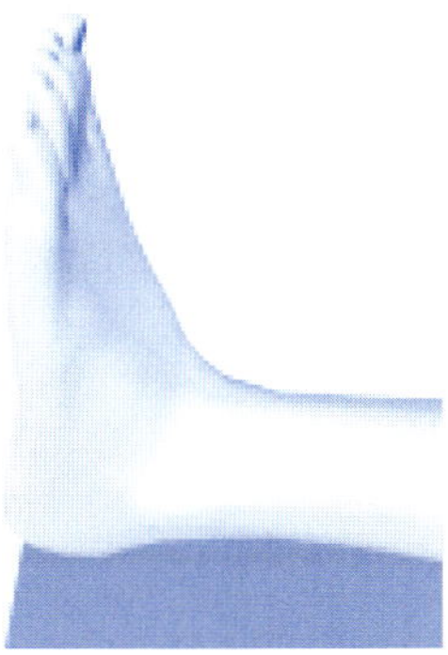

Ausgangsstellung:
Liegen oder sitzen Sie entspannt.

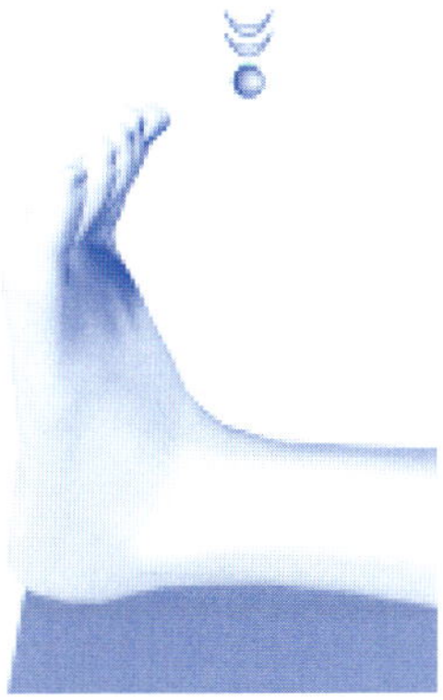

Während Sie einatmen, biegen Sie die Zehen zurück und machen Sie die 5-Sekunden-Pause.

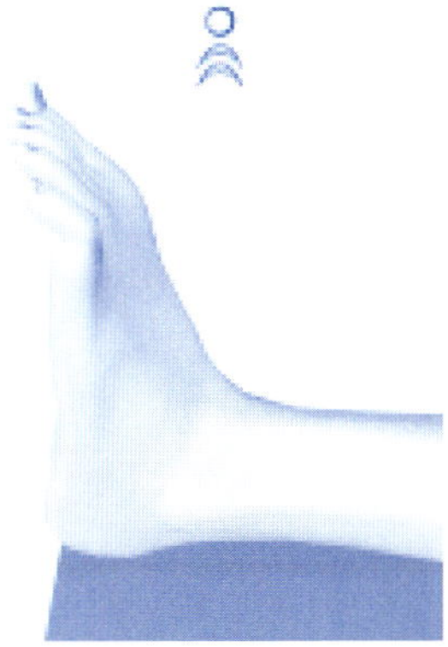

Während Sie ausatmen, biegen Sie die Zehen nach vorn und machen Sie die 5-Sekunden-Pause.

Wiederholen Sie den gesamten Vorgang insgesamt fünfmal.

Meise

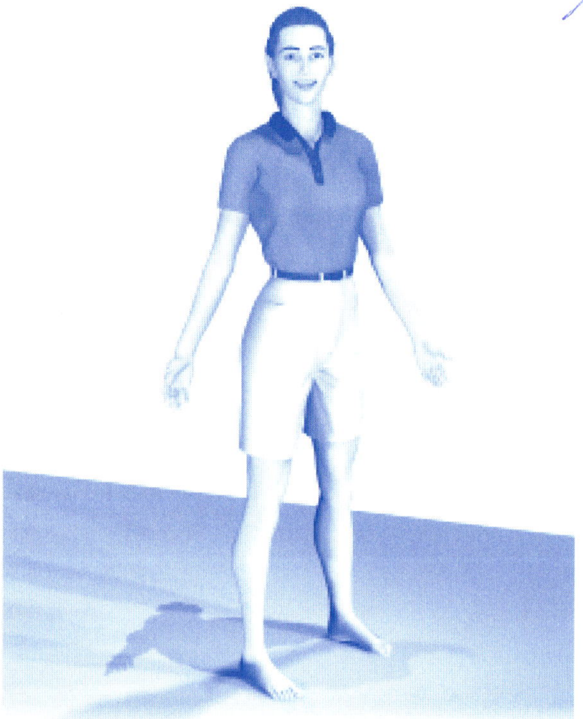

Die SBH MEISE wirkt auf das gesamte Nervensystem. Sie dient seiner Stärkung wie auch der allgemeinen Entspannung, der Bekämpfung von Müdigkeit, der Förderung der Bewegungskoordination und wird auch zum Ausgleich der Körperenergie, zur Normalisierung und zum Ausgleich des Muskeltonus der paarigen Muskeln sowie zum Stressabbau eingesetzt.

Die MEISE hilft auch bei Konzentrationsschwierigkeiten bei Kindern wie bei Erwachsenen, bei Apathie und Depression, bei nervöser Spannung und bei allgemeinem, undefinierbarem Unwohlsein. Bei konstanter Anwendung, in Verbindung mit den Zilgrei-Selbstbehandlungen für die Wirbelsäule, hilft sie ganz allgemein bei Erkrankungen, die das Nervensystem betreffen.
Bei den Sportarten und bei Arbeiten, die den Körper mehrheitlich einseitig beanspruchen, wirkt die MEISE den schädlichen Auswirkungen der einseitigen Körperbelastung entgegen.
Bei Kindern steigert die regelmäßige und tägliche Anwendung der MEISE die Lern- und Konzentrationsfähigkeit.

Darauf müssen Sie beim Test und bei den Anwendungen besonders achten:

- Die MEISE erfordert keinen Test. Sie nutzt die Überkreuzbewegung der entgegengesetzten Körperteile. Dabei wird z.B. gleichzeitig der rechte Arm und das linke Bein und dann der linke Arm und das rechte Bein angehoben. Genauso gut können Sie auch nur die linke Hand und den rechten Fuß oder die rechte große Zehe und den linken Daumen, und umgekehrt, anheben.
- Je nach Körperteil und persönlicher Verfassung können die Bewegungen groß oder klein, schwungvoll oder langsam sein. Zur Steigerung der Spannkraft, aber auch zur psychischen Entspannung eignet sich die schwungvolle Ausführung am besten.
- Sie können diese Selbstbehandlung sowohl im Stehen, im Gehen, im Sitzen, in Rückenlage wie auch im Vierfüßlerstand ausüben. Wählen Sie die Stellung, die Ihrem Zustand und Ihrer Gemütsverfassung im Augenblick am besten entspricht.
- Je lockerer die Bewegungen sind, desto besser ist die Wirkung. Vermeiden Sie also im Stehen und Gehen den steifen Militärschritt.
- Bevor Sie den Versuch machen, die Bewegungen mit der Zilgrei-Atmung zu koordinieren, üben Sie die Bewegungen zuerst so lange, bis Sie sie ohne besondere Konzentration beherrschen.
- Verbinden Sie nun die Bewegungen mit der Atmung. Der Rhythmus wird hierbei von den Bewegungen vorgegeben, d.h., Sie werden kaum die 5-Sekunden-Pause zählen können. Sie sollten aber trotzdem eine Atempause nach der Ein- und Ausatmung einhalten, kurz oder lang, wie immer es Ihnen bequem ist. Aber übertreiben Sie die Länge der Pausen nicht!
- Achten Sie trotz der schwungvollen oder langsamen Bewegungen darauf, dass Sie im Gleichgewicht bleiben. Stellen Sie sich im Stehen evtl. an eine Wand, besonders dann, wenn Ihre Bewegungen langsam sind.
- Die MEISE kann so oft und so lange wie erforderlich angewendet werden, auch häufiger während des Tages.

Ausgangsstellungen für die Ausführung der Selbstbehandlung MEISE:

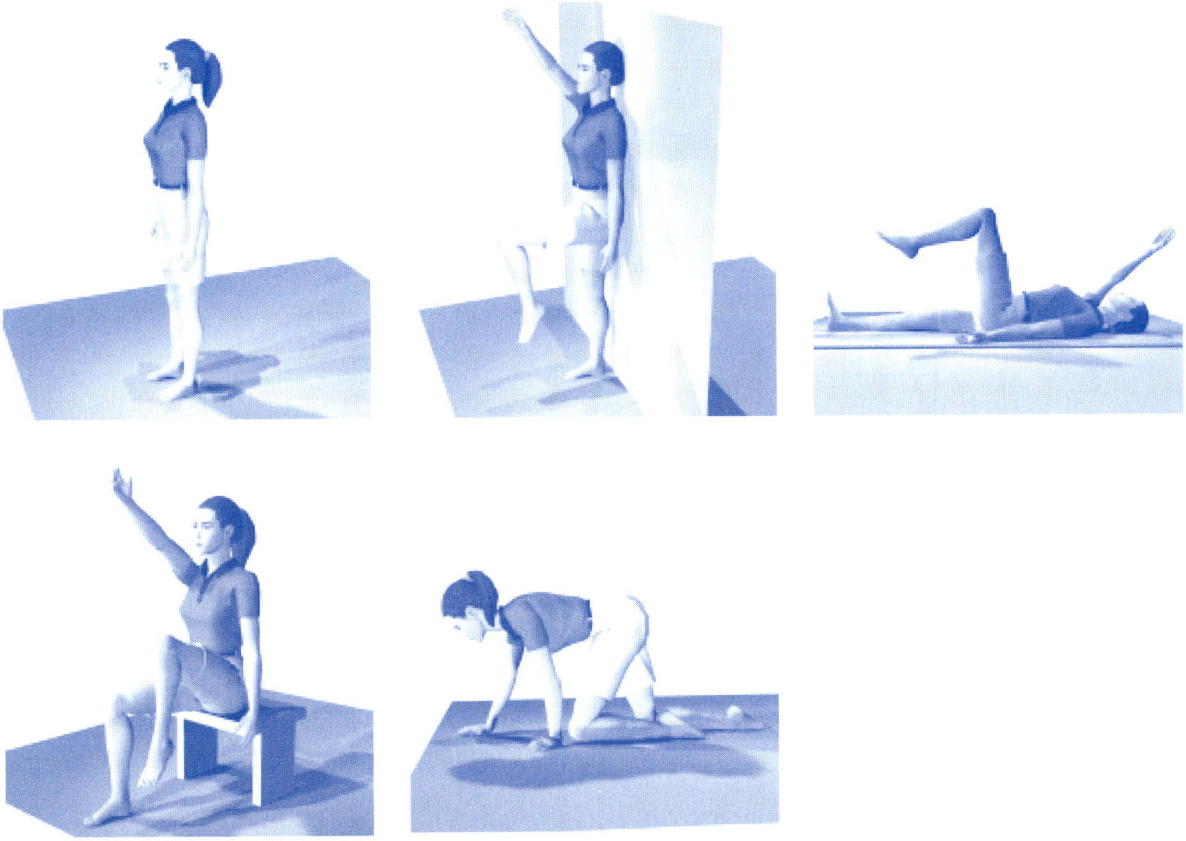

Beispiel des Bewegungsablaufs der Selbstbehandlung MEISE im Stehen und Gehen:

Während Sie einatmen, heben Sie gleichzeitig und abwechselnd den rechten Arm und das linke Bein und dann den linken Arm und das rechte Bein so weit und schwungvoll, wie es bequem für Sie ist.
Ihre Schritte geben den Rhythmus vor. Beispielsweise können Sie auf drei Schritte einatmen, dann weitere drei oder vier Schritte lang die Atempause machen, um sodann auf sechs Schritte auszuatmen und weitere fünf oder sechs Schritte lang nach der Ausatmung nicht zu atmen, bevor Sie wieder einatmen. Finden Sie hierbei Ihren eigenen Rhythmus!
Machen Sie die Übung so lange, wie sie angenehm ist.

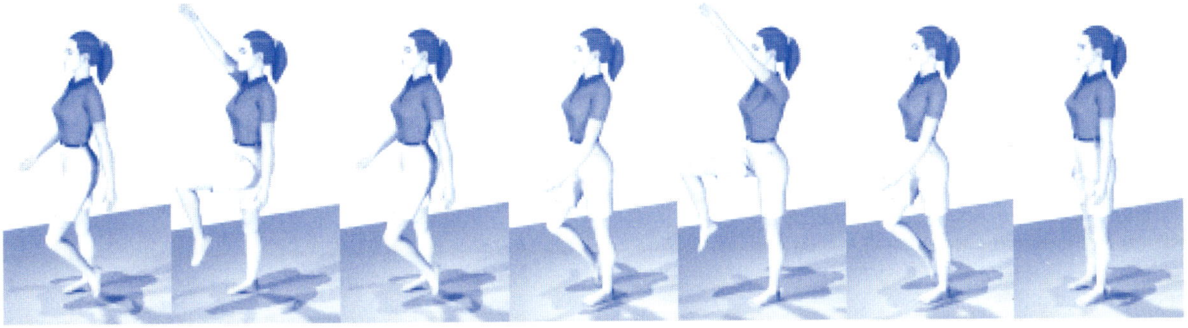

Register

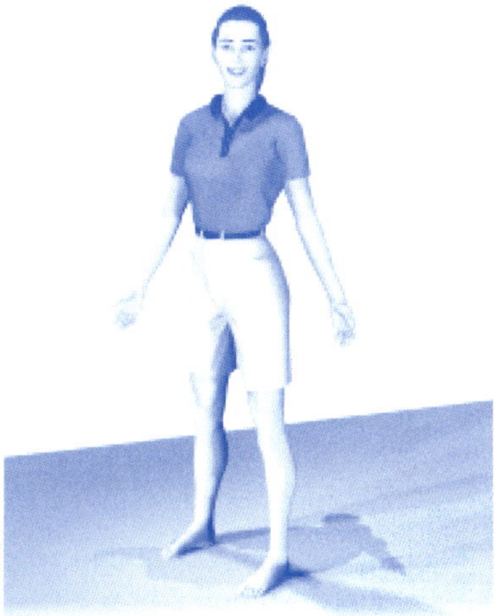

Schreiben Sie uns, wenn Sie Kontakt mit dem Zilgrei-Büro Ihres Landes aufnehmen möchten, eine Liste der zugelassenen Zilgrei-Lehrer/innen und Zilgrei-Therapeuten oder Informationen über die Ausbildung in der Zilgrei-Methode wünschen.

Zilgrei International S.A.
Postfach 101
CH-6976 Castagnola
Fax (0041) 091 – 970 11 00
e-mail info@zilgrei.de oder
zilgrei@compuserve.com

Zilgrei

Erfolgreiche Selbstbehandlung bei Schmerzen und Beschwerden

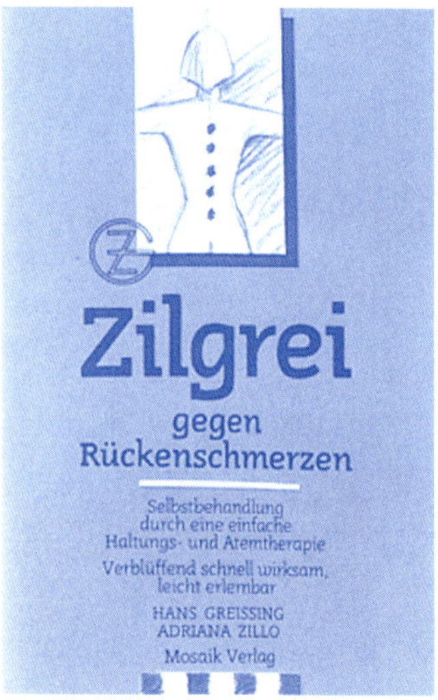

Zilgrei gegen Rückenschmerzen
192 Seiten, 416 Illustrationen
ISBN 3-576-10021-0

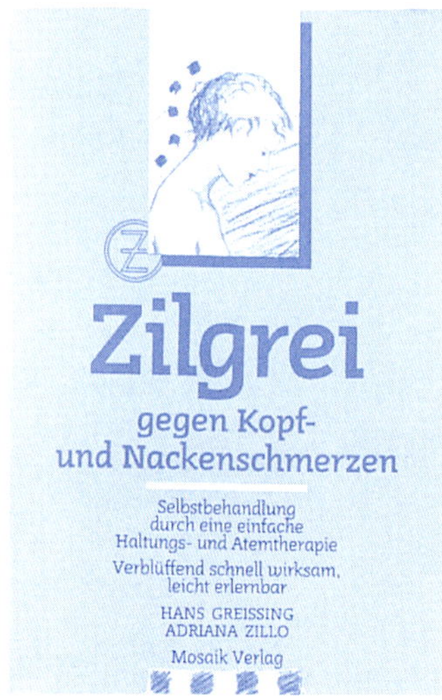

Zilgrei gegen Kopf- und Nackenschmerzen
208 Seiten, 400 Illustrationen
ISBN 3-576-10022-9

Mosaik

Grafische Darstellung der Selbstbehandlungen

Brustwirbelsäule

III	Drossel	77
III	Schwalbe	81
IV	Fink	85
IV	Kolibri	88
IV	Rauchschwalbe	91

Gesamte Wirbelsäule

I	Adler	99	
IV	Bengalin	102	
IV	Blaukehlchen	105	BASISÜ.
V	Krähe	109	

Lendenwirbelsäule

IV	Rauchschwalbe	91	
I	Adler	99	BASISÜ.
IV	Bengalin	102	
V	Krähe	109	
V	Perlhuhn	114	
V	Wiedehopf	141	
I	Eisvogel	64	
IV	Seidenschwanz	95	

Becken

VII	Kranich	112
V	Perlhuhn	114
VIII	Amsel	116
VIII	Auerhahn	118
V	Wiedehopf	141
IV	Seidenschwanz	95

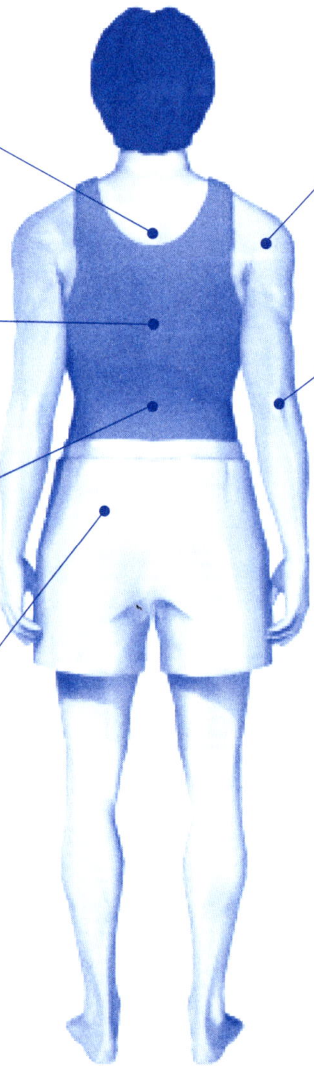

Schulter

IV	Fink	85
VI	Kuckuck	121
VI	Haubentaucher	125
VI	Goldkuckuck	127

Ellenbogen

VI	Kauz	131

Verwendete Symbole

N = neutrale Ausgangsstellung

= einatmen

= ganz einatmen

= ganz einatmen und 5-Sekunden-Pause

= ausatmen

= ganz ausatmen

= ganz ausatmen und 5-Sekunden-Pause